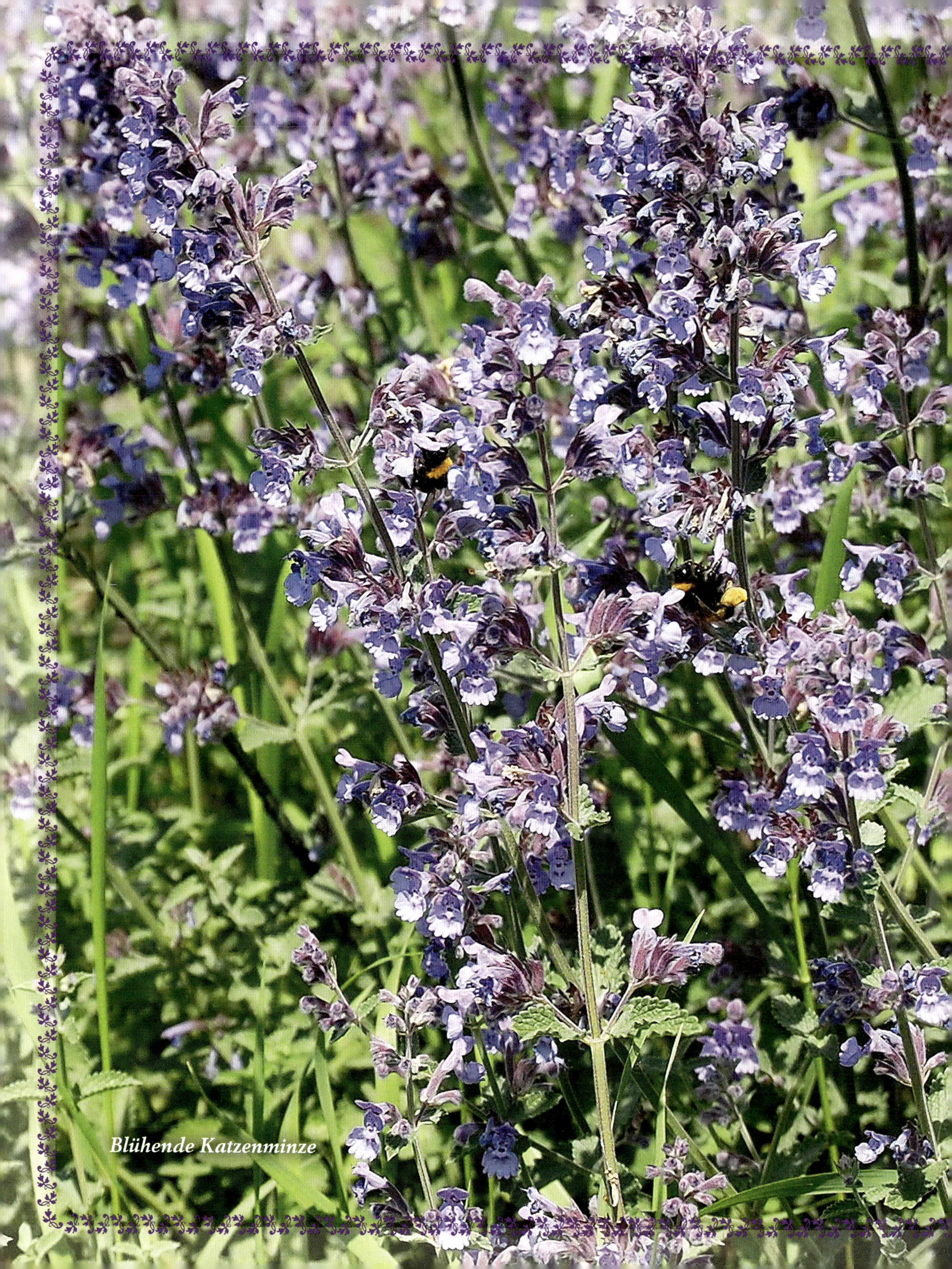

Blühende Katzenminze

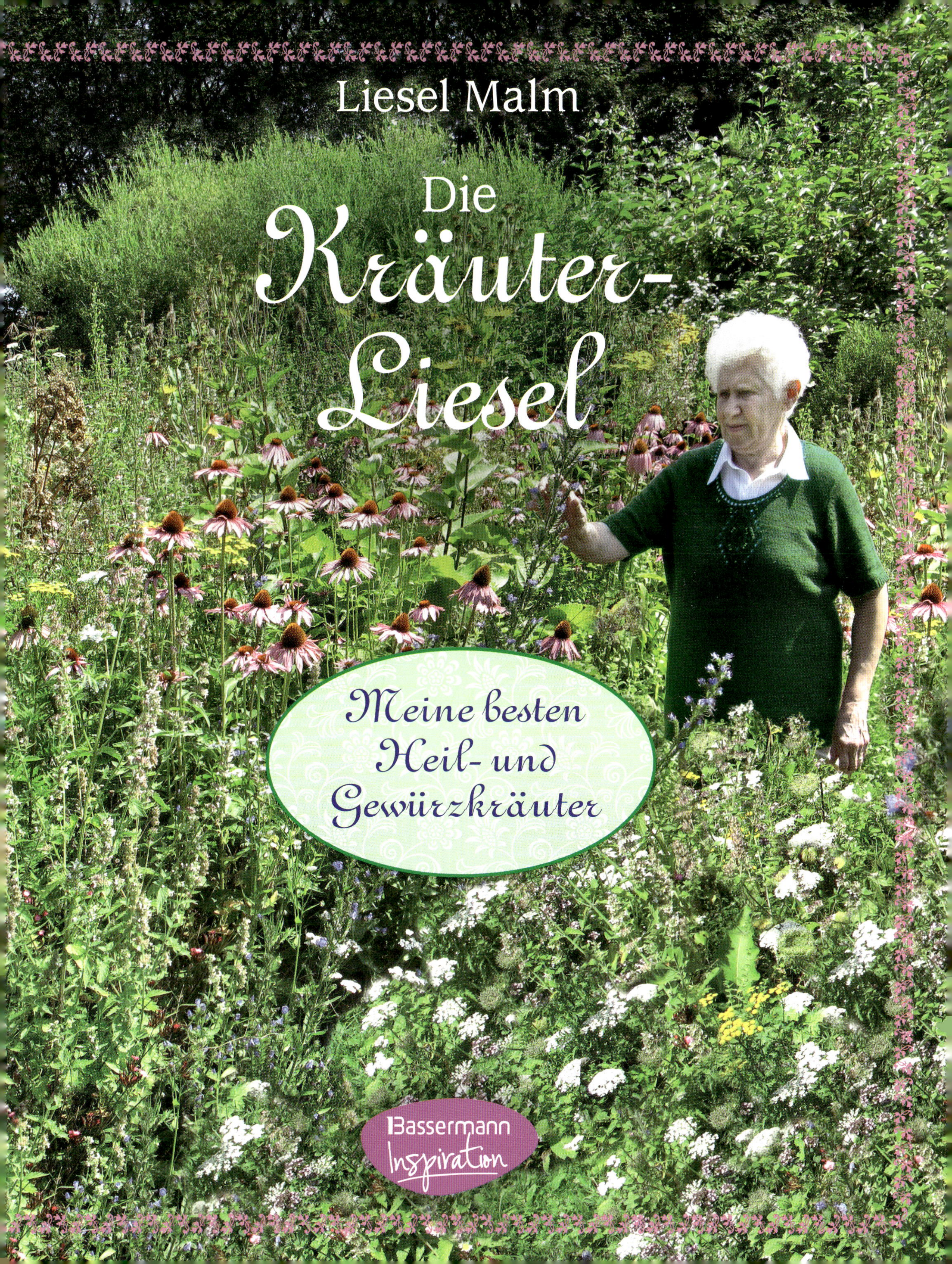
Liesel Malm
Die Kräuter-Liesel
Meine besten Heil- und Gewürzkräuter
Bassermann Inspiration

Inhaltsverzeichnis

Einleitung 8
Zur Entstehung dieses Buches 8
Die Krebserkrankung und meine Kräuter 9

Widmung 12

Mein neues gesundes Leben 14

Gesunde Ernährung und Lebensweise 16

Meine Empfehlungen zur Vollwerternährung . . 19
Milchsäuregärung 20
Gemüse einsäuern 21

Gesundes Getreide 22
Dinkel – das wichtigste Getreide 22
Dinkel 24
Weizen 25
Vollkornreis 25
Roggen 26
Buchweizen 26
Grünkern 28
Hafer 28
Hirse 30

Salate und Gemüse in der Vollwertküche 31

Heilbäume in meinem Garten 34
Die Mistel 35

Feng-Shui im Kräutergarten 36

Duftkräutersäckchen 38

Heilkräuter und der hundertjährige Kalender . . . 39

Meine besten Heilpflanzen und Kräuter 40

Ackerschachtelhalm 42
Akelei, gewöhnliche 43
Alant, echter 44
Aloe, echte 45
Andorn, gewöhnlicher 46
Arnika, amerikanische 47
Arnika, Berg 47
Baldrian, echter 49
Bärlauch 51
Basilikum 52
Beifuß, gewöhnlicher 53
Beinwell 55
Bertram 56
Betonie oder Heilziest 57
Birke/Hängebirke, Sandbirke, Weißbirke 58
Blutwurz 60
Borretsch 61
Braunelle 62
Braunwurz, knotige 63
Brennnessel, große 63
Buchsbaum 65
Dickblume 66
Diptam 66

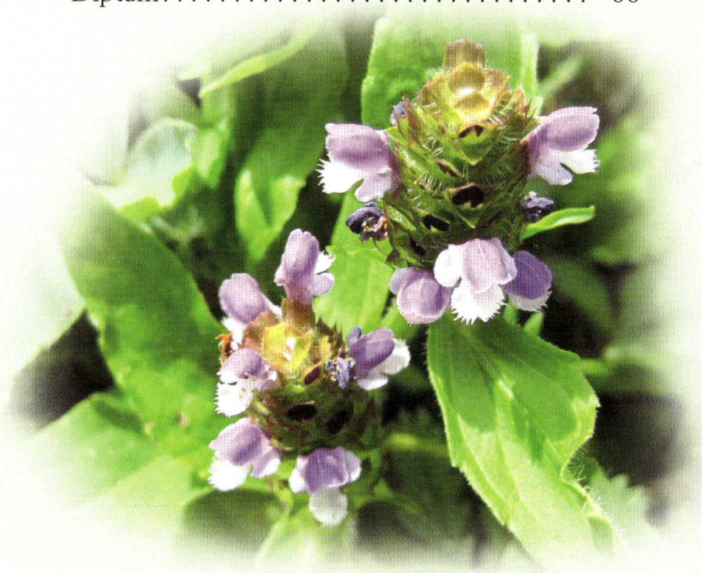

Eberraute 68
Eibisch, echter 69
Eisenkraut 71
Engelwurz, Waldengelwurz 72
Erdrauch, gewöhnlicher 75
Esche, gewöhnliche 76
Estragon 77
Fenchel 78
Frauenmantel, Alpenfrauenmantel,
Silbermäntelchen 79
Gänsefingerkraut 80
Gauklerblume, gefleckte 82
Giersch oder Geisfuß 83
Ginkgo 84
Goldmelisse 85
Goldrute, echte 86
Gundelrebe oder Gundermann 87
Guter Heinrich 88
Heckenrose 90
Herzgespann, echtes 92
Hexenkraut 93
Hirschzunge 93
Hirtentäschel, gewöhnliches 94
Holunder 95
Hopfen 96
Huflattich 97
Jiaogulan 98
Johanniskraut 99
Kamille, echte 100
Kapuzinerkresse 102

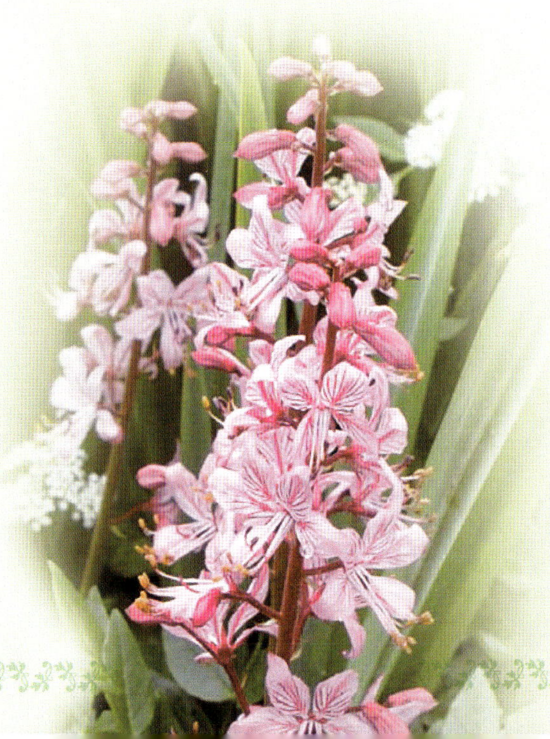

Karde, wilde 103
Katzenminze 104
Klette, große 105
Königskerze 106
Koriander 108
Kornelkirsche 109
Labkraut, echtes 110
Labkraut, Kletten- 111
Lavendel, echter 112
Liebstöckel 113
Lungenkraut, echtes 114
Löwenzahn 116
Mädesüß, echtes und knolliges 119
Malve, wilde 120
Mariendistel 121
Meerrettich 122
Melisse 123
Mohn, roter 124
Möhre, wilde 126
Mutterkraut 127
Odermennig 128
Oregano 129
Passionsblume 130
Pelargonie 131
Pestwurz 132
Petersilie 133
Pfefferminze 134
Quitte 136
Rainfarn 137
Ringelblume 138
Rosmarin 140
Salbei 141
Schafgarbe 142
Seifenkraut, echtes 143
Sonnenhut 145
Spitzwegerich 146
Steinklee 147
Storchschnabel 148
Taubnessel, weiße 150
Tausendgüldenkraut 152
Thymian 153
Veilchen, März- 154
Vogelbeere 155
Vogelmiere, gewöhnliche 156
Walnussbaum 157
Wasserdost 158
Wegwarte 159
Weide 160

Weidenröschen, Kleinblütiges 161
Weidenröschen, Wald- 162
Weinraute 163
Weißdorn, eingriffeliger
und zweigriffeliger 164
Wermut 165
Wolfstrapp, Ufer- 166
Ysop 167
Zistrose 168
Zuckerpflanze 169
Zwiebel 170

Meine Rezepte **172**

Salate
Mein Dinkelsalat 172
Kartoffelsalat 172
Möhrensalat mit Schwarzkümmel 172
Heringssalat vegetarisch 173
Bunter Blüten-Salat 173

Suppen
Monikas Dinkelklößchensuppe 174
Margrets feine Kartoffelsuppe 174

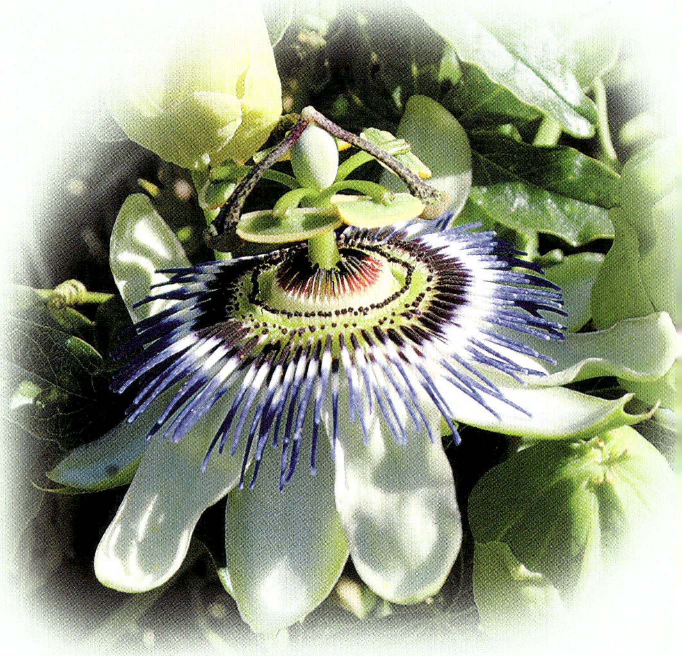

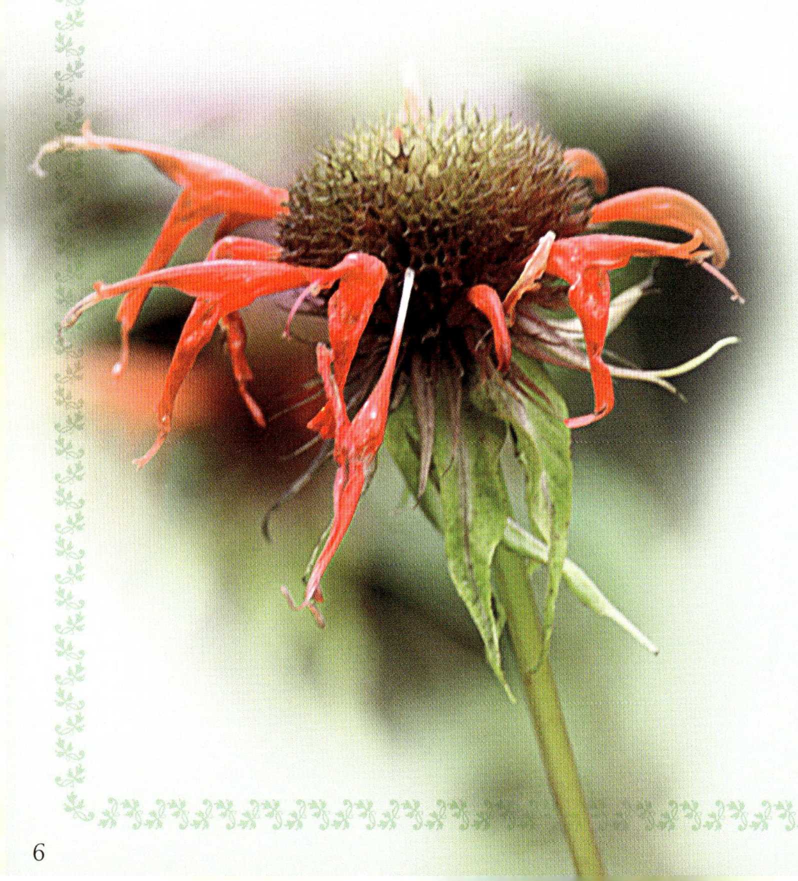

Meine Dinkelsuppe 174
Käse-Lauchsuppe 175
Gemüsesuppe 175

Hauptgerichte
Dinkelfrikadellen 175
Bunte Dinkelpfanne 176
Eingelegter Schafskäse 176
Haferklöße 176
Linsencevapcici 177
Mein Flammkuchen 177
Zwiebelkuchen 177
Pikanter Hirseauflauf 178
Blechkartoffeln 178
Sesamkartoffeln 178
Gestampfte Sauerbohnen 178

Saucen
Warme Saucen zu Aufläufen und Frikadellen –
helle Sauce, Grundrezept 179
Meerrettichsauce 179
Meine „Gründonnerstagssauce" 180

Desserts
Anettes Butterwaffeln mit
Honig-Nuss-Quark 180
Carob-Creme 180

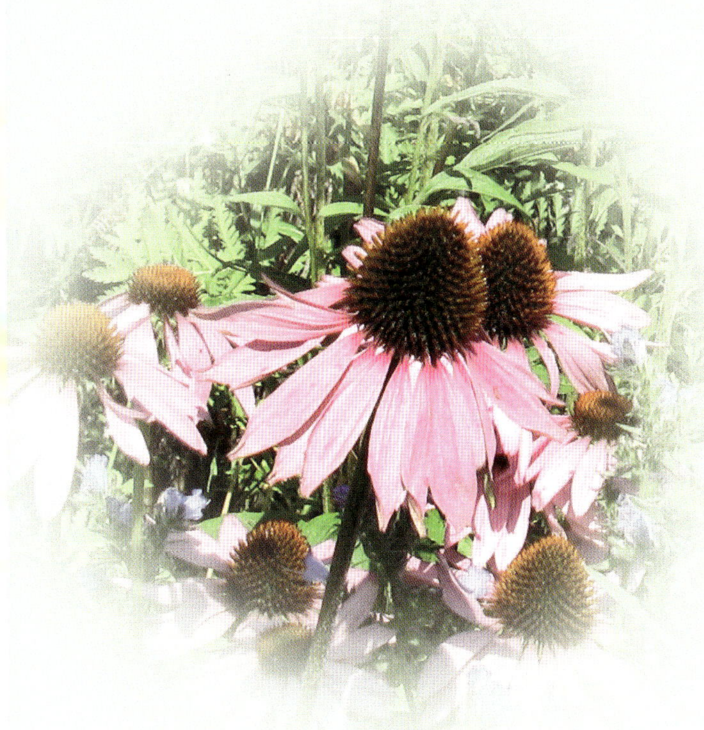

Indianderknödel 181
Dinkel-Erdbeerdessert 181
Gundelrebendessert 181
Himbeer-Softeis 181

Backrezepte
Apfelbrot 182
Partysonne 182
Meine Brötchen 182
Mein Dinkelbrot 182
So kann man Sauerteig selbst herstellen 183
Margrets Vollkornbrot 183
Annettes Vollkorn-Apfelkuchen 184
Apfelkuchen auf dem Blech 184
Großmutters Honigkuchen 185
Opas Geburtstagskuchen 185
Marmorkuchen 185
Kirschkuchen 186
Obstboden, belegt 186
Gedeckter Birnenkuchen 186
Waltrauds Philadelphia-Torte 186
Feiner Hefezopf 187
Christines Nusskranz 187
Meine Vollkorn-Amerikaner 187
Schmandkuchen 188
Butterplätzchen 188
Haferflockenplätzchen 188
Lavendelkekse 189
Intelligenzplätzchen nach der
heiligen Hildegard 189
Nussecken 189
Pikante Kräuterknusperle 189

Müsli
Knuspermüsli 190
Müsli – mein Frischkornbrei 190

Aufstriche
Westerwälder Eierkäs 190
Meine vegetarische „Leberwurst“ 190
Meerrettich-Quark 191
Möhrenaufstrich 191
Bärlauchaufstrich 191
Olivencreme 191
Nussnougatcreme 191

Nachwort 192

Zum Schluß 193
Tannenspitzenlikör 193

Sachwortregister 194

Einkaufsquellen 199

Impressum und Bildquellennachweis 200

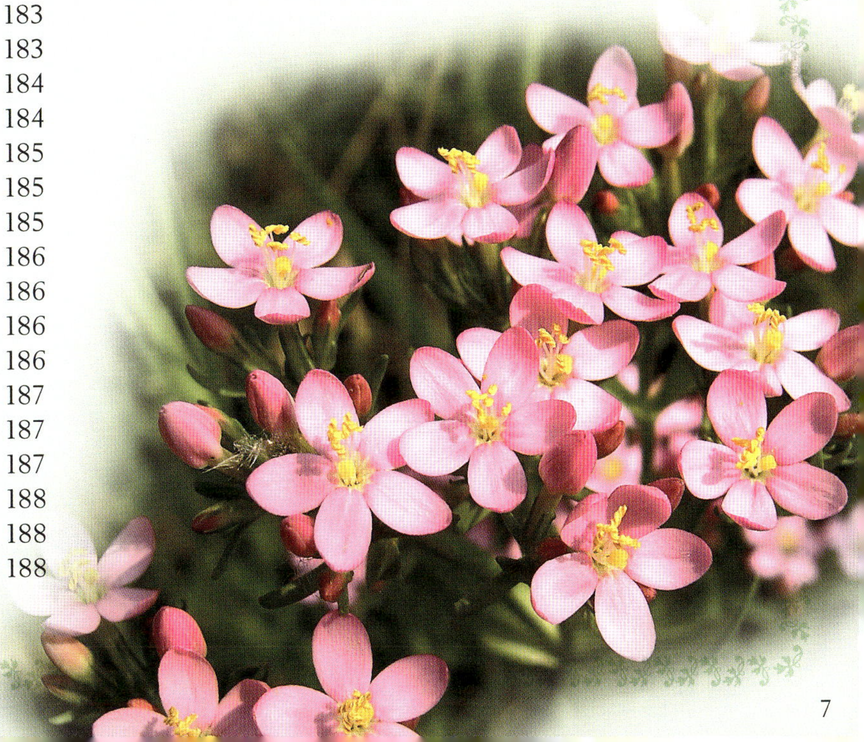

Einleitung

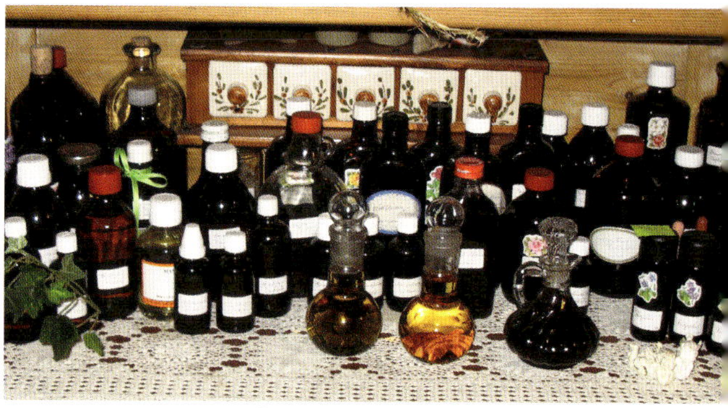

Meine Tinkturen und Öle aus Heilpflanzen

Zur Entstehung dieses Buches

In den letzten Jahren bedrängten und animierten mich meine Kinder, Freunde, Bekannte und auch Besucher immer wieder, mein Wissen und meine Erfahrungen, was die Anwendungsmöglichkeiten und Wirkungsweisen von Kräutern und Heilpflanzen betrifft, aufzuschreiben. Ebenso wurde der Wunsch geäußert, alles über meine gesunde Lebensweise aufzuschreiben und für die Nachwelt zu erhalten. Nach dem auch das regionale Fernsehen und die heimische Presse schon darüber berichteten und auch das Verlagshaus Random House in München Interesse an einem Buch bekundete, begann ich, dieses Buch zu schreiben.

Heute schreiben wir das Jahr 2013. Im Dezember 2012 wurde ich 79 Jahre alt und bin nun in meinem 80. Lebensjahr. Am 2. Dezember 1933 bin ich auf der Dammsmühle bei Berod im Westerwald geboren. Es soll damals ein sehr kalter, strenger Winter gewesen sein. Allein in dem Zimmer, in dem ich lag, hätten meine Eltern angeblich 30 Zentner Briketts verfeuert, damit ich nicht erfröre, so erzählte man mir später einmal.

Beim Schreiben sitze ich heute hier in meiner Diele – also in meinem „Hexenlabor", wie ein kleines Mädchen es einmal nannte, das mich mit seiner Mutter besuchte. An der Decke hängen Kräutersträuße, in den Regalen stehen Fläschchen mit Tinkturen sowie Gläser mit vielen Teesorten und auch Salbentiegel.

Erste Bekanntschaften mit Pflanzen machte ich als kleines Kind durch meine Großmutter. Sie war auch eine Pflanzenkundige, die natürlich hauptsächlich die heimischen Wildpflanzen kannte. Oft ging ich mit ihr am Mühlbach entlang zum Kräutersammeln. Wir fanden Beinwell, Taubnesseln, Ackerschachtelhalm, Spitzwegerich und

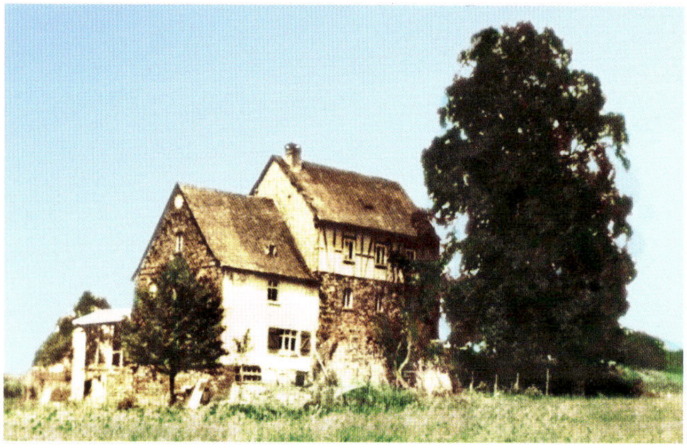

Dammsmühle bei Berod um 1948

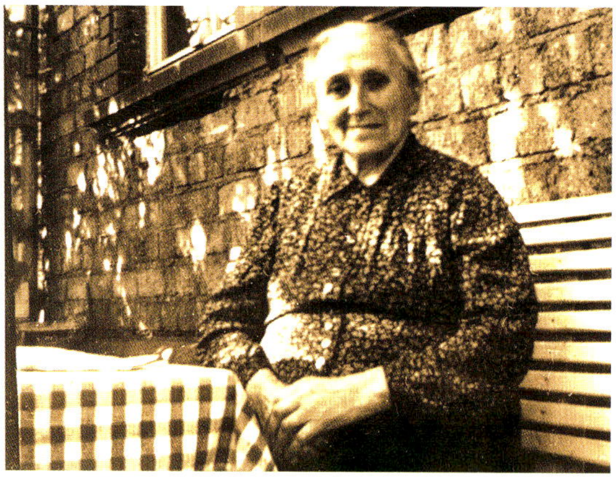

Meine Großmutter

Gänseblümchen – das waren die ersten Pflanzen, die ich kennen lernte. Außerdem sammelten wir auch viele Lindenblüten vom großen Lindenbaum neben der Mühle.

Wie ich aus diesen Anfängen bei meiner Großmutter zu meinem großen Kräutergarten gekommen bin – das ist ein längerer Weg.

Die Krebserkrankung und meine Kräuter

Es begann mit meiner Krebserkrankung im Jahr 1985. Obwohl ich immer regelmäßig zur Krebsvorsorgeuntersuchung gegangen war, wurde bei mir erst sehr spät Gebärmutterkrebs in fortgeschrittenem Stadium festgestellt. Als ich ins Krankenhaus kam, hatte ich nach Auskunft der Ärzte nur noch 30 Prozent der normalen Blutmenge. Ich bekam einige Blutübertragungen, ehe man mich operieren konnte. Danach bekam ich weitere Bluttransfusionen. Es war auch hinter der Gebärmutter ein Lymphknoten mit Krebszellen befallen, was das Schlimmere war.

Wie krank ich war, habe ich damals noch nicht begriffen. Ich habe mich zwar nach der Operation einer ambulanten Strahlenbehandlung, aber keiner Chemotherapie ausgesetzt. Das war wohl recht blauäugig und es kam mir nie in den Sinn, dass ich es vielleicht nicht schaffen könnte, und das war vielleicht gut so. Dass ich heute noch lebe, ist eigentlich ein kleines Wunder.

Als ich nach der Operation aus dem Krankhaus entlassen wurde, krempelte ich mein Leben total um. In erster Linie stellte ich die Ernährung auf fleischlose Vollwertkost um. Ich wollte ganz einfach gesund werden und mir war bewusst, dass mein Körper nur von dem leben kann, was

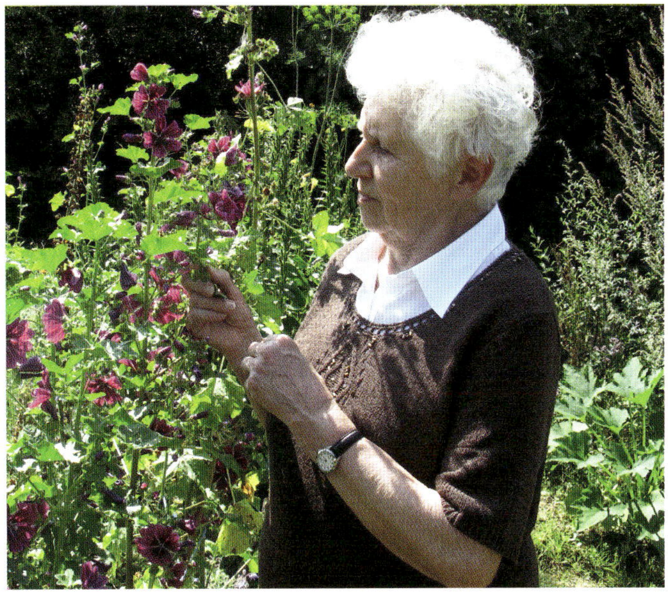

ich ihm gebe, und wenn das nichts taugt, dann kann er auch nicht gesund werden. Ich bin mir sicher, ich hätte auch ohne die Krankheit zu meiner heutigen Lebensweise gefunden, nur nicht so schnell. Denn lern- und wissbegierig war ich schon immer und wusste durchaus, was gut für mich ist.

Als ich nun die ersten Vollwertkoch- und -backbücher kaufte, stellte ich fest, dass in der Vollwertküche viele gesunde Kräuter genutzt werden, die ich alle nicht hatte. So begann ich, einen Kräutergarten anzulegen. Mit 36 Pflanzen fing ich an und wurde immer neugieriger, kaufte immer mehr Pflanzen und Samen. Der Garten wuchs von Jahr zu Jahr. Heute, nach fast 28 Jahren, habe ich einen Kräutergarten, oder besser gesagt Heilpflanzengarten, der ca. 2000 Quadratmeter groß ist und annähernd 600 Heilpflanzen und Kräuter beherbergt.

Ich bin fest davon überzeugt, dass diese Lebensweise mich gesund gemacht hat und mir den Arzt erspart. Ich habe in den letzten 20 Jahren keinen Arzt mehr konsultiert – außer bei meinem Armbruch, den ich nicht als Krankheit ansehe.

Als ich beschlossen hatte meine Ernährung umzustellen, kaufte ich mir im Buchladen das erste Buch über Vollwertkost. Es war das schöne Buch von Barbara Rütting, die mir noch heute ein Vorbild ist. Wenn ich heute, nach 27 Jahren, in die Buchhandlung komme, lacht die Besitzerin schon und fragt: „Na, Frau Malm, haben Sie wieder ein neues Buch entdeckt?“ Mittlerweile stehen in meinem Bücherregal mehr als 900 Bücher, die alle mit meiner Lebensweise zu tun haben. Bei den allermeisten handelt es sich natürlich um Kräuterbücher. Ich besitze aber auch viele Bücher über gesunde Ernährung, Bücher über Homöopathie, über Bachblüten, über Hildegard von Bingen und andere Gesundheitsthemen.

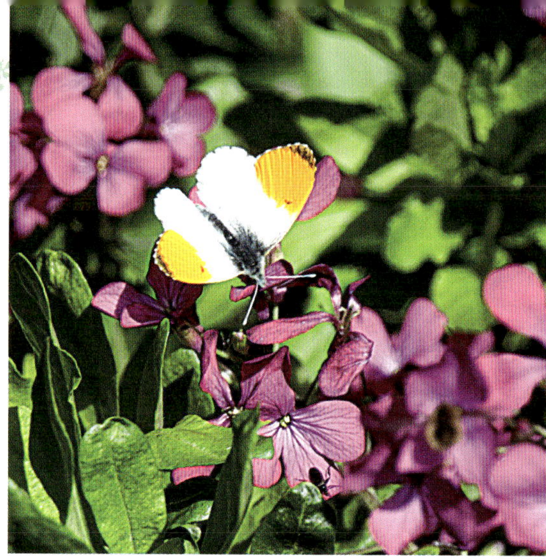

Ich kann die Welt nicht verändern, aber was ich vor meiner Haustür in meinem Garten, speziell in meinem Kräutergarten, tun kann, da lasse ich nichts aus! Ich sorge für die Vögel, vor allem im Winter – viel füttern muss ich gar nicht. Im Herbst schneide ich grundsätzlich nichts ab, alle Pflanzen stehen im Samen. Ich nehme immer nur so viel Samen ab, wie ich zur Neuaussaat im Frühjahr brauche, alles andere bleibt für die Vögel, denn sie sorgen auch für den Erhalt der Pflanzen in meinem Garten. Jeden Sommer finde ich kleine Sämlinge an Stellen, wo ich sie nicht ausgesät habe. Wenn sie nicht ganz und gar unpassend stehen, lasse ich sie dort wachsen, wo sie wollen, das gibt dann meistens die schönsten und gesündesten Pflanzen. Außerdem „kuscheln“ sich Pflanzen gern aneinander und gehen Partnerschaften ein.

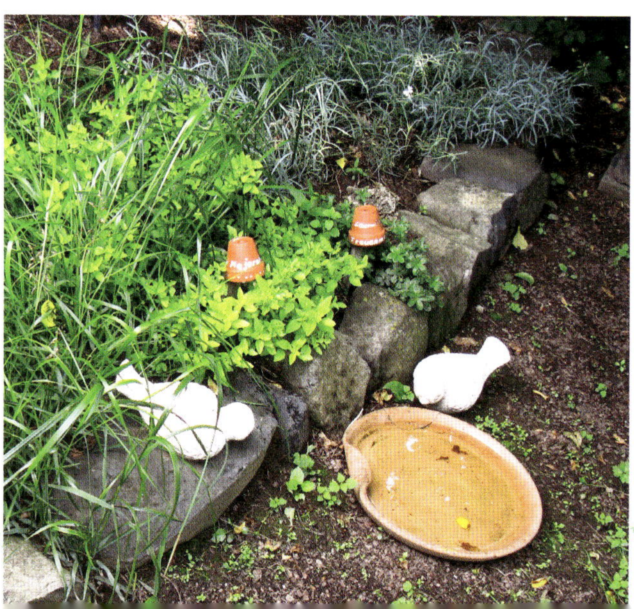

In meinem Garten leben außer Vögeln auch noch viele andere Tiere. Sie haben bei mir ja ein Schlaraffenland, selbst im Winter. Häufig sehe ich Ringelnattern, große und kleine, viele verschiedene Eidechsen, braune und schöne grünbunte. Im Winter sehe ich auch manchmal die Wiesel, die ihr weißes Winterkleid angelegt haben. Sie sorgen dafür, dass die Mäuse nicht überhand nehmen. In den vergangenen Jahren haben mich auch regelmäßig Waschbären besucht. Darüber habe ich mich nicht so sehr gefreut, da die Waschbären nicht zu den einheimischen Tieren gehören und von Vogeleiern bis zu Fröschen alles fressen, was ihnen in die Quere kommt. Auch alle grünen Spitzen, die aus dem Schnee herausschauten, haben sie abgefressen. Im Sommer nahmen sie sich die Erdbeeren, halbe Zucchini und auch junge Zwiebelchen. Aber dann denke ich mir, die Waschbären wollen ja auch leben und sorgen vielleicht für das Gleichgewicht in der Natur. Ärgern nutzt da nichts: Wer sich ärgert, büßt die Sünden anderer.

Seit einigen Jahren habe ich auch einen Schmetterlingsgarten. Ich nenne ihn so, weil sich von morgens bis nachmittags viele verschiedene Schmetterlinge dort tummeln, auch Wildbienen, Hummeln und viele andere Insekten. In diesem Teil des Gartens wachsen fast nur Wildpflanzen ohne jedes Zutun. Es glaubt mir kaum jemand, doch ich lege wirklich nur ganz wenig Hand an. Im Frühjahr gehe ich mal durch, zupfe hier und da einiges weg, was sich zu sehr breit gemacht hat, und wo eine Lücke ist, pflanze etwas hin oder streue ein paar Samen aus. Dann aber muss ich aufpassen, dass die Amseln nicht zu sehr buddeln. Sie ärgern mich manchmal schon, aber ich bin ihnen nicht wirklich böse. Das merken sie wohl, denn sie sind sehr zutraulich und flüchten vor mir nicht einmal.

Gern lasse ich auch Freunde und Bekannte an meinem Glück im Kräutergarten teilhaben und führe sie durch mein kleines Paradies.

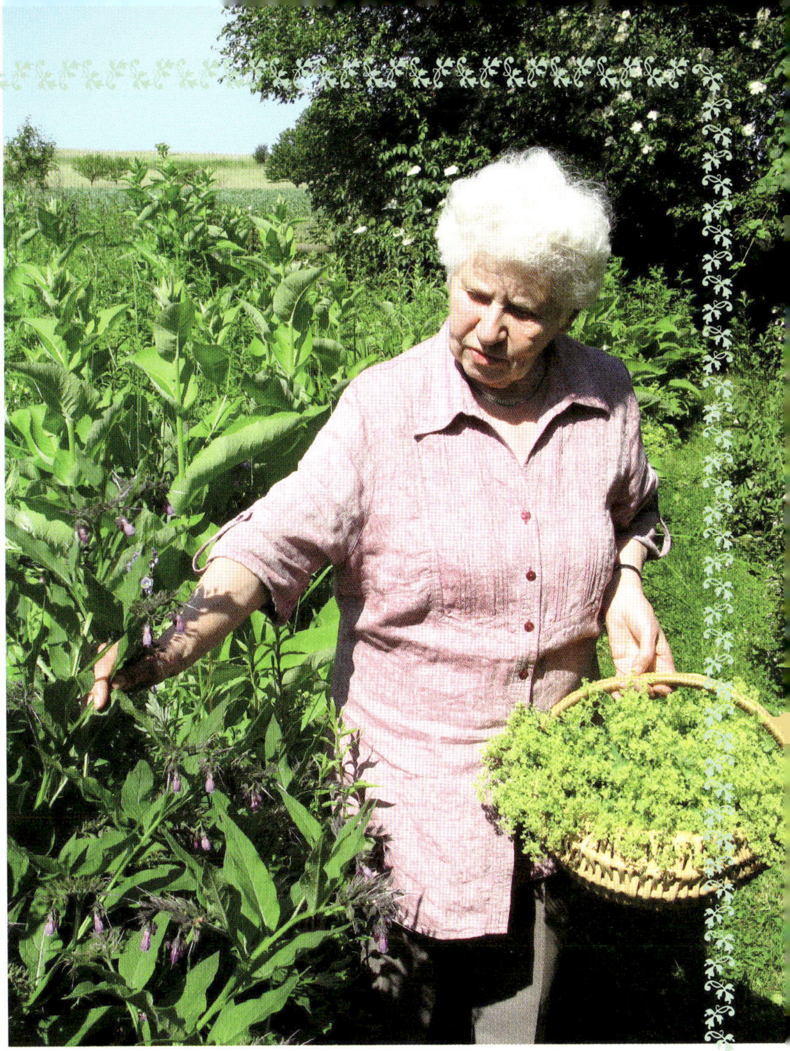

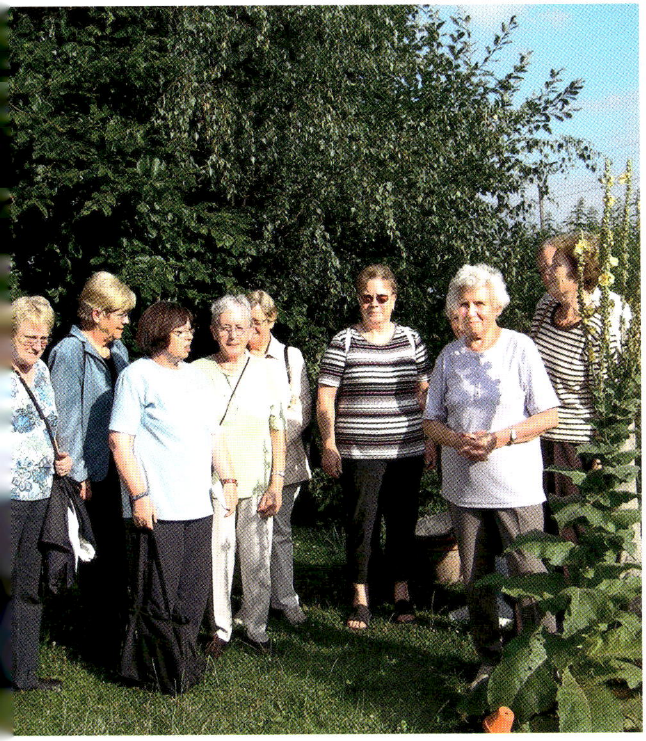

Mein Garten bedeutet mir alles. Er gibt mir alles, was ich zum Leben brauche. Meine Kräuter halten mich gesund und der Gemüsegarten ernährt mich. Hier finde ich auch geistige und seelische Entspannung. Was will ich denn noch mehr?

Ich würde mir wünschen, allen Lesern dieses Buches Anleitung und Motivation geben zu können, ihre Lebensweise und Ernährung auf eine gesunde und natürliche Basis zu stellen, damit Körper und Seele möglichst lange gesund bleiben.

Ihre Liesel Malm

Weroth im Westerwald,
im Januar 2013

Dieses Buch widme ich meinem verstorbenen Mann Werner.

Weiß ich den Weg auch nicht, du weißt ihn wohl,
das macht die Seele still und friedevoll.
Ist's doch umsonst, dass ich mich sorgend müh',
dass ängstlich schlägt mein Herz, sei's spät, sei's früh.

Du weißt den Weg ja doch, du weißt die Zeit,
dein Plan ist fertig schon und liegt bereit.
Ich preise dich für deiner Liebe Macht,
ich rühm' die Gnade, die mir Heil gebracht.

Du weißt, woher der Wind so stürmisch weht
und du gebietest ihm, kommst nie zu spät.
Drum wart' ich still, dein Wort ist ohne Trug,
du weißt den Weg für mich, das ist genug.

John Bacchus Dykes (1823–1876)

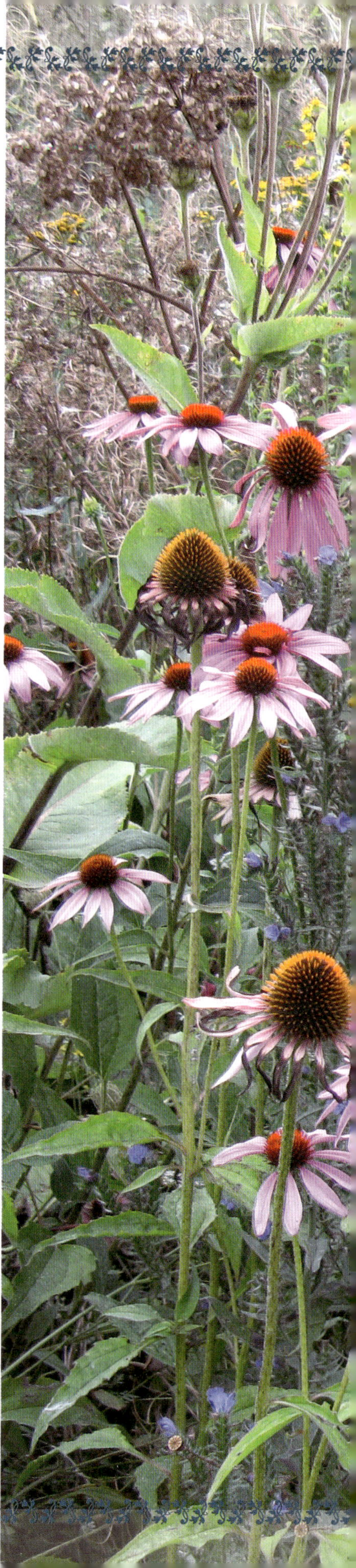

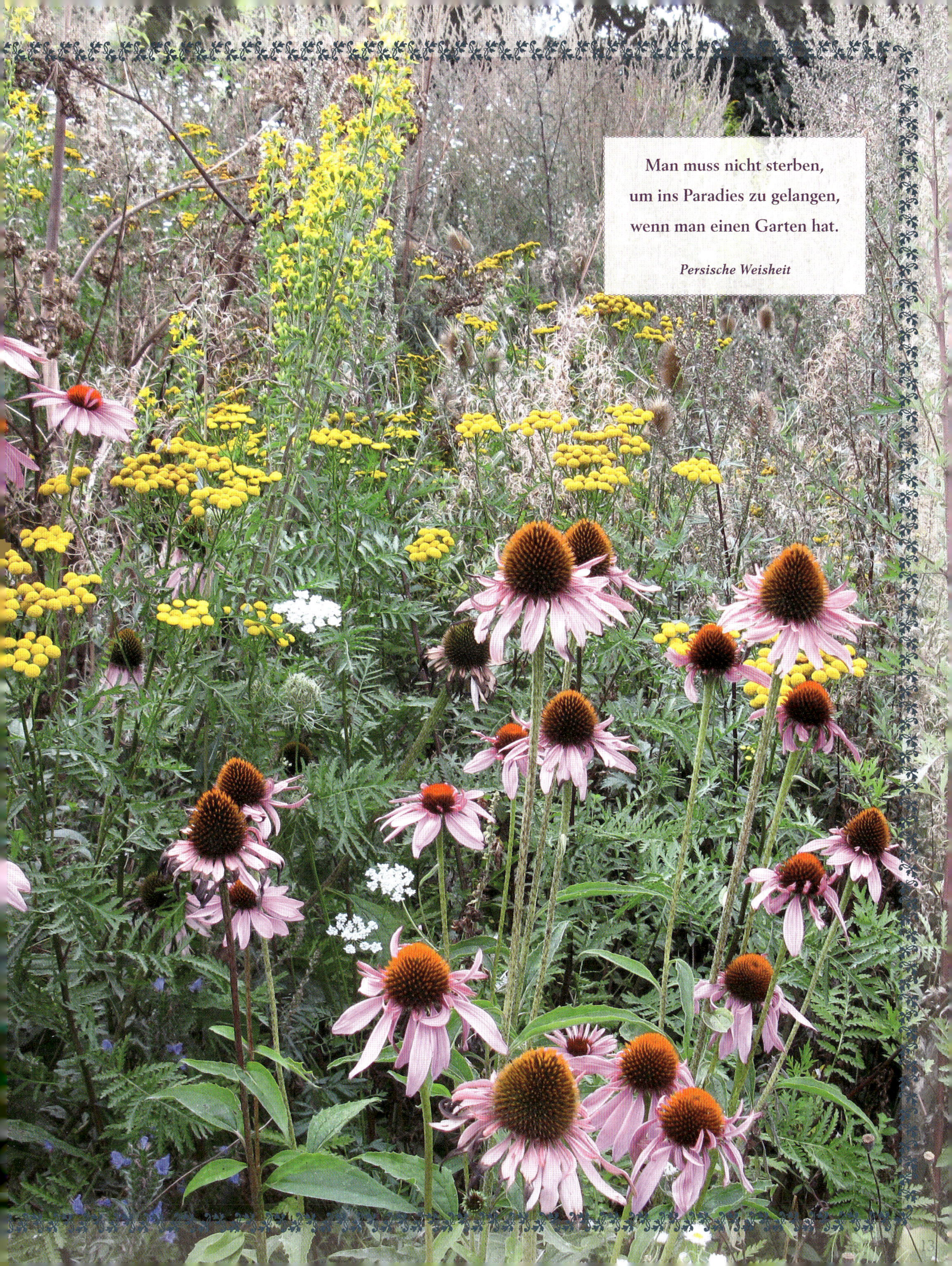

Man muss nicht sterben,
um ins Paradies zu gelangen,
wenn man einen Garten hat.

Persische Weisheit

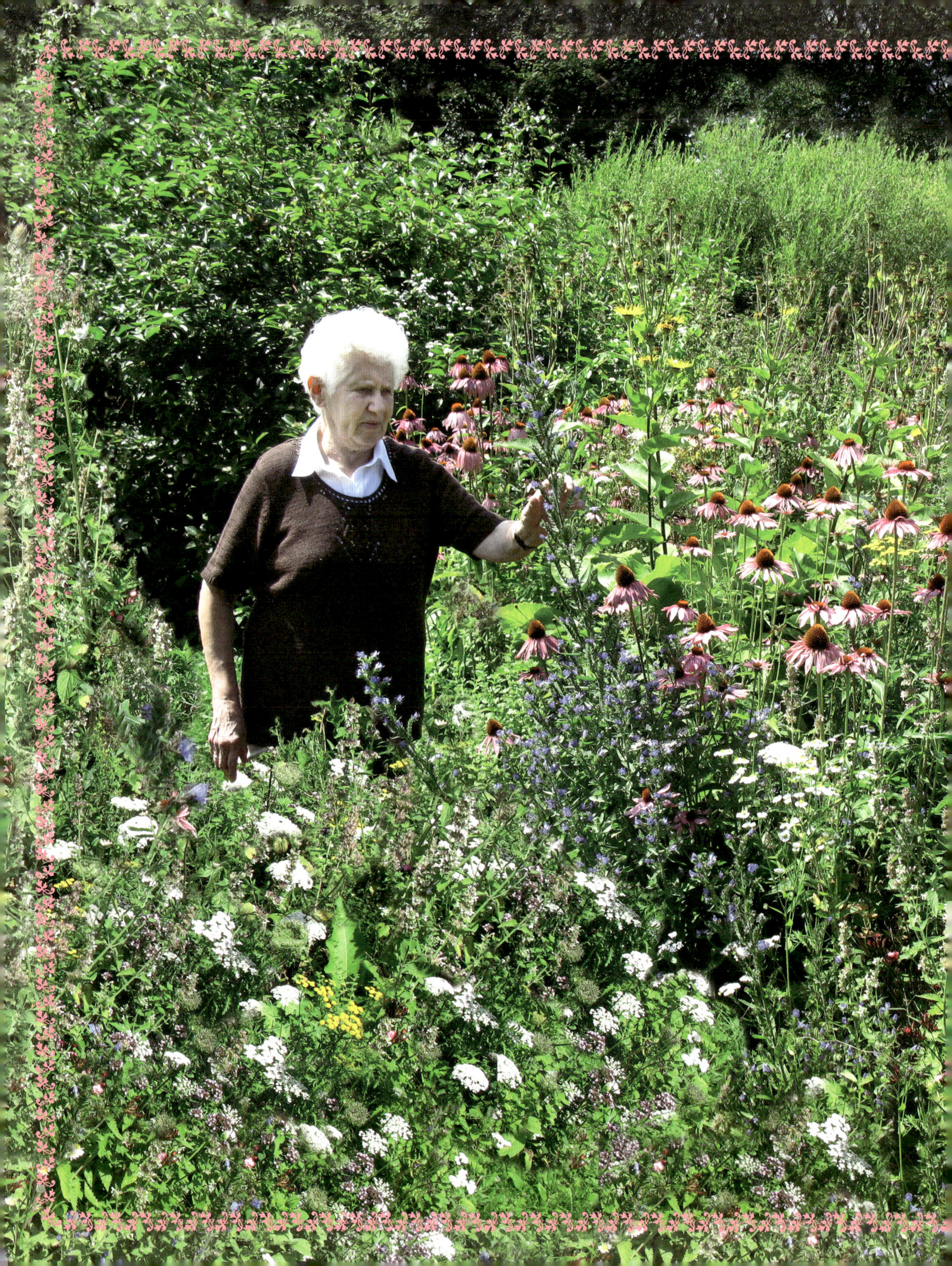

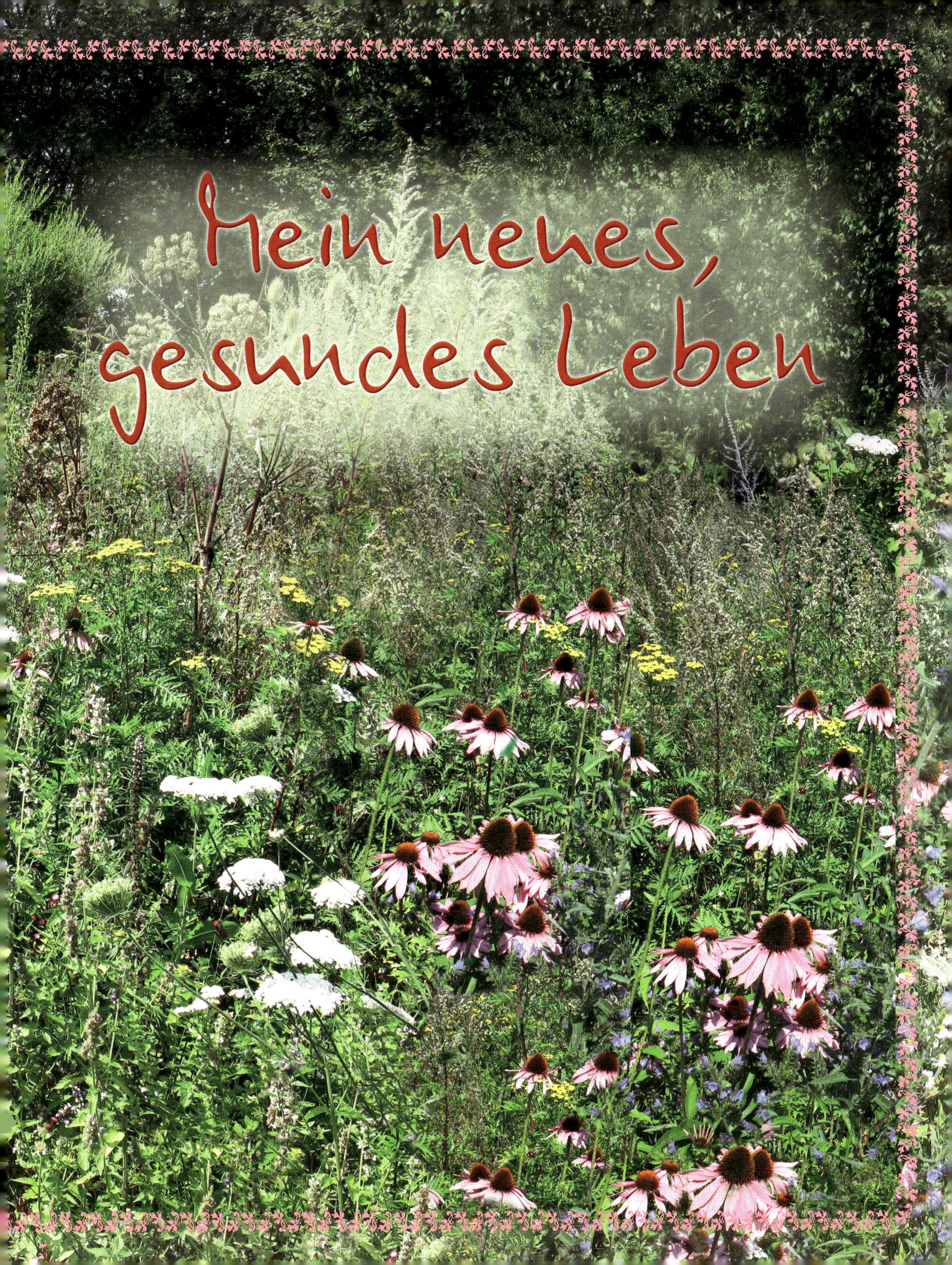
Mein neues,
gesundes Leben

Gesunde Ernährung und Lebensweise

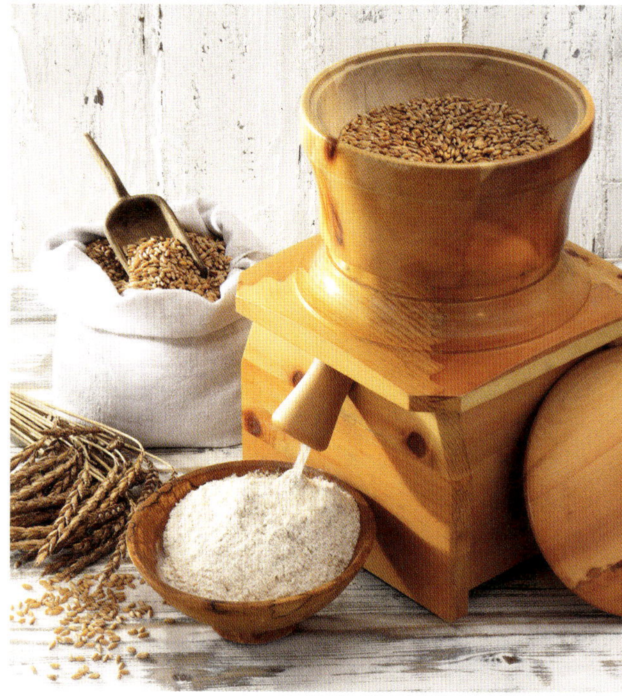

In diesem Teil des Buches möchte ich von meiner gesunden Lebensweise erzählen, der fleischlosen Vollwertkost, mit vielen von mir selbst kreierten, von abgewandelten oder von meinen Töchtern beigesteuerten Rezepten sowie von gesunden Nahrungsmitteln und Pflanzen.

Wie schon in der Einleitung des Buches erwähnt, begann die Umstellung meiner Lebensweise nach meiner Krebserkrankung im Jahr 1985. Ich lag noch im Krankenhaus, da las ich zum ersten Mal etwas über Vollwertkost. In einer Gartenzeitschrift, die mein Mann mir mitbrachte, fand ich einen kleinen Artikel darüber. Ich hatte bis dahin lediglich das Wort „Vollwertkost" schon einmal gehört, was es aber bedeutete, wusste ich bis dahin nicht. Ich las unter anderem, dass die Vollwertkost in Amerika in der Krebstherapie eingesetzt werde. Das ließ mich aufhorchen und ich dachte mir, das muss doch eine gute Kost sein. Jeden Arzt, jede Krankenschwester, jeden Besucher, der an mein Bett kam, fragte ich danach, aber keiner konnte mir eine zufriedenstellende Antwort geben. Ich zerbrach mir den Kopf, kam aber nicht weiter.

Als ich nach fünf Wochen Krankenhausaufenthalt wieder zu Hause war, aber noch ambulant in der Strahlentherapie, wurde von der Volkshochschule in einem Nachbarort ein Vollwertkochkurs angeboten. Ich war überglücklich und meldete mich sofort an. Dieser Kurs erstreckte sich über sechs Abende und ich besuchte ihn gemeinsam mit meiner Schwiegertochter. Am ersten Abend gab es nur Informationen. Ich war erstaunt, sogar schockiert über das, was ich da zu hören bekam. Bis dahin dachte ich gut zu kochen, aber längst nicht alles, was ich auf den Tisch brachte, war vollwertig. Ein Gemüsegarten war zwar schon immer da und darin wurde auch biologisch angebaut, aber ich benutzte Zucker, weißes Mehl, Saucenpulver oder Pudding und kaufte im Winter Gemüse in Dosen.

All diese Dinge und noch vieles mehr verwende ich seit 27 Jahren nicht mehr. Ich kaufe grundsätzlich nichts Eingepacktes, weil bei allem Eingepackten Konservierungsstoffe verwendet werden, die alle nichts taugen. All mein Brot, meine Brötchen und meinen Kuchen backe ich selbst mit frisch gemahlenem Dinkel. Dazu mache ich leckere pikante oder süße Aufstriche. Ich habe sogar eine vegetarische „Leberwurst" kreiert, die schon manch einer bei mir als Leberwurst gegessen hat, ohne zu bemerken, dass es keine war.

Als ich am ersten Abend des Vollwertkostkurses nach Hause kam, habe ich meinen Kühlschrank ausgeräumt und vieles weggeworfen, zum Beispiel alle Wurst. Mein Mann stand verständnislos neben mir, bis ich ihm erklärte, dass Fleisch und Wurst ein „Krebsfutter" sein soll. Am nächsten Morgen räumte ich den Vorratsschrank aus. Ein großer Wäschekorb, vollgepackt mit Tüten, Päckchen und Dosen, die ich alle entsorgen wollte, stand auf dem Tisch. Ich hatte erkannt, dass es sich dabei nicht um Lebensmittel, sondern um Nahrungsmittel handelt, die mir nicht guttun.

Man mag es kaum glauben, aber es ist wirklich so: Was ich an den ersten beiden Tagen nach dem Informationsabend weggeworfen habe, habe ich bis heute nicht mehr gekauft, auch nicht mehr gegessen. Zu diesem Zeitpunkt lebten noch zwei Söhne daheim. Da ich meine „Männer" auf jeden Fall mit meinem Essen zufriedenstellen wollte, gab es für sie doch dann und wann Fleischgerichte. Ich musste mich ja auch erst in der Vollwertküche zurechtfinden. Das ging jedoch relativ schnell. Ich machte mir folgenden Plan: Sonntags und zweimal in der Woche gab es Fleisch. Dazwischen gab es Dinkelfrikadellen, Gemüsepizza, Flammkuchen, Haferklöße, auch einmal einen Gemüseeintopf. Es hat allen wohl geschmeckt, denn keiner hat „gemeckert".

Dann kam das erste Weihnachtsfest mit Vollwertplätzchen. Ich hatte mir zwar große Mühe gegeben, aber selbst mir haben

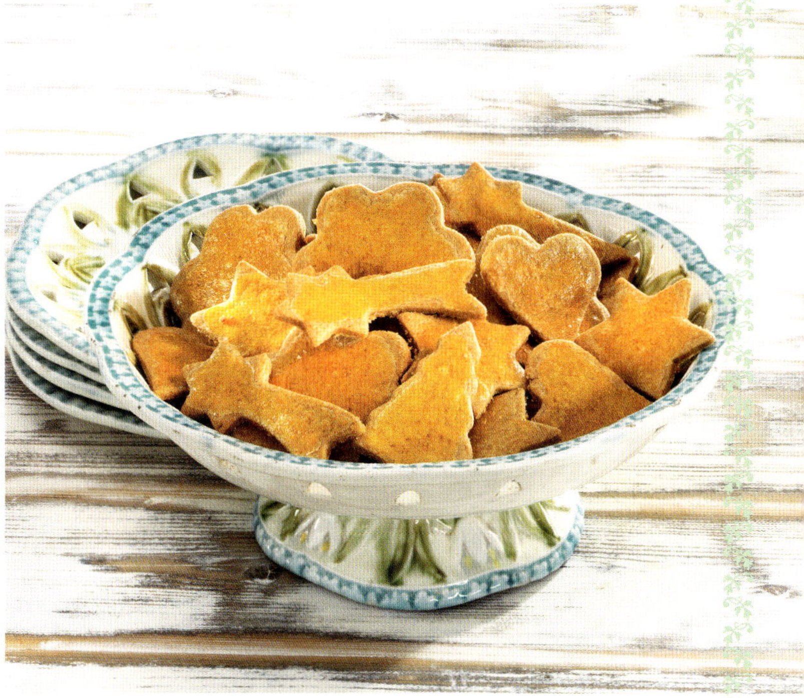

die Plätzchen nicht richtig geschmeckt. Als Weihnachten vorbei war, waren dann doch alle aufgegessen. Heute habe ich meine eigenen Rezepte, denn ich hatte schnell herausgefunden, dass man sich nicht so streng an die Rezeptangaben in den Backbüchern halten darf, man muss ganz einfach selbst ausprobieren. Mit ein wenig Geduld und Ausdauer gelingt das.

Mit meiner Ernährungsumstellung lief alles bestens. Es beschwerte sich keiner, mir kam auch gar nicht die Idee, es könnte sich einer beschweren. Heimlich, still und leise reduzierte ich die Fleischtage weiter. Es gab jetzt sonntags und in der Woche nur noch einmal Fleisch. Irgendwann gab es dann nur noch sonntags Kurzgebratenes, der dicke Sonntagsbraten war längst tabu.

Als die beiden Söhne dann heirateten und auszogen, saßen mein Mann und ich allein am Esstisch. Eines Sonntags, mein Mann

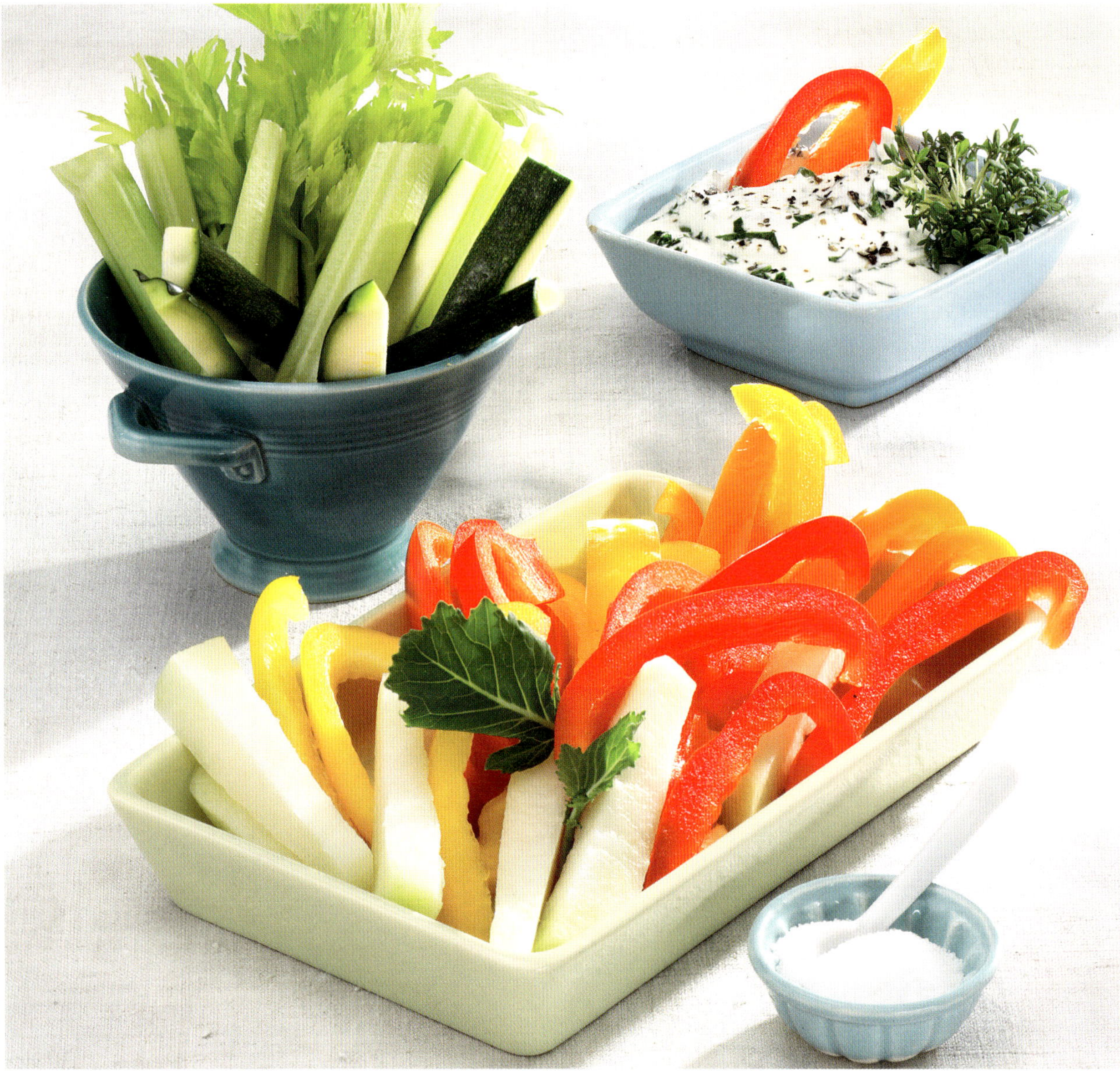

saß mir mit einem Steak gegenüber, ich aß Dinkelfrikadellen, kam die Überraschung: „Mir musst du kein Fleisch mehr braten, ich würde jetzt genau sogern Frikadellen essen wie du!“, meinte mein Mann, und ich war sprachlos. Von diesem Tag an gab es nur noch fleischlose Vollwertkost.

Heute, nach 27 Jahren, halte ich es immer noch so: Ich esse weder Fleisch noch Wurst, keinen Fisch, kein Frühstücksei, kein Hähnchen und dergleichen.

Ich esse grundsätzlich nichts, was Augen hat. Ein strenger Veganer bin ich aber nicht. Ich verwende gelegentlich frische Eier für Kuchen, Aufläufe und Mayonnaise, esse gute Sauerrahmbutter, auch frische Sahne, und einen guten Käse, der von allein haltbar geworden ist, verachte ich ebenfalls nicht.

Meine Empfehlungen zur Vollwerternährung

- Naturbelassene Lebensmittel verwenden! Möglichst viele Lebensmittel wie Obst, Gemüse, Nüsse und Milch frisch und unverändert oder mechanisch bearbeitet als Rohkost oder schonend durch Dämpfen gegart essen. Ungespritztes Obst und Gemüse aus biologischem Anbau, am besten aus dem eigenen Garten, essen.

- Das volle Getreidekorn verwenden! Geschrotet und vier bis zwölf Stunden eingeweicht im Frischkornbrei verwenden, gemahlen, gedarrt und gekocht in Suppe oder Sauce, gemahlen zum Brot- und Kuchenbacken verwenden, gekeimt über Rohkost streuen.

- Vor allem mit frischen Kräutern würzen!

- Weniger Salz verwenden, nur gutes Ursalz und Kräutersalz kaufen. Wenn man reichlich mit Kräutern würzt, kann man das Salz auch weglassen.

- Nur gute Fette verwenden. Das sind: kaltgepresste Öle wie Oliven- oder Sonnenblumen-, Distel- oder Kürbiskernöl und andere. Auf der Flasche muss „kaltgepresst“ stehen, sonst ist es nicht kaltgepresst. Gute Sauerrahmbutter verwenden; es gibt verschiedene gute Bio-Produkte im Handel und in Reformhäusern zu kaufen.

- Auf alle Nahrungsmittel verzichten, die nur „leere“ Kohlenhydrate enthalten, zum Beispiel Gebäck oder Nudeln aus Weißmehl, Zucker oder weißer Reis.

- Auf industriell verarbeitete Nahrungsmittel, zum Beispiel Konserven, Püreepulver, Fertigklöße, Fertigsuppen, Fischstäbchen, Kondensmilch, Pudding, Saucenwürfel u. ä. verzichten.

- Auf Fleisch verzichten, oder zumindest weniger davon essen. Der Überkonsum von tierischen Nahrungsmitteln begünstigt Krankheiten wie Gicht, Rheuma, Diabetes oder Herzinfarkt. Die Eiweißversorgung wird gesichert durch pflanzliches Eiweiß in Getreide, Hülsenfrüchten, Kartoffeln und tierischem Eiweiß in Form von Milch, Käse, Joghurt mit rechtsdrehender Milchsäure (vgl. Milchsäuregärung) und Eiern.

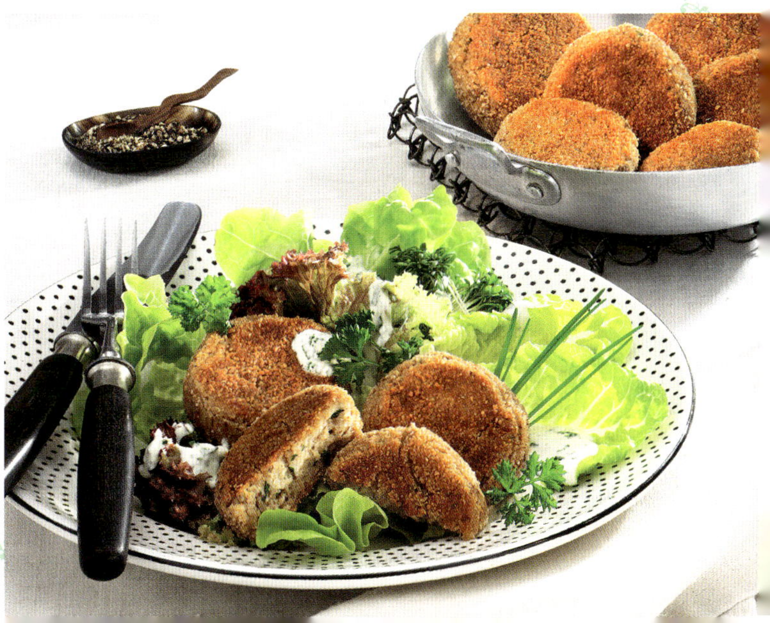

Milchsäuregärung

Milchsauer vergorene Gemüse kann ich mir aus meinem Leben nicht mehr wegdenken. Seit meiner Ernährungsumstellung stelle ich sie Jahr für Jahr selber her. Die Milchsäure ist ein ganz wichtiger Bestandteil unserer Nahrung. Fehlt sie, kann es zu erheblichen Gesundheitsstörungen kommen. Oft wird angenommen, milchsaure Gemüse oder Säfte würden unseren Körper „sauer" machen – das Gegenteil ist jedoch der Fall, sie halten unseren Körper basisch. Gemüse beinhaltet von Natur aus Milchsäure.

Bei der Vergärung von Gemüse entsteht rechtsdrehende Milchsäure, die der körpereigenen Milchsäure des Menschen entspricht. Nur wenn wir krank werden, produziert unser Körper linksdrehende Milchsäure, die der Körper aber nicht benötigt und deshalb nicht verwertet. Also sollten wir darauf achten, Milchprodukte mit rechtsdrehender Milchsäure L(+) zu kaufen. Achten Sie auf einen solchen Vermerk auf der Packung, denn solange nichts angegeben wird, handelt es sich um linksdrehende Milchsäure. Im Kefir ist ebenfalls rechtsdrehende Milchsäure. Wer täglich eine Tasse Kefir trinkt, verhindert dadurch die Ansiedlung schädlicher Bakterien im Darm. Ich besitze einen Kefirpilz und stelle damit meinen Kefir und meinen Kümmelkäse selbst her.

Den größten Teil aller Gemüse aus meinem Garten lege ich milchsauer ein. Dazu zählen Bohnen, Weißkraut, Möhren, Kohlrabi, Blumenkohl, Gurken, Rote Bete, Sellerie und Rotkraut. Das bekannteste milchsaure Gemüse ist das Sauerkraut.

Gemüse einsäuern

Zum Einsäuern benutze ich meine alten Einmachgläser, meist Einlitergläser. Größte Sauberkeit ist geboten, nach dem gründlichen Spülen werden die Gläser nochmals mit abgekochtem Wasser ausgespült. Dazu lege ich ein nasses Geschirrtuch in mein Spülbecken und gebe in jedes Glas einen Silberlöffel. Die Gläser stelle ich auf das nasse Tuch und gieße dann vorsichtig das kochende Wasser bis ca. fünf Zentimeter hoch über den Silberlöffel hinein. Dann schwenke ich das Wasser nach allen Seiten, damit das Innere der Gläser keimfrei ist. Zum Abtropfen stülpe ich die Gläser auf ein sauberes Geschirrtuch. In die Gläser schichte ich das vorbereitete gewaschene und zerkleinerte Gemüse. Sie dürfen aber nur bis zu drei Vierteln gefüllt sein, denn es muss Platz zum Gären bleiben.

Grundsätzlich kommt alles Gemüse roh in die Gläser. Dann koche ich Wasser ab und lasse es erkalten. Auf einen Liter Wasser gebe ich zehn Gramm Salz und bedecke damit das Gemüse. Bei Mischgemüsen gebe ich zusätzlich einen Teelöffel Gurkengewürz pro Glas dazu. Eine Ausnahme sind Bohnen. Sie müssen abgekocht werden, denn in ihnen befindet sich das giftige Phasin. Nach zehnminütiger Kochzeit ist es aber zerstört und die Bohnen kommen trotzdem noch zur Milchsäuregärung. Nach dem Abkühlen gebe ich die Bohnen in die Gläser, das Abkochwasser benutze ich dabei zum Auffüllen. Auf einen Liter gebe ich zehn Gramm Salz, das ist ein gestri-

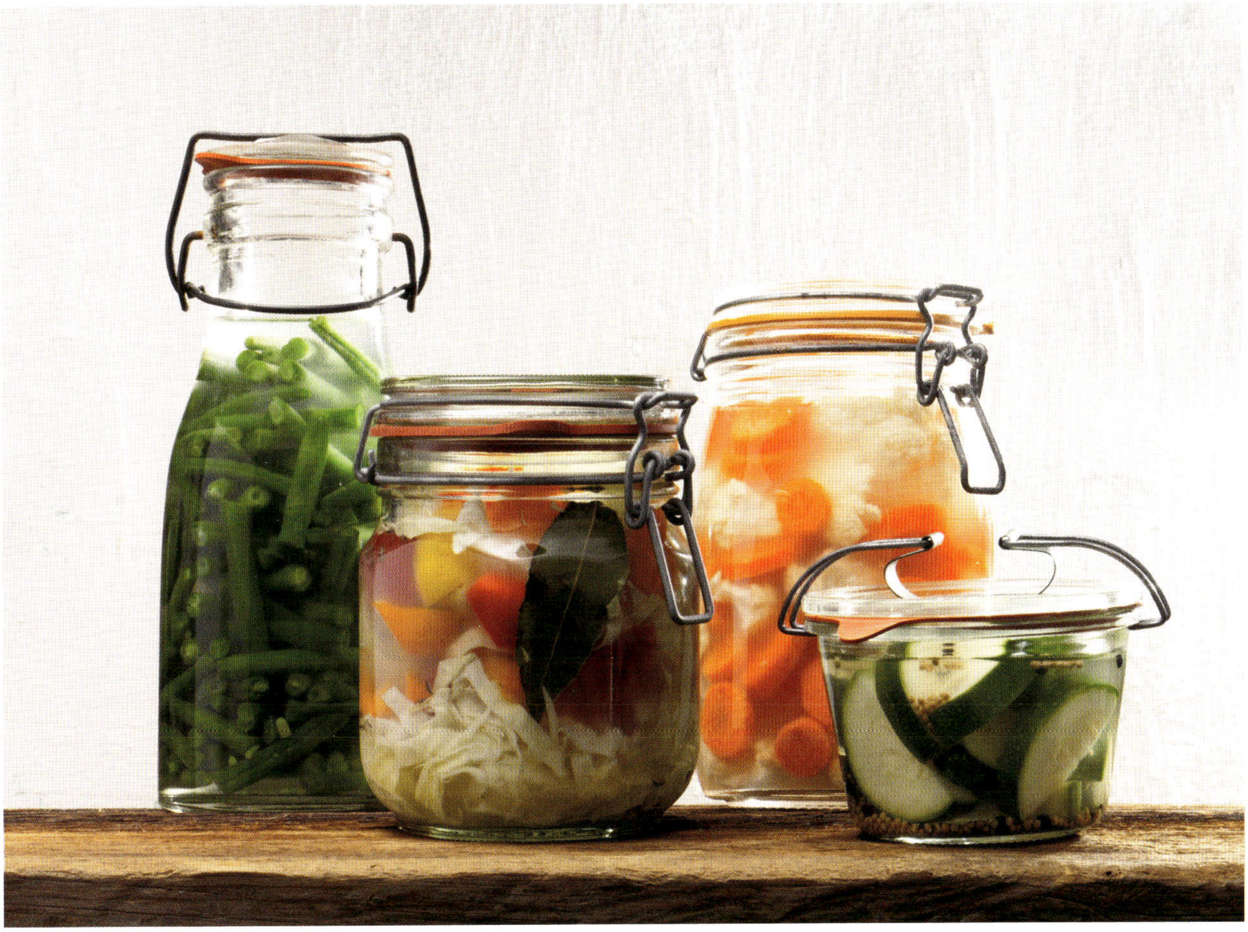

chener Esslöffel voll. Die Brühe muss zwei Zentimeter über dem Gemüse stehen und auch das Bohnenglas darf nicht ganz voll sein.

Mit Gummiring, Deckel und Klammern verschlossen lasse ich die Gläser bei Zimmerwärme sichtbar stehen, damit ich kontrollieren kann. Zuerst wird die Flüssigkeit trübe, dann bilden sich Bläschen. Je nach Wetterlage geschieht das schneller oder weniger schnell, bei gewittrigem Wetter etwa säuert es leichter. Nach zwei bis vier Tagen stelle ich die Gläser in den kühlen Keller. Zuerst verschwinden die Bläschen, dann wird die Flüssigkeit wieder klar und oben hat sich ein Vakuum gebildet. Die Gläser müssen immer fest verschlossen bleiben. Nach sechs Wochen ist die Milchsäuregärung abgeschlossen und das Gemüse könnte schon verzehrt werden, ich bewahre es aber gern für den Winter auf.

Grundsätzlich wird milchsaures Gemüse nicht eingekocht. Nach dem Öffnen eines Glases ist das Gemüse fertig zum Verzehr. Von einem Literglas mache ich drei Portionen. Wenn ich ein Tellerchen voll entnommen habe, gebe ich ein gewürfeltes Zwiebelchen und frische Kräuter, zwei Esslöffel gutes Pflanzenöl und Pfeffer darüber. Den sauren Gemüsesaft schütte ich nicht weg; den trinke ich auch noch.

Gesundes Getreide

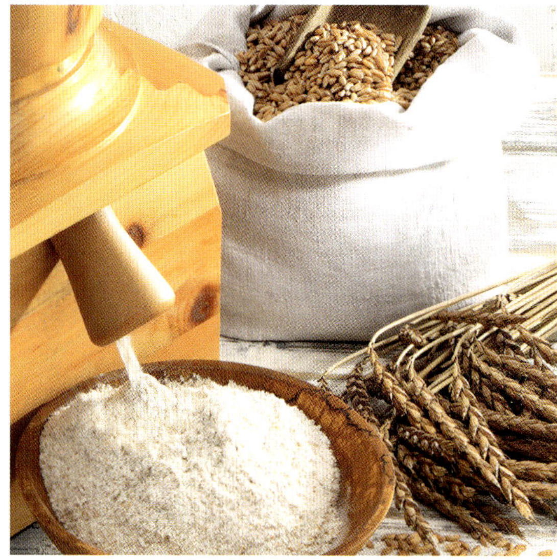

Dinkel – das wichtigste Getreide

Hildegard von Bingen schreibt:

„Der Dinkel ist das beste Getreide, und er ist warm und fett und kräftig, und er ist milder als andere Getreidearten, und er bereitetet dem, der ihn isst, rechtes Fleisch und rechtes Blut, und er macht frohen Sinn und Freude im Gemüt des Menschen. Und wie auch immer man ihn isst, sei es in Brot, sei es in anderen Speisen (Zubereitungen), er ist gut und mild....“

Heute kann man die Wirkung des Dinkels dank der fortgeschrittenen Biologie erklären, was zu Zeiten Hildegards noch als Wunder hingenommen werden musste:

„Der Dinkel vereinigt in nahezu idealer Weise die Vorteile einer vollwertigen Ernährung: er besitzt Vitamine, Mineralien, Spurenelemente, Vitalstoffe (Eiweiß, Kohlenhydrate, Fette) und gespeicherte Sonnenenergie in hoher Konzentration.

Aufgrund seiner hervorragenden Wasserlöslichkeit werden die vitalen Inhaltsstoffe des Dinkels wie flüssige Nahrung vom Körper aufgenommen, das heißt, er muss keine belastende Verdauungsarbeit leisten. Die Inhaltsstoffe werden vom Körper rasch absorbiert und dem gesamten Organismus zur Verfügung gestellt. Dieser wird durch den Dinkel derart mit Vitaminen und Vitalstoffen überschwemmt, dass sich die Gefäße erweitern und eine gute Verdauung einsetzt.

Dinkelkost steigert das Allgemeinbefinden und die Leistungsfähigkeit. Aufgrund seiner Ähnlichkeit mit dem menschlichen Plasma gelangt der Dinkelstoff schnell ins Blut und stimuliert dadurch nicht nur die Zellerneuerung, sondern sorgt gleichzeitig für eine Entgiftung, da er die Nierentätigkeit anregt.

Die Durchblutung wird ebenfalls angeregt, und der Körper verspürt nach dem Genuss von Dinkelprodukten ein Wärmegefühl, welches die Heilung von Haut- und Schleimhauterkrankungen fördert.

Obwohl Dinkel und Weizen genetisch miteinander verwandt sind, unterscheidet sich Dinkel vom Weizen beispielsweise hinsichtlich seiner Anbau-Eigenschaften: Er ist anspruchsloser, robuster, winterhart und kaum krankheitsanfällig. Selbst Radioaktivität kann ihm dank seiner Spelzhülle nur wenig anhaben. Die Vorteile des Dinkels gegenüber anderen Getreidesorten betreffen auch die einzelnen Inhaltsstoffe. Bei einer Analyse wurde ein höherer Roheiweiß-Gehalt als im Weizen festgestellt, dasselbe trifft auf Vitamine, essentielle Fettsäuren, Magnesium und verschiedene Aminosäuren zu.“ (Aus: www.hildegard.de, JURA Naturheilmittel, Konstanz)

„Dinkel ist auch aus meiner Küche nicht mehr wegzudenken!“

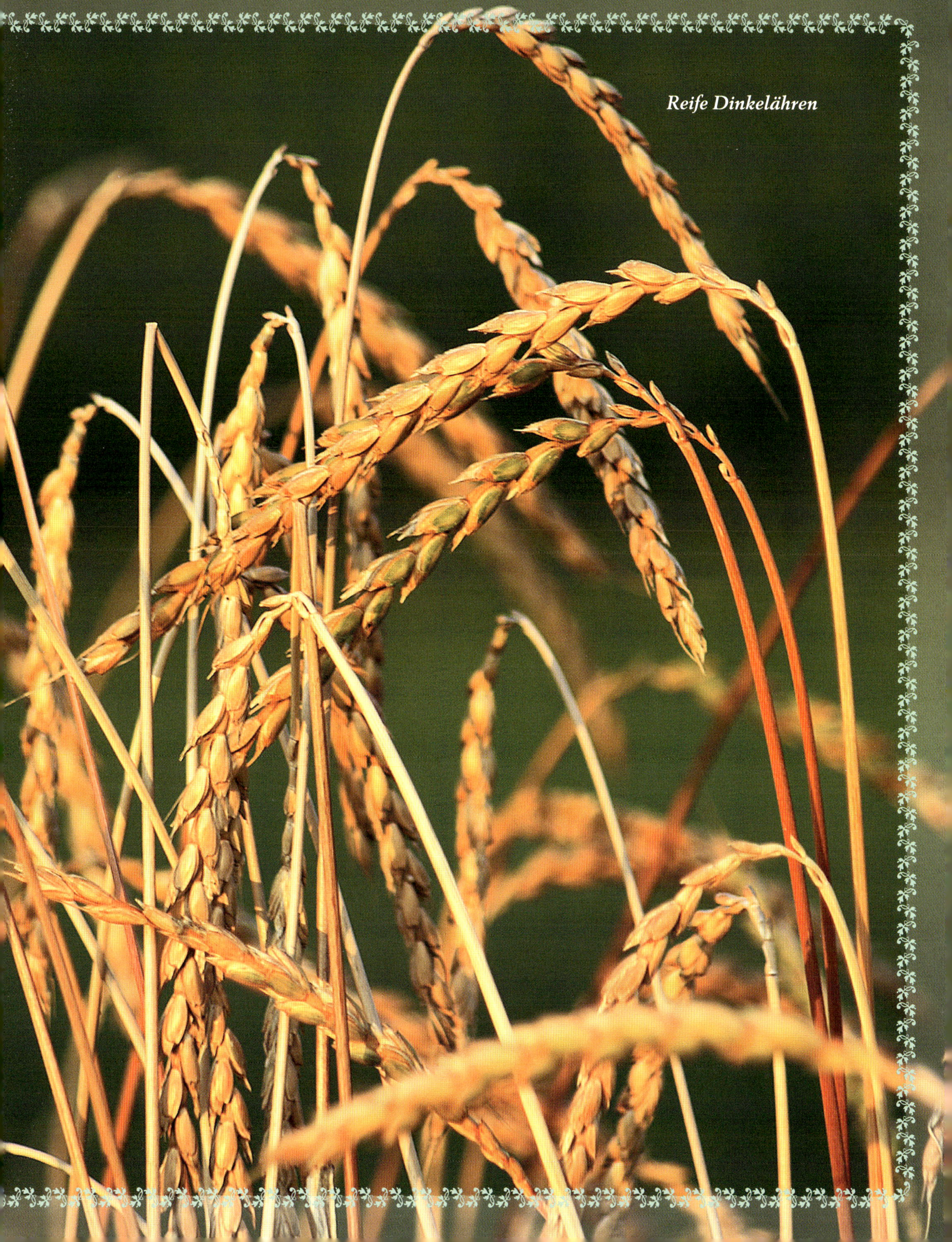
Reife Dinkelähren

Dinkel

Dinkel ist ein Spelzgetreide, das heißt, jedes Dinkelkorn ist von einer Hülle umgeben, die wir Spelz nennen. Diese Spelzen halten Umweltgifte von den Körnern fern, sie sind ungenießbar und müssen in einer Mühle im sogenannten „Gerbegang" entfernt werden. Anschließend wird der Dinkel noch gereinigt, erst dann haben wir ein feines Speisegetreide.

Ich backe all mein Brot, meine Brötchen, Kuchen, Kleingebäck mit frisch gemahlenem Dinkel. Auch viele leckere Dinkelgerichte kredenze ich meinen Gästen oder koche sie für mich allein.

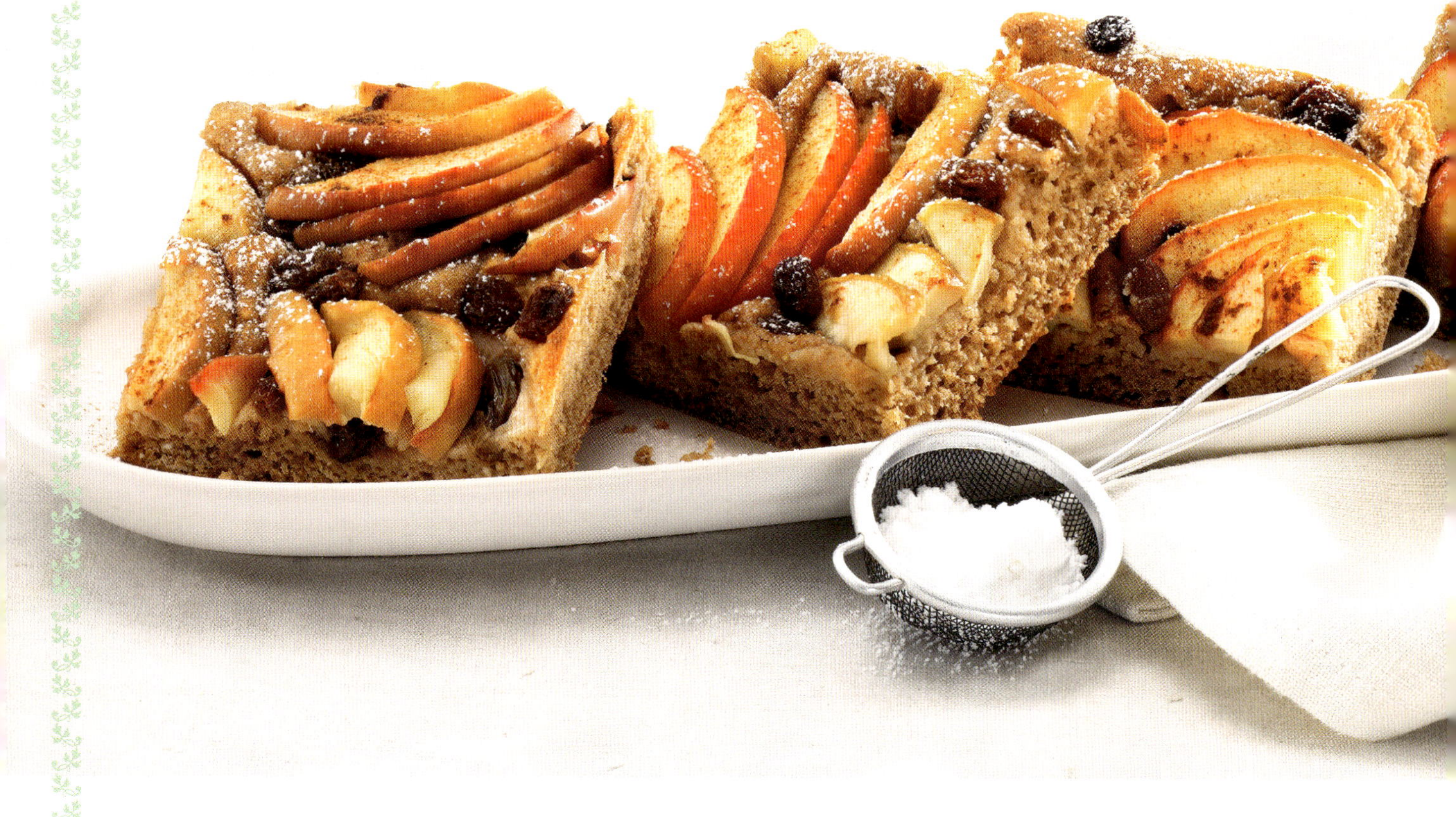

Apfelkuchen aus frisch gemahlenem Dinkel (siehe auch Seite 184)

Weizen

Bevor der Dinkel bei uns Einzug hielt, war der Weizen das wichtigste Brotgetreide mit einem hohen Anteil an Klebereiweiß. Frisch gemahlene Mehle sollte man so schnell wie möglich aufbrauchen, denn sie sind leichter verderblich als Milch, weil ja der Ölkern mitgemahlen wird. Alle Getreidearten, ob geschrotet, gemahlen, gekocht oder gekeimt, enthalten wertvolle Fette, Eiweiß, Vitamine, Mineralstoffe und Ballaststoffe, die der menschliche Körper benötigt und die vor allem für eine gute Verdauung sorgen.

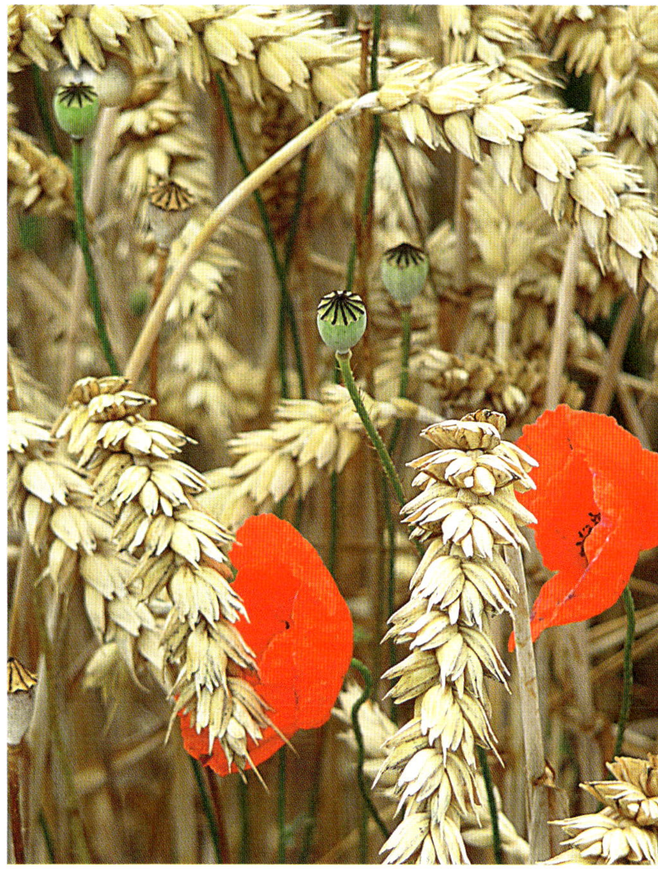

Vollkornreis

Für etwa die Hälfte der Weltbevölkerung ist Reis das Hauptnahrungsmittel. Der Reis ist umgeben von zwei Schalen. Die äußere harte Schale ist ungenießbar und wird nach der Ernte sofort entfernt. Die zweite Schale, das sogenannte Silberhäutchen, bleibt beim Naturreis erhalten. Es beinhaltet Vitamine der B-Gruppe, Fett, Eiweiß und Mineralstoffe. Beim weißen Reis ist das Silberhäutchen entfernt und dadurch all seiner guten Eigenschaften beraubt. Naturreis benötigt eine längere Garzeit, etwa 45 bis 60 Minuten. Ich köchele ihn etwa 45 Minuten und lasse bei ausgeschaltetem Herd noch nachgaren.

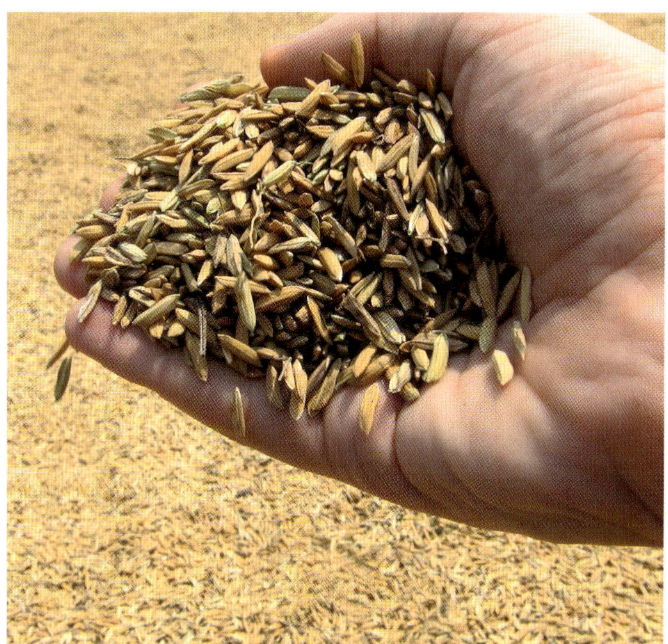

Roggen

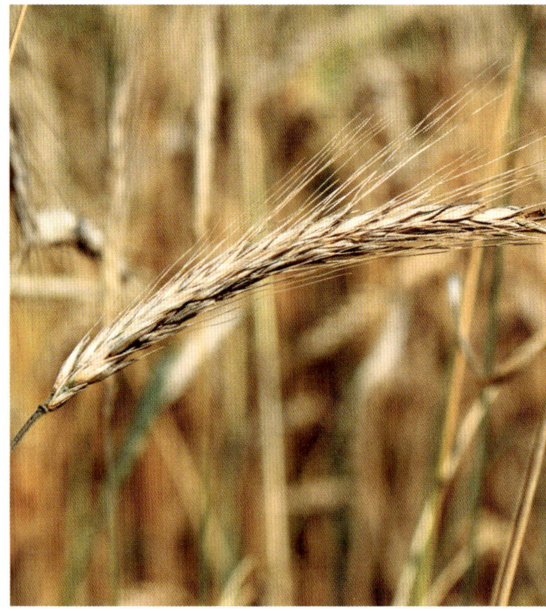

Roggen ist ein Brotgetreide, das allerdings nur mit Sauerteig oder in einer Mischung mit Weizen und Dinkel backfähig ist, da es kein Klebereiweiß enthält, dafür aber wertvolles Eisen.

Der Roggen stammt aus der Schwarzmeerregion. Bereits um 6600 v. Chr. sammelten dort die Menschen Wildroggenarten. Gezielt angebaut wird Roggen seit etwa 4000 v. Chr., jedoch blieb er lange Zeit eine eher unbedeutende Feldfrucht und breitete sich als „Unkraut“ nach Mitteleuropa aus. Erst ab ca. 500 n. Chr. nahm hier der Anbau zu und das Getreide wurde durch Zucht veredelt.

Buchweizen

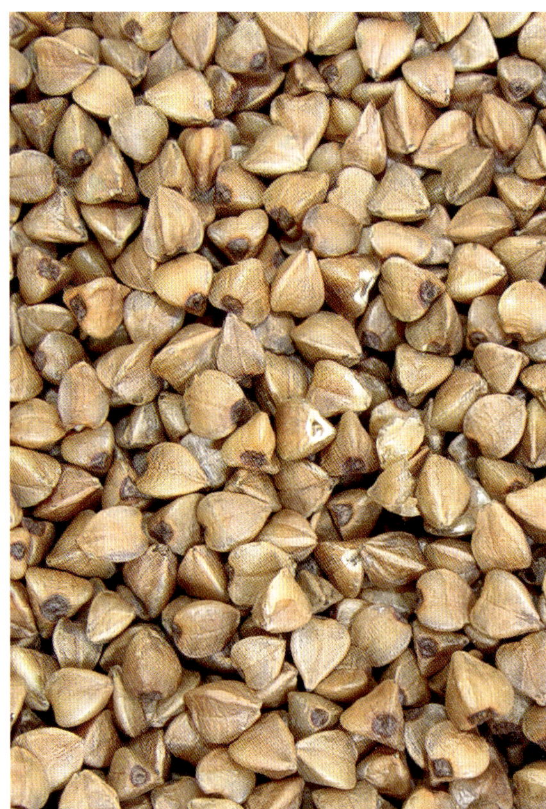

Buchweizen ist kein Getreide, sondern ein Knöterichgewächs *(siehe Bild rechte Seite)*. Er wird Buchweizen genannt, weil die Früchte aussehen wie kleine Bucheckern und verwendet werden können wie Weizen. In manchen Jahren säe ich im Gemüsegarten eine lange Reihe Buchweizen. Die grünen, unreifen Früchte und das Kraut enthalten Rutin, das eine gefäßabdichtende Wirkung hat. Ich ernte gern das Kraut, schneide es klein, trockne es zur Herstellung von Tee, der eine große Hilfe bei müden Beinen oder einer Venenentzündung ist. Im Reformhaus findet man Buchweizen ganz, geschrotet oder als Mehl. Ich kaufe ihn ganz, weil ich eine Getreidemühle besitze und ihn je nach Bedarf frisch mahle.

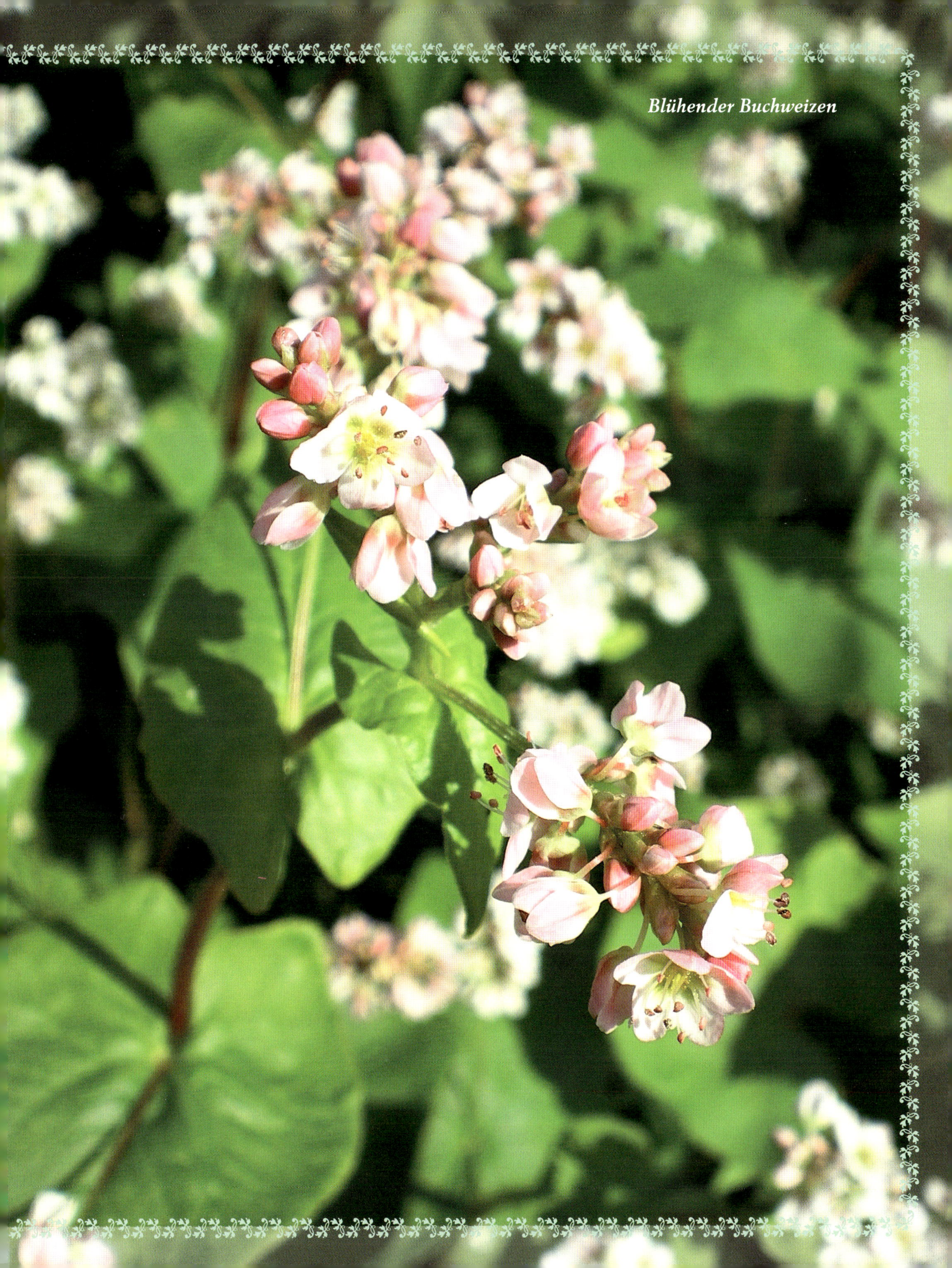

Blühender Buchweizen

Grünkern

Grünkern ist in Wirklichkeit auch Dinkel, der in unreifem Zustand geerntet wird. Anschließend wird er gedarrt, das heißt in einem speziellen Verfahren getrocknet, damit er haltbar ist. Die Körner haben einen grünlichen Schimmer, deshalb „Grünkern". Das Mehl findet Verwendung als Suppe, Grünkernschrot gemischt mit Dinkelmehl eignet sich sehr gut für Frikadellen. Die Mischung deshalb, weil Grünkern kein Klebereiweiß hat und deshalb nicht backfähig ist. Grünkern hat ein sehr feines Aroma, das jedem Essen den letzten Schliff gibt.

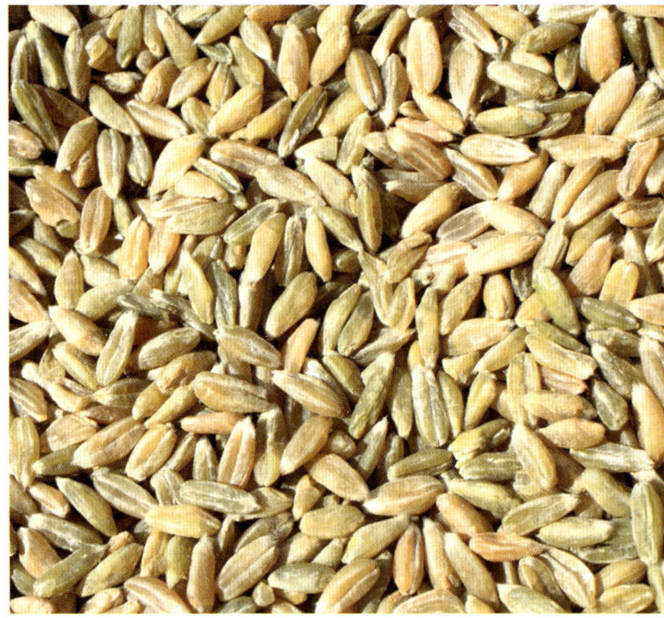

Hafer

Hafer ist ein Spelzgetreide wie der Dinkel. Es gibt entspelzte Haferkerne zu kaufen, aber auch Nackthafer, das ist eine spelzlose Züchtung. Ich bevorzuge entspelzte Haferkerne, weil mit dem Spelz auch die Umweltgifte entfernt werden. Hafer hat einen höheren Fettgehalt als alle anderen Getreidearten. Hafer ist leicht bekömmlich mit einem angenehmen Geschmack und ist deswegen bei Säuglingen und Kleinkindern, auch bei alten Menschen, beliebt. Hafer ist ein weiches Getreide und lässt sich leicht zu Flocken pressen. Gemahlen lassen sich feine Pfannkuchen damit backen. Geschrotet und fein gewürzt gehören Haferklöße zu meinen Lieblingsspeisen. Nicht zu vergessen das allseits beliebte Haferflockenmüsli mit guten Zutaten.

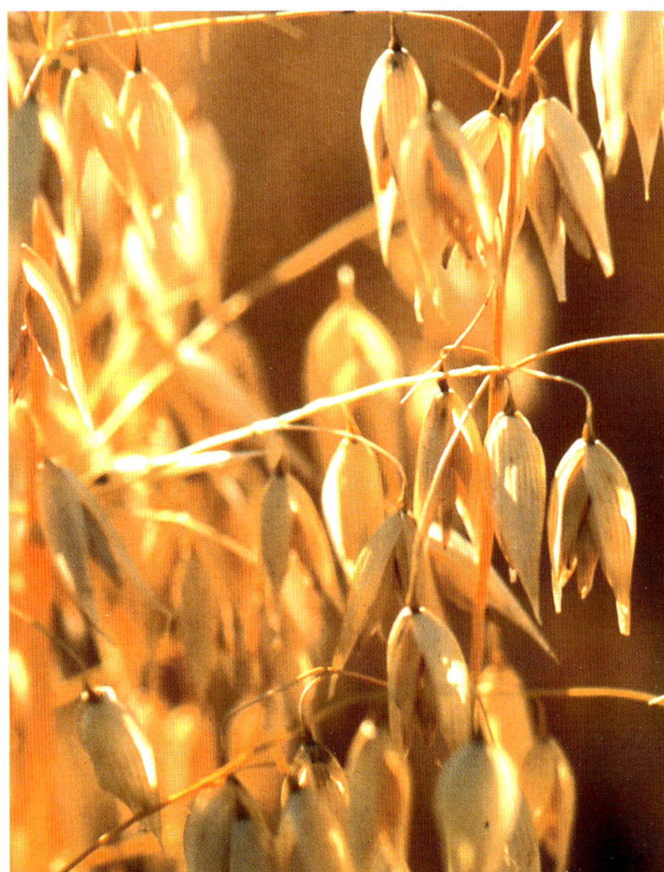

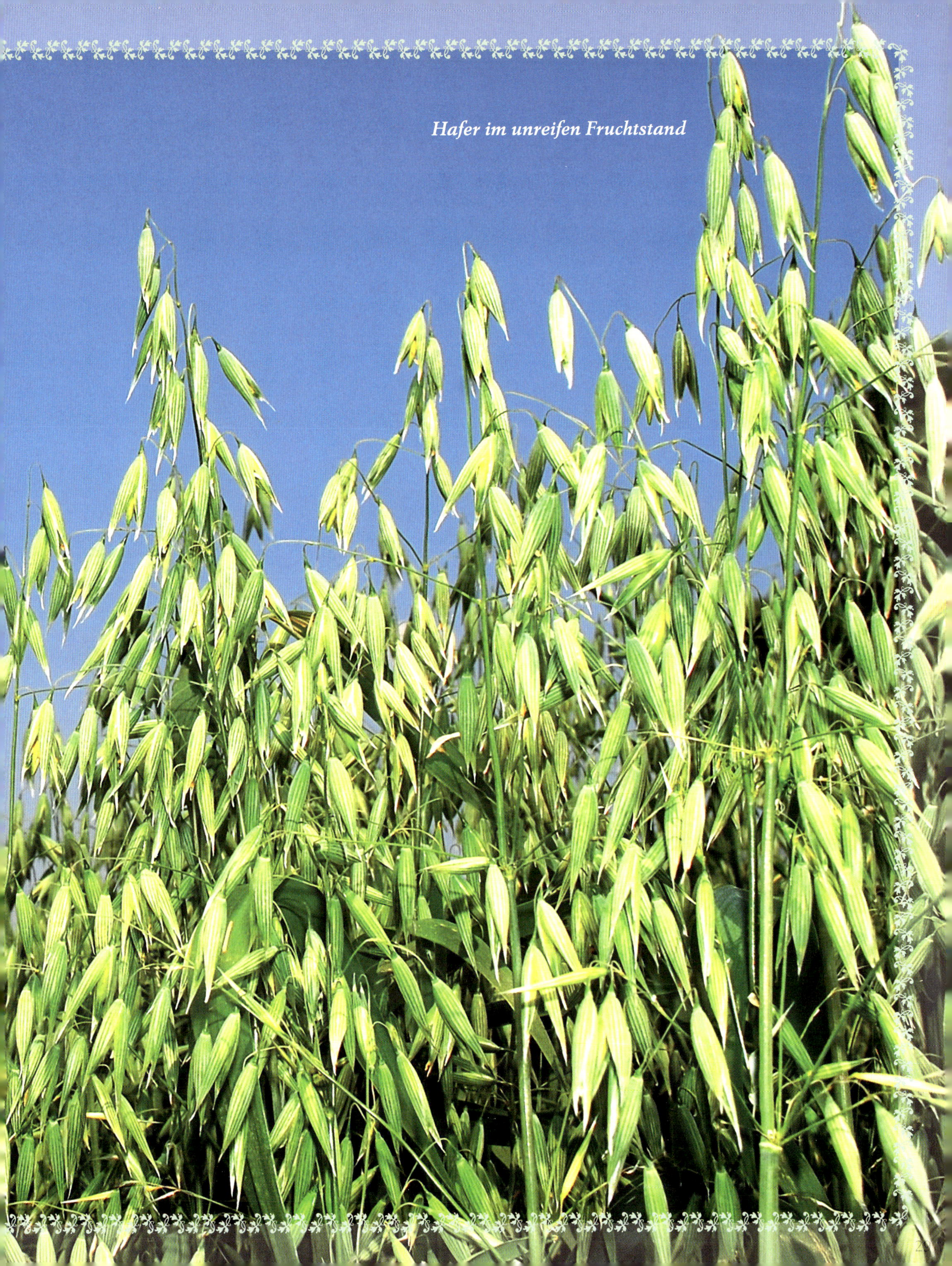

Hafer im unreifen Fruchtstand

Hirse

Die Schale der Hirse ist unverdaulich, deshalb gibt es Hirse nur geschält zu kaufen. Sie ist hauptsächlich wegen ihrer Kieselsäure sehr mineralstoffreich, die wichtig für Haut und Haare und Fingernägel ist. Die Hirse gehört zu den wenigen Pflanzen, die Vitamin B12 beinhalten, das meist nur in Tierischem enthalten ist. Für Vegetarier ist das wichtig zu wissen. Vitamin B12 ist wichtig für unseren Knochenbau und sorgt dafür, dass er stabil bleibt.

Wichtig: Hirse vor der Zubereitung heiß abspülen.

Außer der normalen Hirse gibt es noch die braune Wildhirse. Die einzelnen Körnchen sind so klein, sie lassen sich nicht schälen, deshalb wird die Wildhirse nur gemahlen angeboten und ist somit noch viel wertvoller als die normale Hirse. Wild-hirsemehl ist gut im Müsli zu verwenden, oder auch einfach in einen Joghurt zu mischen (5 bis 6 Teelöffel am Tag).

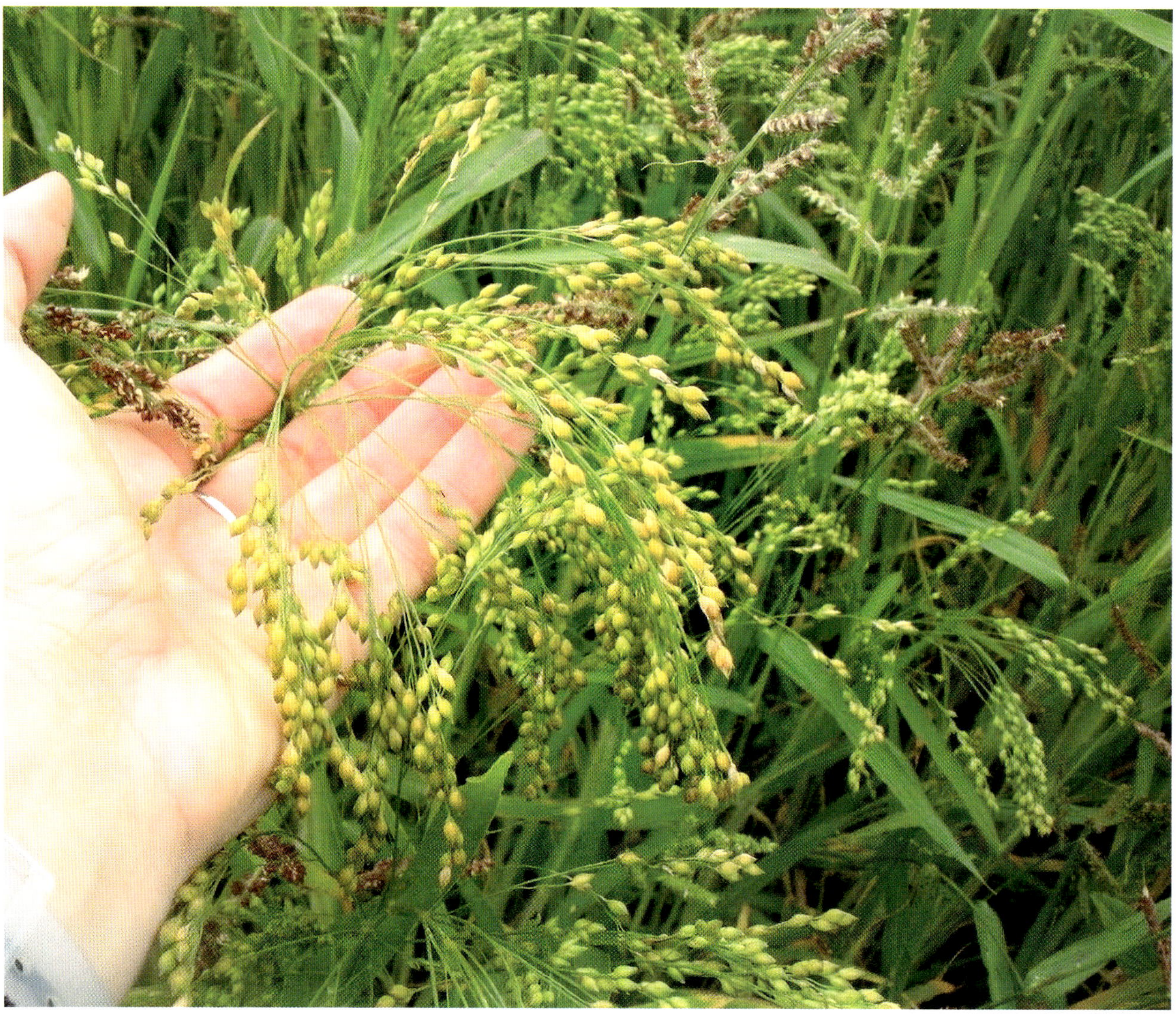

Salate und Gemüse in der Vollwertküche

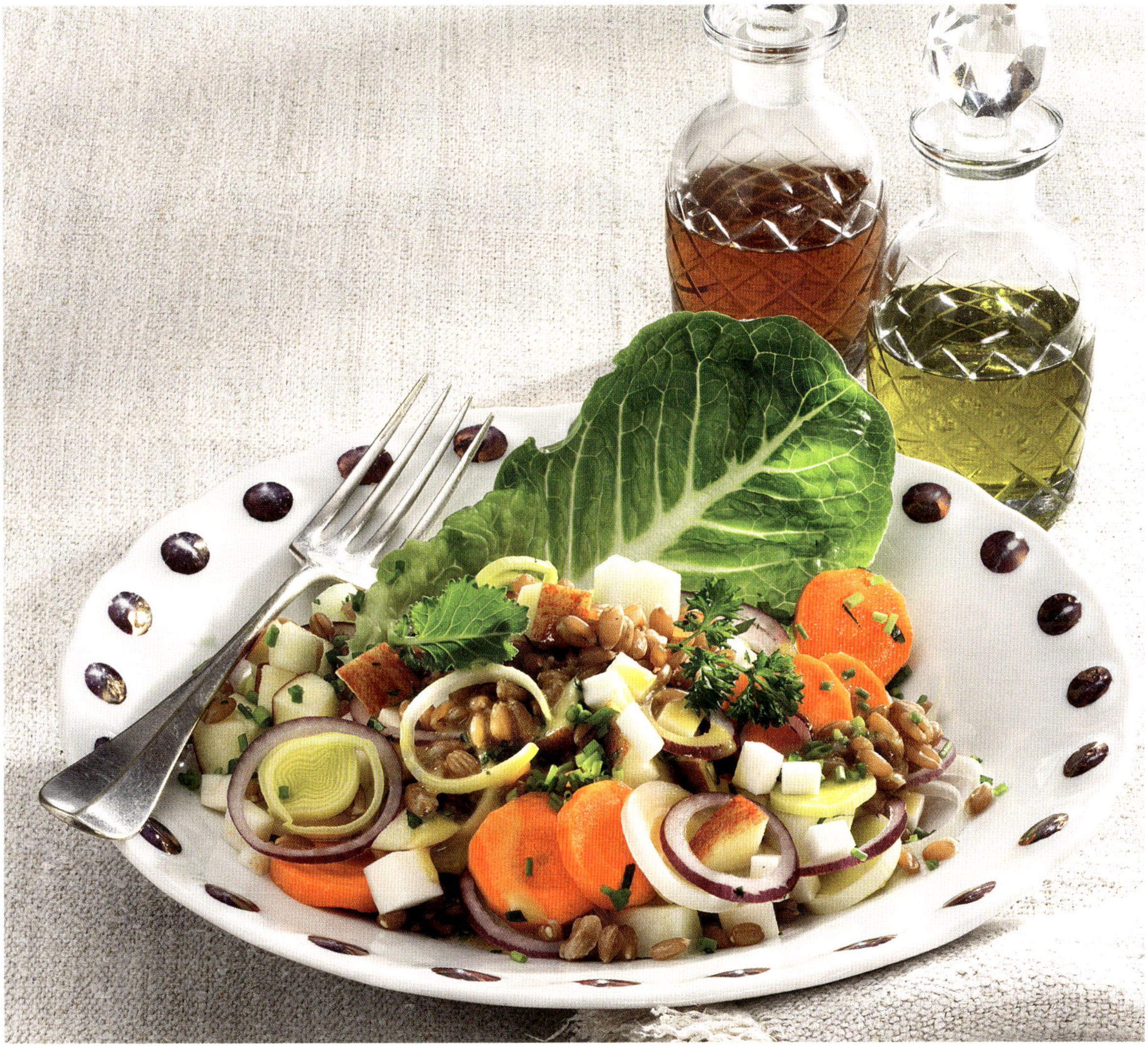

Mein gesunder Dinkelsalat

Salate nehmen in der Vollwertküche den größten Raum ein. Wir sollten täglich eine große Portion Rohkost verzehren, und zwar immer vor der warmen Mahlzeit, weil die Bitterstoffe der rohen Salatblätter und Kräuter die Verdauung anregen.

Nach Möglichkeit sollte ein Salat immer aus vier verschiedenen Pflanzen bestehen, nämlich aus zwei unterirdisch und zwei oberirdisch gewachsenen wie z. B. einer Möhre, einer Rote Bete, Kopfsalat und Kräutern. So ist die Aufnahme aller acht essenziellen Aminosäuren weitestgehend sichergestellt. Unser Körper kann sie nicht selbst produzieren und sie müssen mit der Nahrung aufgenommen werden, denn sie sind lebenswichtig für uns.

In der Sojabohne sind alle acht Aminosäuren vereint. Aus diesem Grund spielt die Sojabohne in meinem Ernährungsplan eine wichtige Rolle, hauptsächlich im Winter. Ich habe eine Keimbox für die Winterzeit; wenn im Garten nicht viel zu ernten ist, ist sie immer mit verschiedenen Samen, hauptsächlich dem der grünen Mungobohne, bestückt.

Verwendet man die weiße Sojabohne zum Keimen, muss sie vor dem Verzehr zehn Minuten abgekocht werden, denn sie enthält genau wie die Gartenbohne giftiges Phasin. Die grüne Mungobohne jedoch kann man wie alles andere aus der Keimbox roh verzehren. Auch alle Getreidearten eignen sich zum Keimen von frischen Sprossen in der Keimbox. Die Sprossen enthalten viele Vitamine und Spurenelemente.

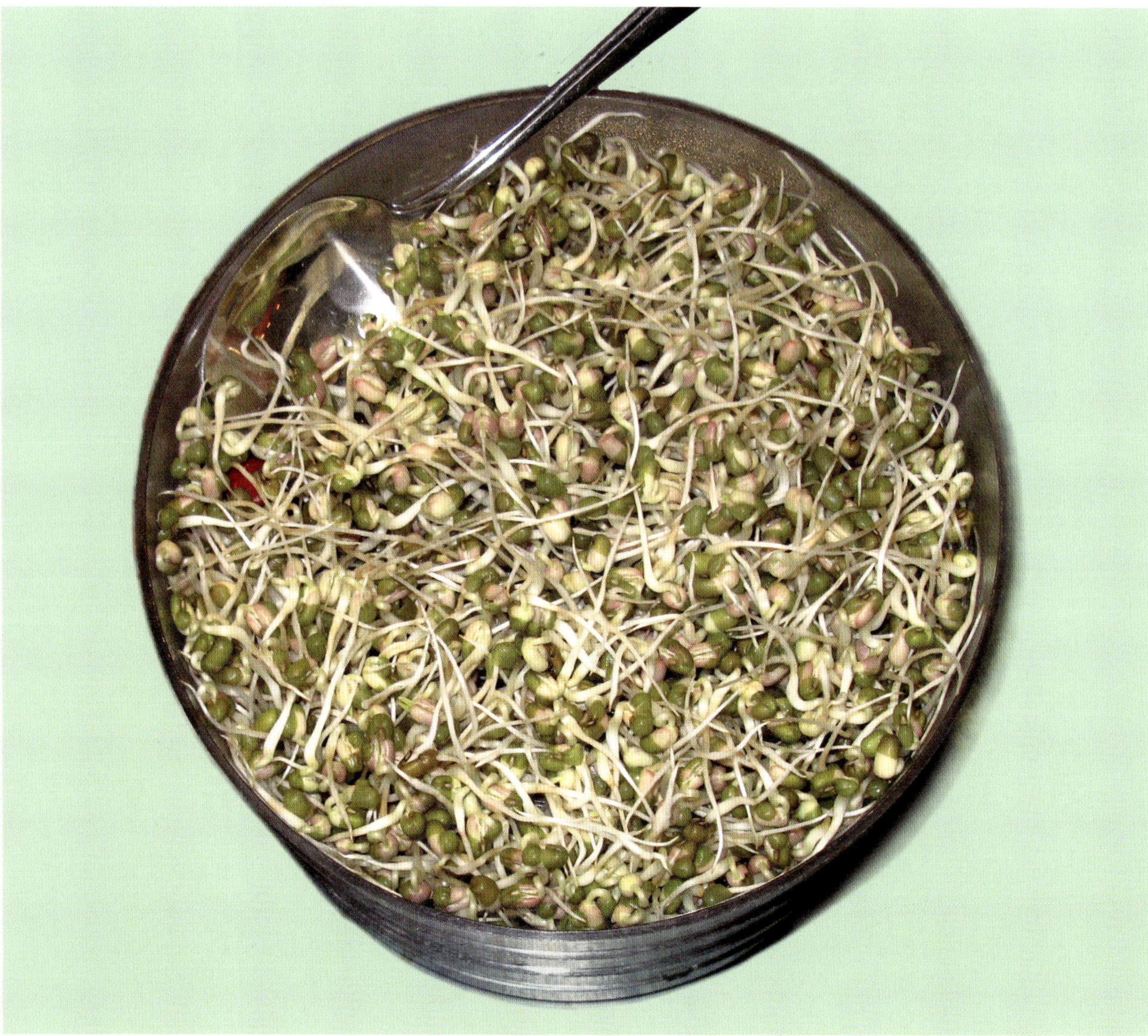

Sprossen von Mungobohnen in der Keimbox. Mungobohnen werden oft mit Sojabohnen verwechselt.

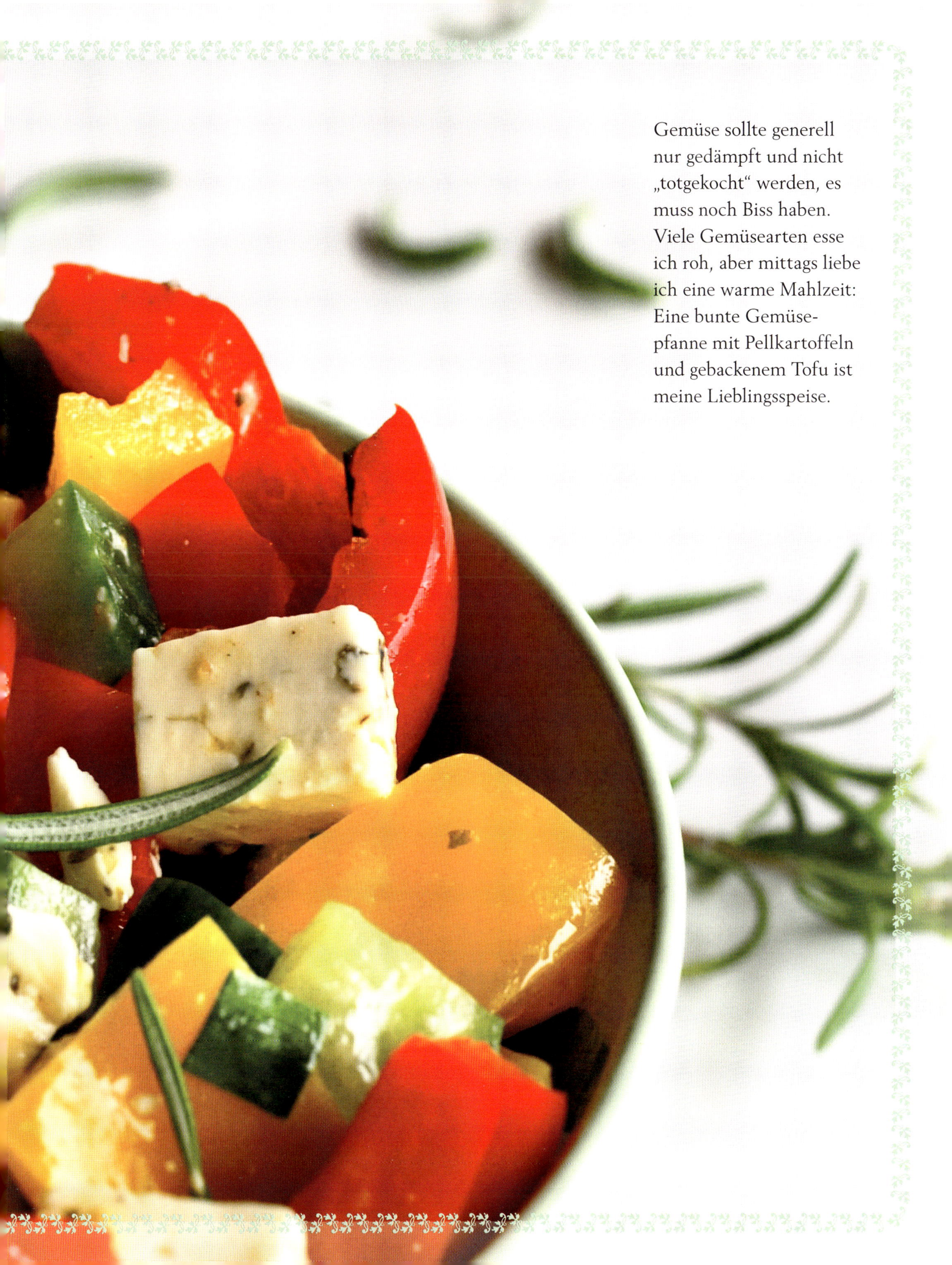

Gemüse sollte generell nur gedämpft und nicht „totgekocht“ werden, es muss noch Biss haben. Viele Gemüsearten esse ich roh, aber mittags liebe ich eine warme Mahlzeit: Eine bunte Gemüsepfanne mit Pellkartoffeln und gebackenem Tofu ist meine Lieblingsspeise.

Heilbäume in meinem Garten

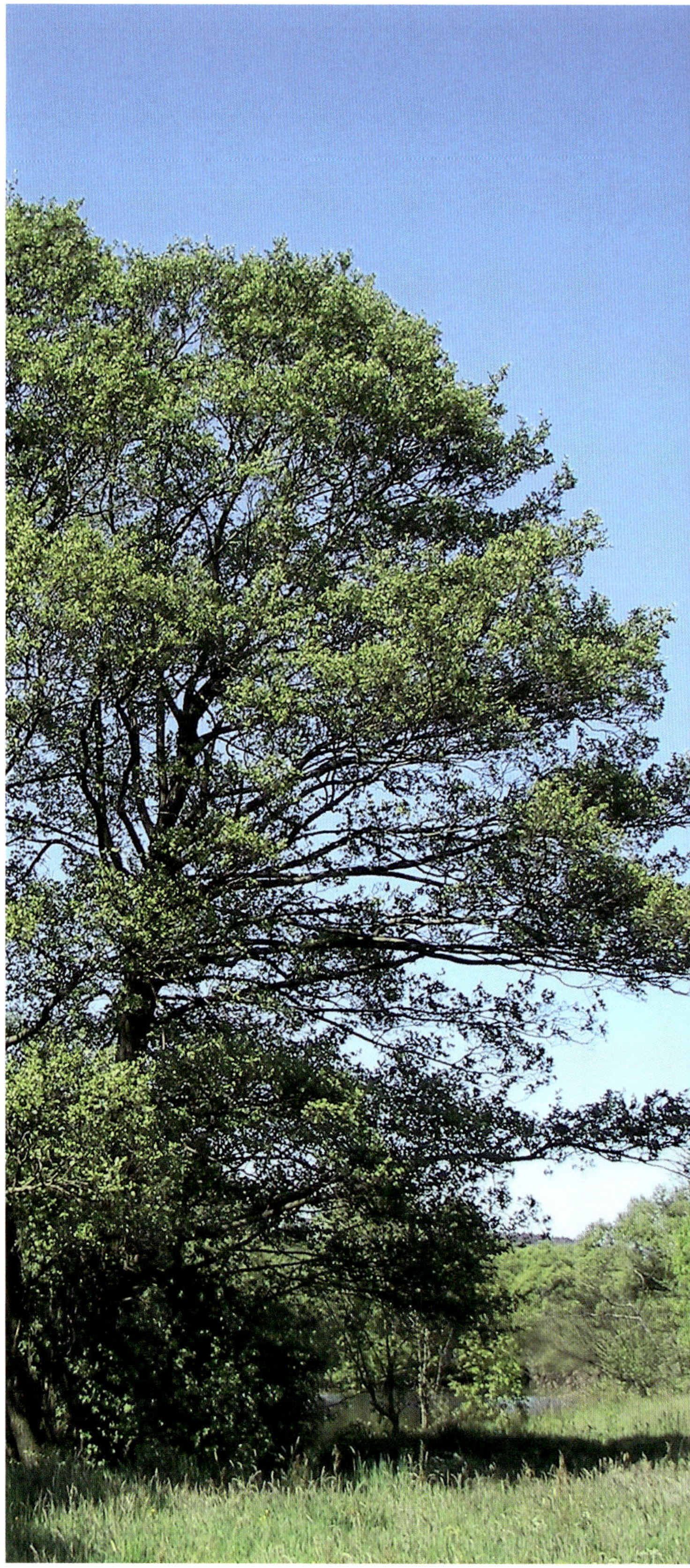

Viele der Bäume habe ich selbst als Winzlinge, die ich irgendwo bei einem Spaziergang gefunden habe, in meinem Garten angepflanzt. So die Grauerle, einige Birken, Vogelbeerbäume, Haselbüsche, Schwarzdorn, Weißdorn, Holunder, Vogelkirsche und wilde Rosen. Auch Eichen, Buchen, Salweiden, zwei Rosskastanien, ein Quittenbaum, eine Edelkastanie und ein Speierling umsäumen meinen Garten von Westen, Norden und Osten. Von Süden her darf und muss die Sonne scheinen. Seit ein paar Jahren habe ich sogar die wilde Apfelbeere; ich habe es erst herausgefunden, als die Büsche blühten und im Sommer Früchte trugen. Die Samen hatten wohl die Vögel verloren.

Schon in der Bibel heißt es:
„Sehet da, ich habe euch gegeben allerlei Kraut, das sich besamet auf der ganzen Erde und allerlei fruchtbare Bäume, die sich besamen zu eurer Speise."

(1. Mose, 1. Kap., Vers 29)

Auch die Druiden der Kelten wussten schon um die Heilkraft der Pflanzen und Bäume und verehrten sie sehr.

Viele Bäume geben uns neben ihren Früchten wie Obst, Beeren, Samen und Nüssen auch heilkräftige Substanzen aus Blättern, Blüten und Rinde.

Die Mistel

Außerhalb meines Gartens stehen verschiedene Apfelbäume. Darunter befindet sich auch ein alter Bohnapfelbaum. Dies ist eine typische Westerwälder Apfelsorte die aus dem Neuwieder Becken stammt und auch Großer Rheinischer Bohnapfel genannt wird. Dieser Apfelbaum ist übersät von Mistelbüschen und sieht zur Winterzeit wunderschön aus. Die Vögel, hauptsächlich die Misteldrosseln, holen sich die weißen Beeren. Einen großen Mistelzweig lasse ich mir vor Weihnachten abschneiden und hänge ihn dann, mit einer roten Schleife geschmückt, vor der Haustür auf.

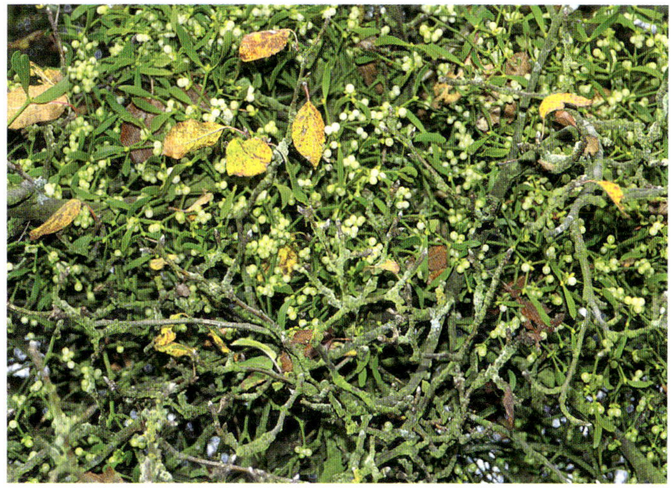

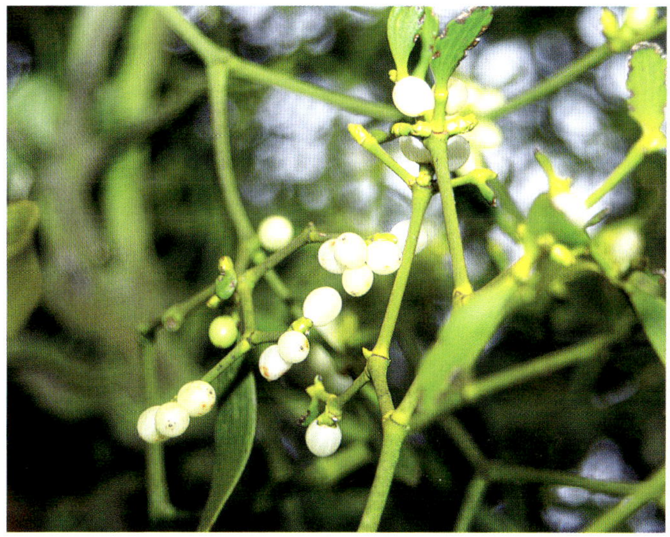

Die Mistel gehört zwar zu den Heilpflanzen, aber ich habe sie noch nie genutzt, sie ist mir zu ***giftig.*** In der Homöopathie wird sie aber genutzt, auch in der Naturheilkunde, und zwar begleitend in der Krebstherapie, bei hohem Blutdruck, Herz-Kreislauf-Krankheiten und rheumatischen Erkrankungen.

Bei den Kelten genoss die Mistel allerhöchste Wertschätzung. Keltische Priester, die Druiden, holten die Misteln mit goldenen Sicheln von den Bäumen und legten weiße Tücher aus, damit sie den Boden nicht berührten. Die Mistel galt ihnen als Himmelsgabe und sie gaben ihr den Namen „Allesheilende“.

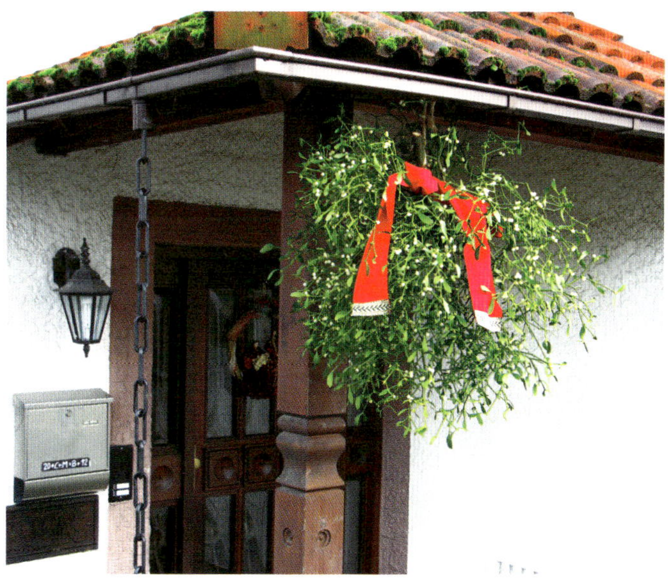

Feng-Shui im Kräutergarten

Vor Jahren habe ich mir ein Lieblingseckchen im Garten geschaffen, dort ruhe ich mich von anstrengenden Gartenarbeiten aus. Gern trinke ich dort eine Tasse Tee und lausche dem Vogelgezwitscher und dem Summen der Bienen. Feng-Shui ist die uralte chinesische Denkschule, die uns helfen kann, mit unserer Umwelt in Harmonie zu leben. Natürlich hätte ich gern meinen gesamten Garten nach diesen Prinzipien umgestaltet, fühlte mich damit aber überfordert. Wenn es nun auch nur eine Feng-Shui-Sitzecke geworden ist, bin ich doch glücklich und zufrieden, denn dort finde ich immer wieder Kraft und Mut, wenn einmal etwas nicht gleich nach meinem Sinn verläuft.

In China wird ja kein Haus gebaut, ohne auf Feng-Shui zu achten. Das Haus „schaut" immer nach Süden. Im Norden befindet sich ein kleiner Berg oder zumindest wird eine kleine Erhöhung geschaffen. Diesen Berg nennen die Chinesen die „Schildkröte": Sie beschützt das Haus von Norden

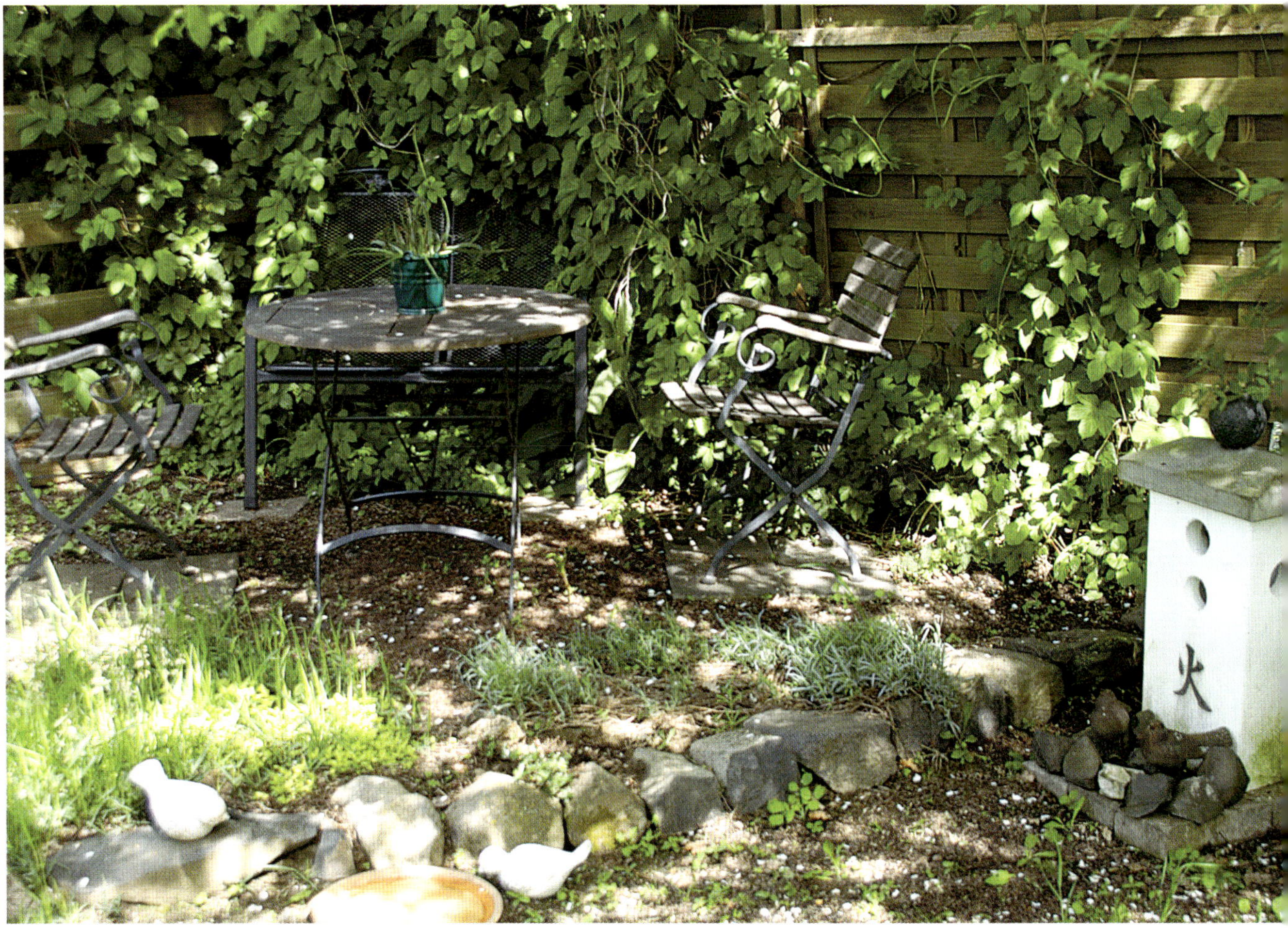

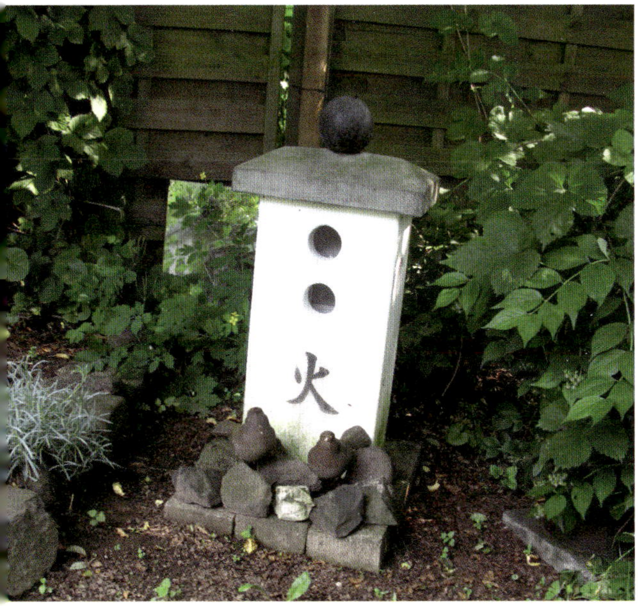

her. Meine Feng-Shui-Ecke hat im Norden eine mit Hopfen bewachsene Bretterwand, die ich meine „Schildkröte" nenne und die meinen Sitzplatz von Norden her beschützt. Von Westen her beschützt der „weiße Tiger". Den hatte ich ja nun nicht, deshalb habe ich dort einen dicken weißen Kieselstein hingelegt, der den „weißen Tiger" symbolisiert und meine Ecke von Westen her beschützt. Hinter dem weißen Stein wächst meine Gojibeerenhecke. Bäume und Büsche symbolisieren den Drachen und beschützen meine Ecke von Osten her. Im Süden liegt der „Phönix"; dort sollte alles geschützt, aber niedrig gehalten sein, um einen Ausblick zu haben. Ich habe dazu in einer Rundung dicke Bruchsteine setzen lassen und dahinter Steingartengewächse wie Mariengras, Silbermäntelchen, anatolische Nelke, Goldmajoran und Mimulus gepflanzt. Diese Pflanzensammlung bildet bei mir nun einen „Phönix", der meinen Sitzplatz von Süden her beschützt.

Die Sitzgruppe besteht aus Metall und Holz. Eine kleine Pagode – ein chinesisches Tempelchen – fehlt auch nicht. Im Vordergrund, vor den Steinen, steht eine Vogeltränke, in der zwei weiße Tauben aus Stein ihren Durst stillen, und tatsächlich baden Amseln in der Vogeltränke. Ganz in der Nähe des Sitzplatzes steht meine schönste Jiaogulanpflanze, die ursprünglich aus China stammt, unter einem Apfelbaum mit Glockenspiel; im Wind erklingen leise Töne. Die Feng-Shui-Ecke ist aus meinem Garten nicht mehr wegzudenken.

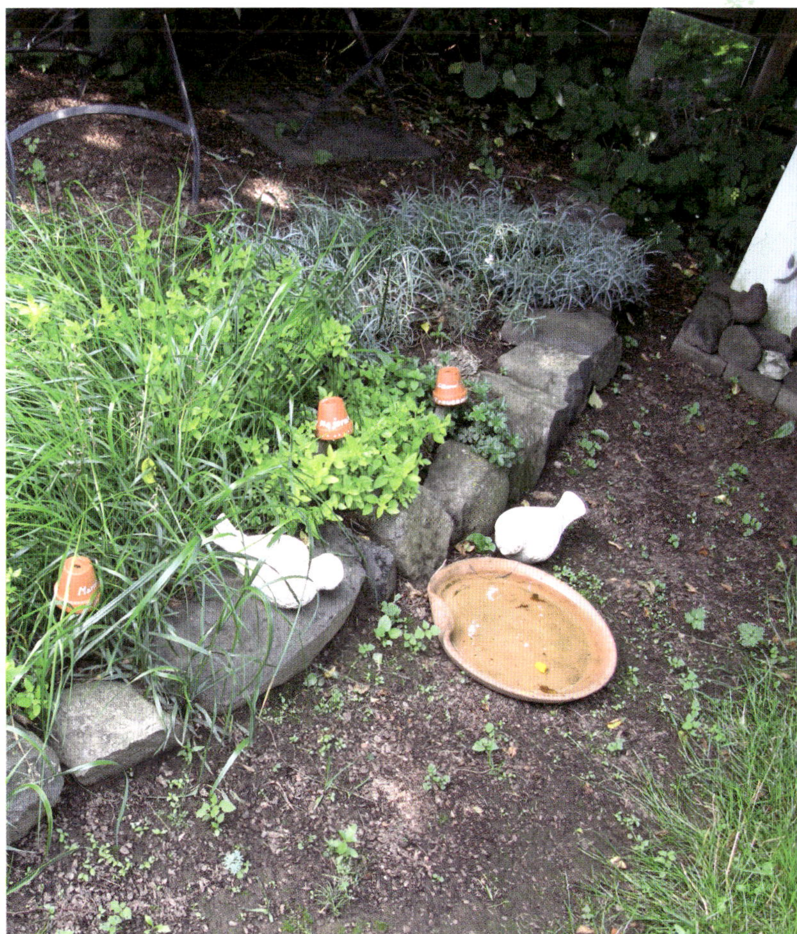

Duftkräutersäckchen

Meine bunten Duftkräutersäckchen sind allseits sehr beliebt. In der Adventszeit, wenn die Gartenarbeit ein Ende hat, setze ich mich gern an meine Nähmaschine und nähe Duftsäckchen. Bunte Stoffreste, Spitzen und Borten habe ich immer in einer großen Kiste vorrätig. Alle duftenden Teekräuter, die ich für meinen Teevorrat nicht mehr benötige, sammle ich in einem großen Brottopf. Mit den Händen zerreibe ich sie noch etwas und mische gut. Mit dieser Kräutermischung befülle ich dann die Säckchen und binde oder nähe sie zu. In meinen großen Kräuterkorb lege ich ein feines Spitzentuch und drapiere die Duftsäckchen darauf. An Weihnachten stelle ich den Korb unter den Weihnachtsbaum und meine Enkelkinder dürfen dann wühlen und sich nehmen, was ihnen gefällt. Befüllen kann man die Duftkissen mit allen duftenden Kräutern, Blüten und Blättern, die einem lieb und wert sind. Diese müssen aber natürlich vorher gut getrocknet werden.

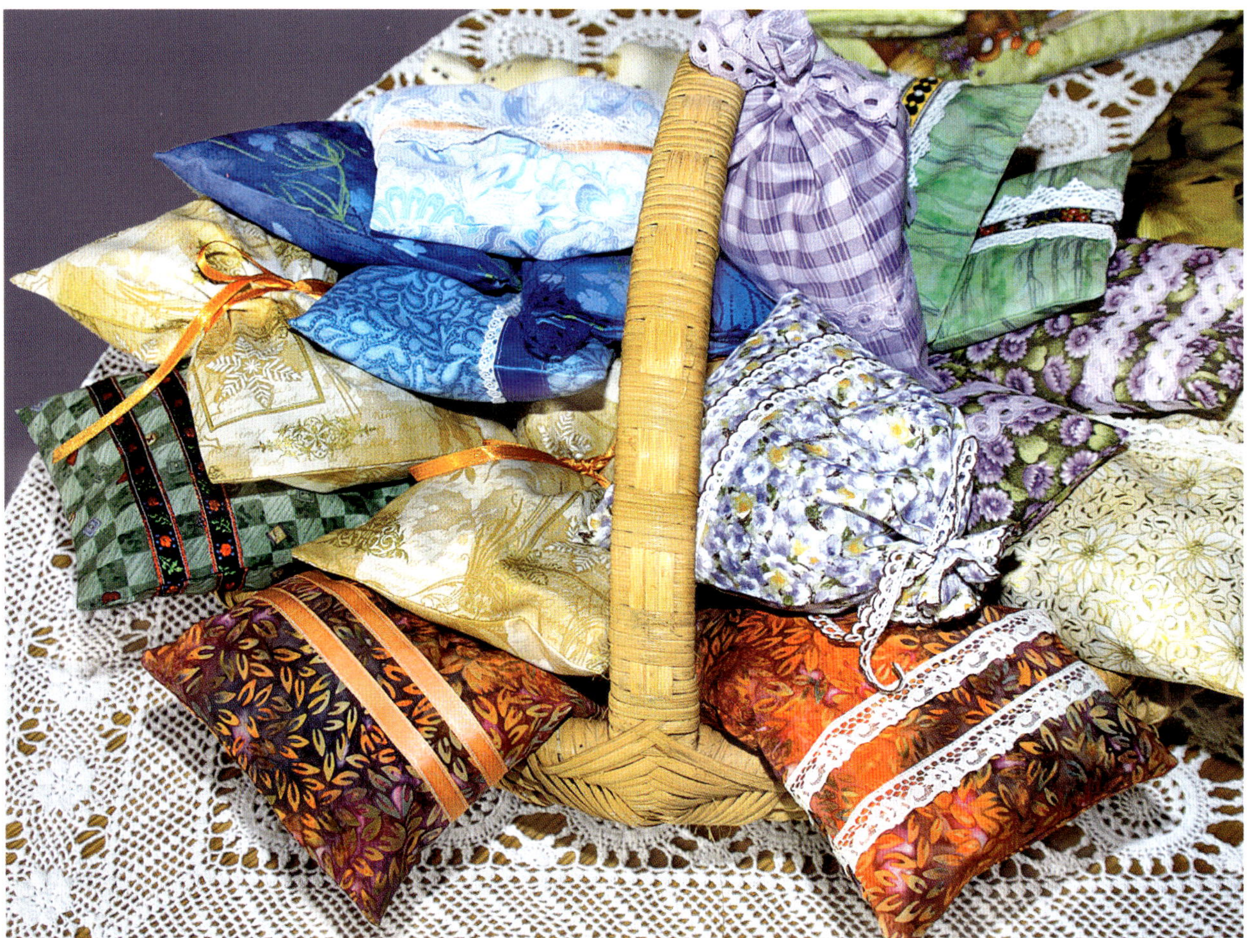

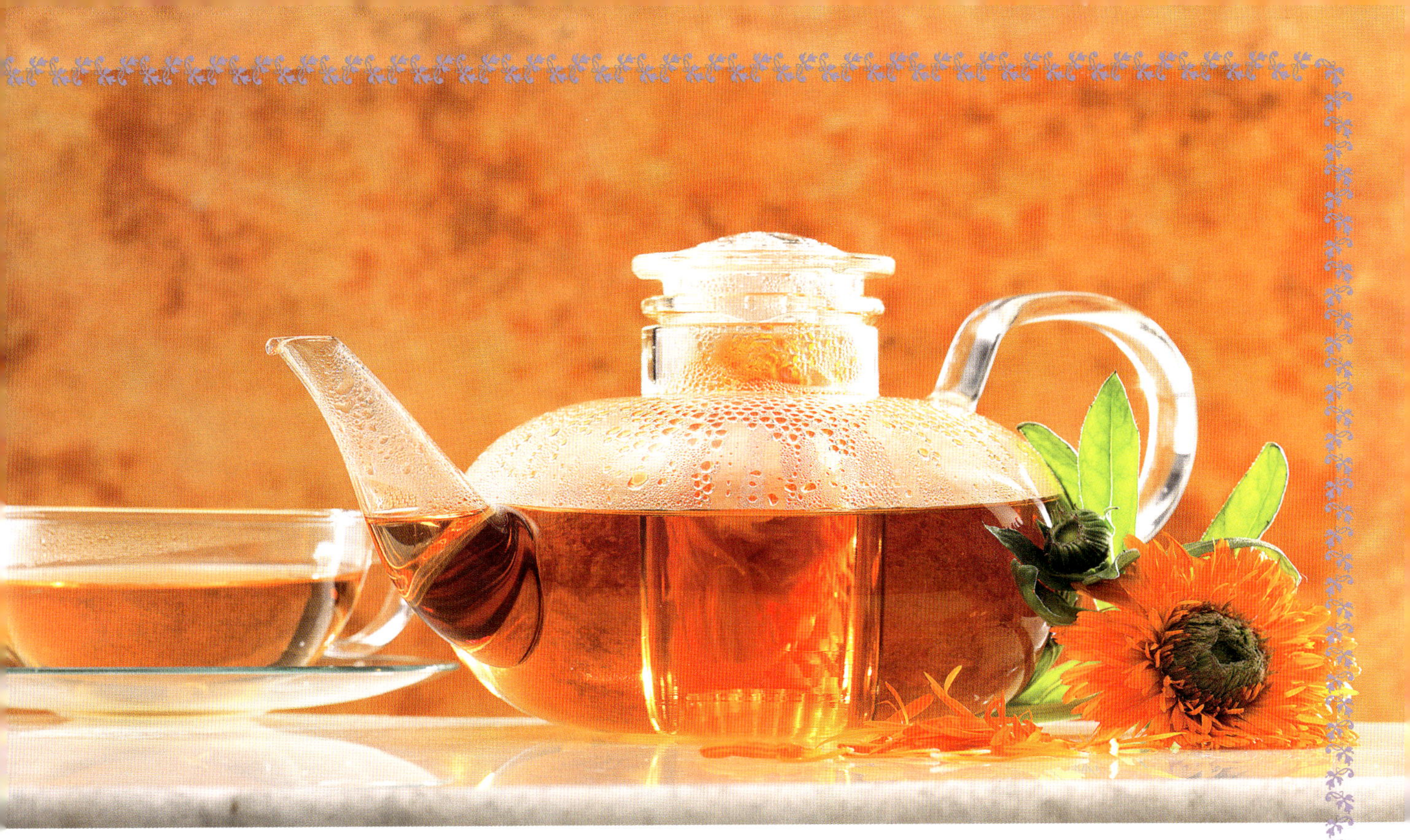

Heilkräuter und der hundertjährige Kalender

Nach dem hundertjährigen Kalender wird den Jahren je einer der sieben klassischen Planeten zugeteilt. Das Jahr 2012 ist das Jahr des Merkur. Das Planetenjahr beginnt jeweils am 21. März und endet am 20. März des nächsten Jahres.
Den Planeten werden Kräuter zugeordnet und diese wiederum den Wochentagen.

Ich habe jeweils nur zwei Heilpflanzen beispielhaft genannt, die ihre Wirkung, als Tee genossen, an diesen Tagen besonders gut entfalten sollen, es gibt aber noch viele andere mehr.

Sonntag – Tag der Sonne:
Ringelblumen- und Kamillentee

Montag – Tag des Mondes:
Klettenlabkraut- und Vogelmieretee

Dienstag – Marstag:
Weißdorn- und Brennnesseltee

Mittwoch – Merkurtag:
Baldrian- und Fencheltee

Donnerstag – Jupitertag:
Löwenzahn- und Salbeitee

Freitag – Venustag:
Beifuß- und Frauenmanteltee

Samstag – Saturntag:
Holunder- und Königskerzentee

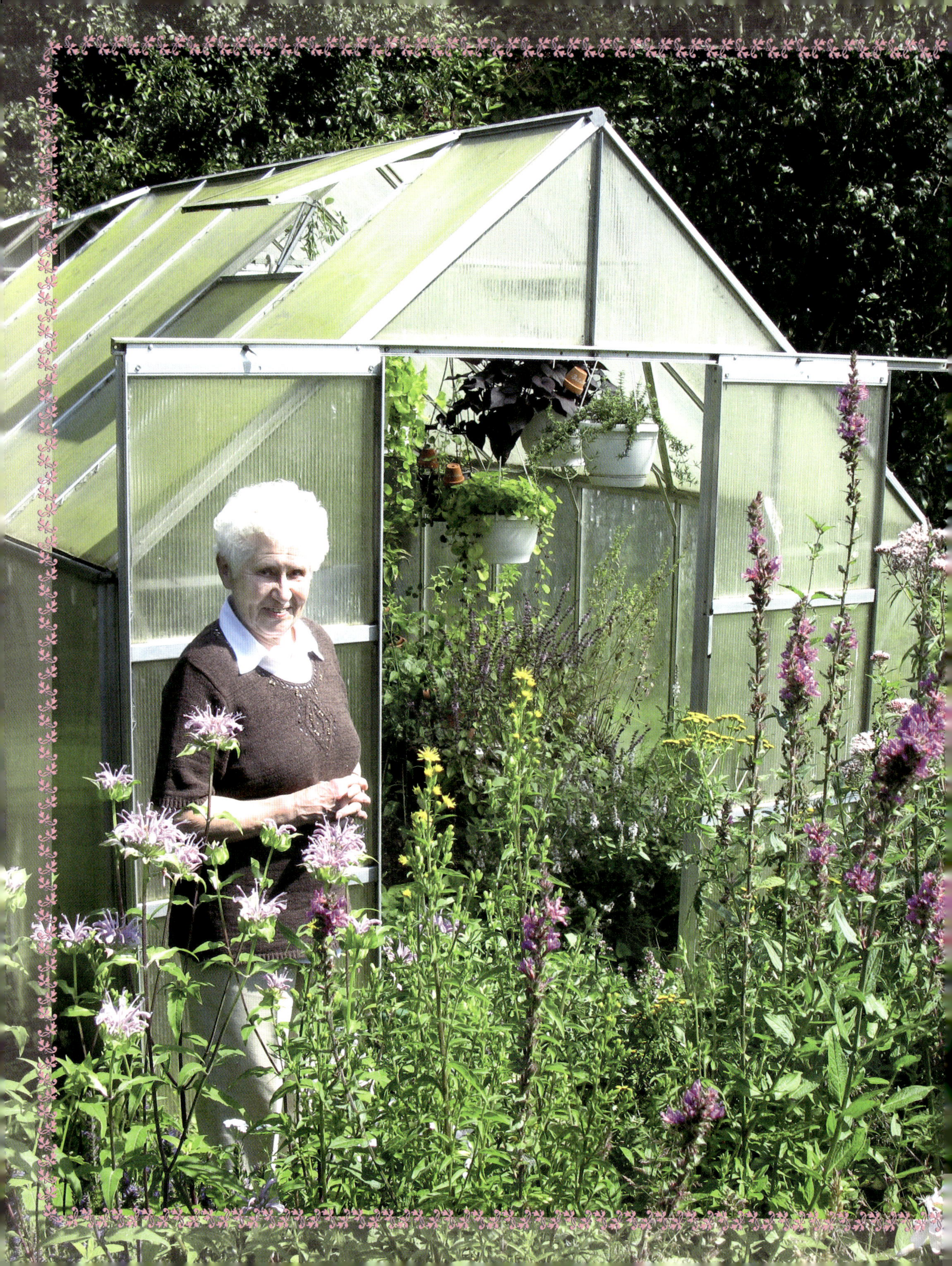

Meine besten Heilpflanzen und Kräuter

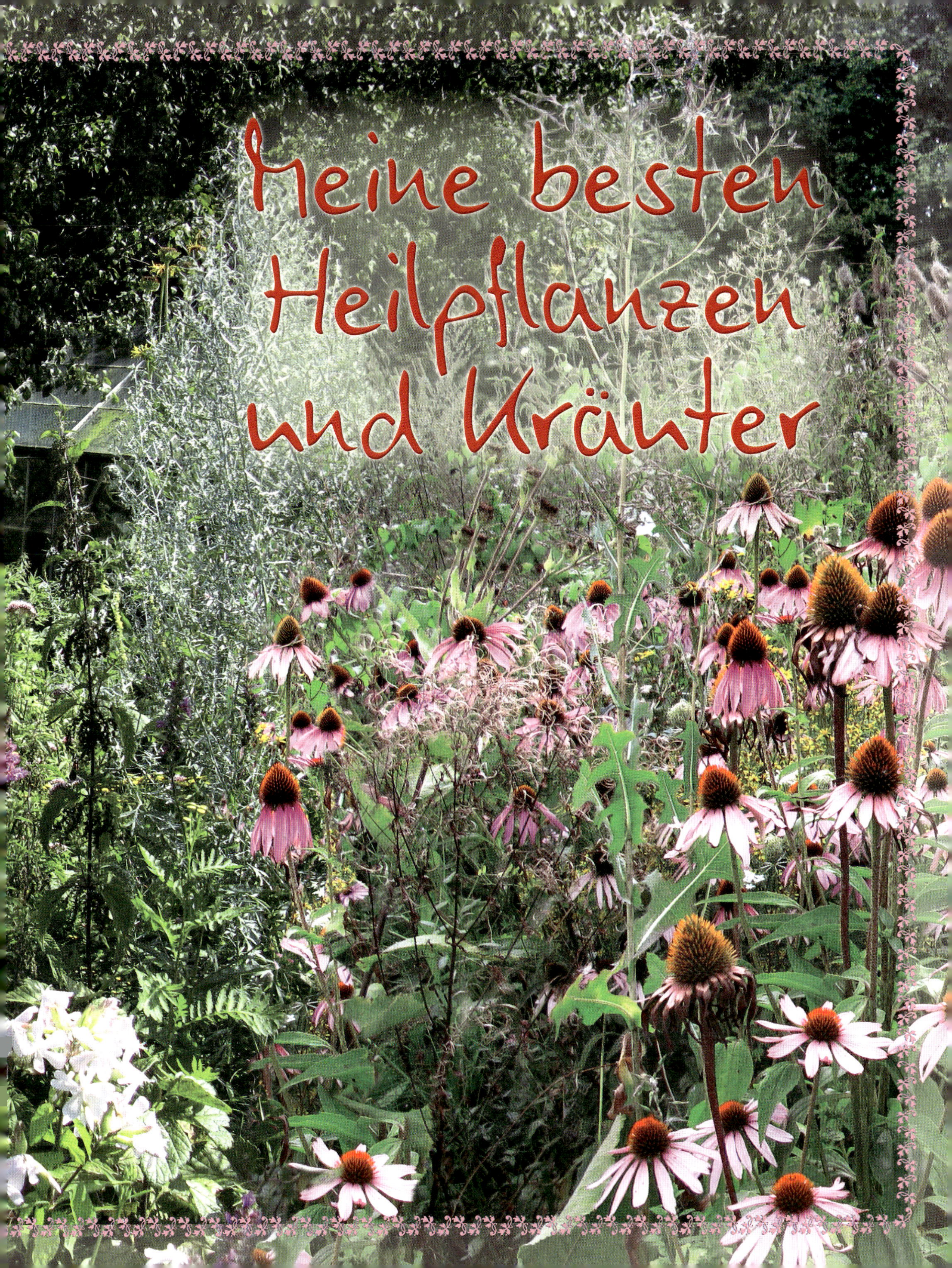

Ackerschachtelhalm *Equisetum arvense*

Im Volksmund auch Zinnkraut, Katzenschwanz, Scheuergras

Der Ackerschachtelhalm soll zu Zeiten der Dinosaurier groß wie ein Baum gewesen sein. Heute ist er nur noch eine kleine Pflanze, die, wo sie sich angesiedelt hat, schwer wieder zu entfernen ist. Sie hat metertiefe Wurzeln, die immer wieder austreiben. Wer Ackerschachtelhalm ernten will, muss einiges beachten: Es gibt Schachtelhalmarten, die ***giftig*** sind. Wo der „gute" Ackerschachtelhalm im Sommer wachsen wird, erscheinen im Frühjahr kleine braune wässrige Stiele mit elliptischen schuppigen Sporenträgern. Nach einer gewissen Zeit fallen die Stiele in sich zusammen und vergehen, erst dann wächst die grüne Pflanze. Und nur, wo im Frühjahr die wässrigen Stiele mit Sporenträgern zu sehen waren, darf man Schachtelhalm ernten. So kann man sicher sein, den echten Ackerschachtelhalm vor sich zu haben. Ackerschachtelhalm sollte bis spätestens Ende Mai geerntet werden, später enthalten die Pflanzen keine Heilstoffe mehr. Zum Trocknen locker auf Papier nebeneinanderlegen und einmal wenden, damit er nicht braun wird, denn auch dann wäre er ***giftig***. Solange er schön grün bleibt, liefert er einen guten, heilkräftigen Tee. Die getrockneten Blätter grob zerschneiden und in Schraubgläsern aufbewahren.

Ackerschachtelhalmtee muss kochen. Am Abend wird ein gehäufter Esslöffel Blätter kalt angesetzt, sodass der Ackerschachtelhalm gut mit Wasser bedeckt ist. Dann über Nacht zugedeckt stehen lassen. Aufkochen und zehn Minuten leise köcheln lassen. Danach absieben und der Tee ist trinkfertig. Er ist hilfreich gegen Bindegewebsschwäche, Rheuma und Gicht, Blasenschwäche und Zahnfleischbluten.

Im Garten ist der Tee von Ackerschachtelhalm gegen Pilzkrankheiten, wie zum Beispiel Mehltau oder Rosenrost, nützlich. Man sprüht den Tee auf die Erde um die Pflanzen herum, nicht auf die Pflanzen. Die im Tee enthaltene Kieselsäure zieht den Pilz ins Erdreich zurück.

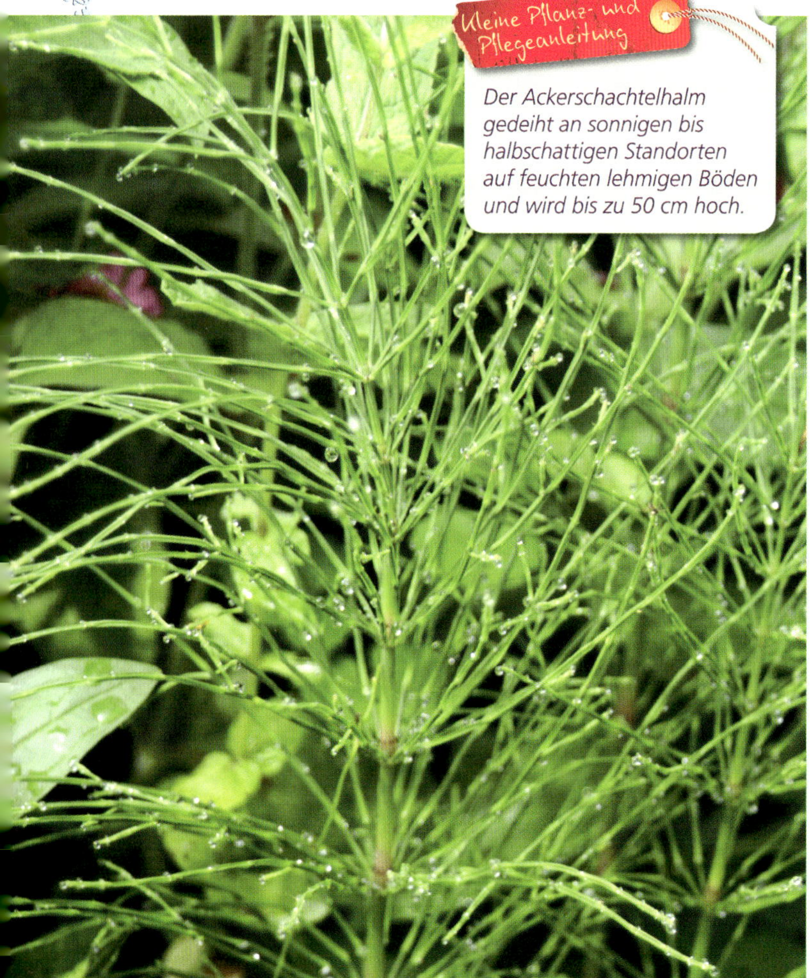

Kleine Pflanz- und Pflegeanleitung

Der Ackerschachtelhalm gedeiht an sonnigen bis halbschattigen Standorten auf feuchten lehmigen Böden und wird bis zu 50 cm hoch.

Akelei, gewöhnliche *Aquilegia vulgaris*

Kleine Pflanz- und Pflegeanleitung

Die Akelei mag die absonnigen oder schattigen Gartenbereiche. Der Standort sollte normal feucht sein. Sie wird bis zu 60 cm hoch, ist frosthart und mehrjährig.

Zur Zeit der Akeleiblüte ist mein Garten wunderschön anzusehen. Die Büsche blühen in allen Farben um die Wette. Betrachtet man eine Blüte von oben, könnte man meinen, es säßen fünf Täubchen im Kreise nebeneinander. Von unten betrachtet erinnert die Blüte an eine Krone. Tatsächlich wurden früher Akeleiblüten als Vorbild für Königskronen genommen. Zwar heißt es, die Wildform der Akelei blühe violett, aber bei uns im Wald habe ich auch schon einmal zartrosa blühende Akeleien gefunden – welchen Weg hat da wohl ein Samenkorn genommen?

In der Hildegardis-Heilkunde gehört die Akelei zu den Heilpflanzen, dort wird sie auch heute noch empfohlen und genutzt. In der Naturheilkunde ist sie nicht mehr gebräuchlich, denn sie ist ***leicht giftig.*** Aber in der Apotheke ist eine homöopathische Urtinktur erhältlich, ebenso ein Akeleiblätter-Pulver.

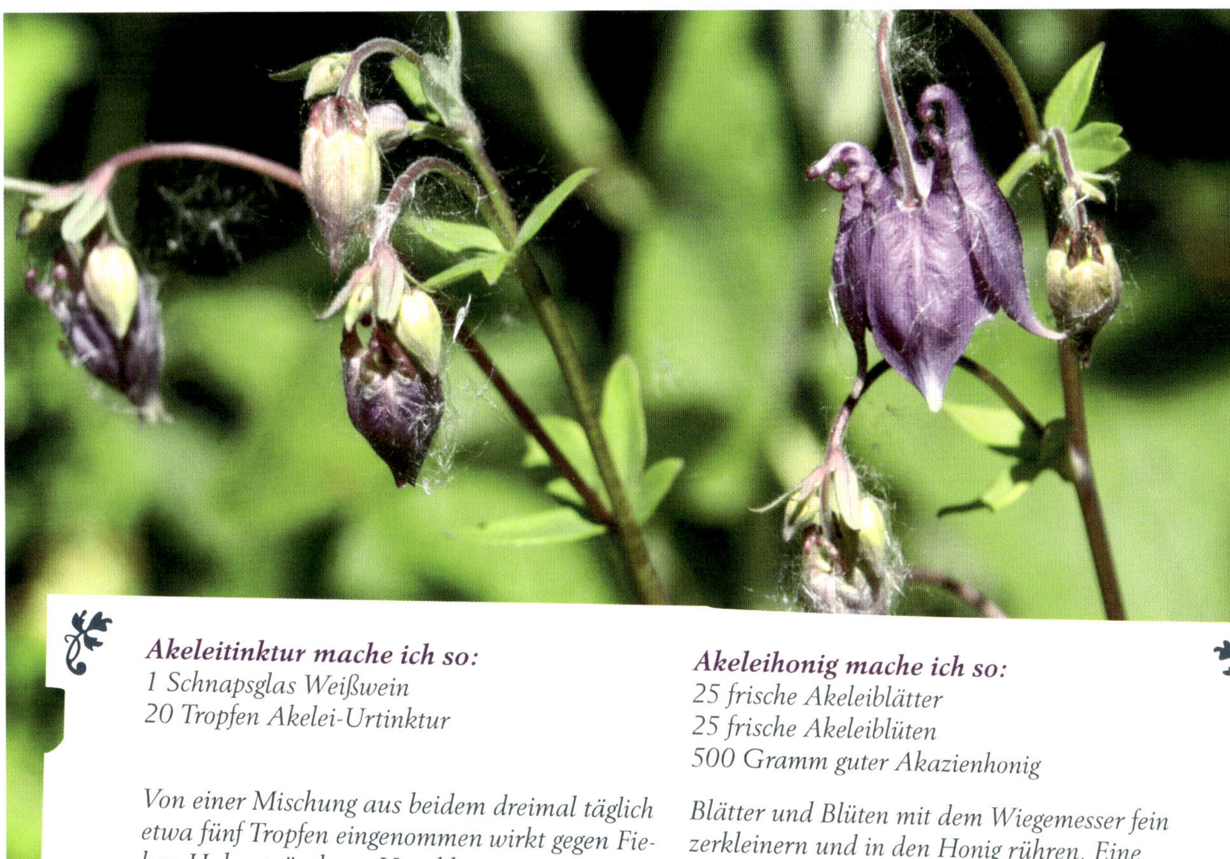

Akeleitinktur mache ich so:

1 Schnapsglas Weißwein
20 Tropfen Akelei-Urtinktur

Von einer Mischung aus beidem dreimal täglich etwa fünf Tropfen eingenommen wirkt gegen Fieber, Halsentzündung, Verschleimung, Schnupfen und Drüsenschwellung.

Akeleihonig mache ich so:

25 frische Akeleiblätter
25 frische Akeleiblüten
500 Gramm guter Akazienhonig

Blätter und Blüten mit dem Wiegemesser fein zerkleinern und in den Honig rühren. Eine Woche ziehen lassen. Diesen Akeleihonig teelöffelweise gegen die links genannten Beschwerden einnehmen.

Alant, echter *Inula helenium*

Im Volksmund auch Helenenkraut

Vor 20 Jahren bekam ich von einer Freundin ein kleines Alantwürzelchen. Ich pflanzte es in eine Ecke und wartete ab. Im Frühjahr erschienen tatsächlich zwei lange spitze Blättchen. Es dauerte aber zwei Jahre, bis daraus eine stattliche Pflanze wuchs. Heute wachsen in meinem Wildkräutergarten sehr viele Alantstauden, und wo der Alant wächst, wachsen keine Giftpflanzen. Die tummeln sich in meinem sogenannten Schmetterlingsgarten, der ist viel bunter und es wachsen viele Raritäten dort. Ich höre manchmal, es gäbe nicht mehr viele Schmetterlinge: Das kann ich nicht bestätigen, denn bei mir ist genau das Gegenteil der Fall. Schmetterlinge meiden chemisch behandelte Pflanzen, aber wenn sie in ihrem Lebensraum naturbelassene Pflanzen vorfinden, können sie sich vermehren. Bei mir flattert in jedem Sommer sogar der Schwalbenschwanzschmetterling – wer den in seinem Garten sieht, darf seinen Garten „Öko-Garten“ nennen!

Jeden Herbst grabe ich einen Alantbusch aus. Die Wurzeln sind steinhart, sodass ich das Hackebeilchen zu Hilfe nehmen muss. Die Wurzel wird unter fließendem Wasser gebürstet, nicht geschält, nur kleingeschnitten und zügig getrocknet und später als Tee verwendet. Hauptsächlich aus den Wurzeln des Alants stelle ich vorzügliche Hustenmittel her, die sogar bei Keuchhusten lindernd wirken sollen. Im Frühling lassen sich die jungen Blätter gut trocknen und zu Pulver verreiben, das dann als Gewürz Verwendung findet.

Kleine Pflanz- und Pflegeanleitung

Alant ist eine unempfindliche Pflanze, die mit Sonne und Halbschatten zurecht kommt. Der Standort sollte normal feucht sein. Alant wird bis zu 2 m hoch, ist frosthart und mehrjährig.

Mein Tipp: Eine Pflanze kaufen oder sich eine Wurzel schenken lassen. Schön als Solitärstaude!

Hustentee mache ich so:

Drei Esslöffel der klein geschnittenen Wurzeln über Nacht in einem Liter Wasser kalt einweichen, dann zum Kochen bringen. Danach abschalten und noch zehn Minuten ziehen lassen. In eine Wärmekanne abfiltern und über den Tag trinken.

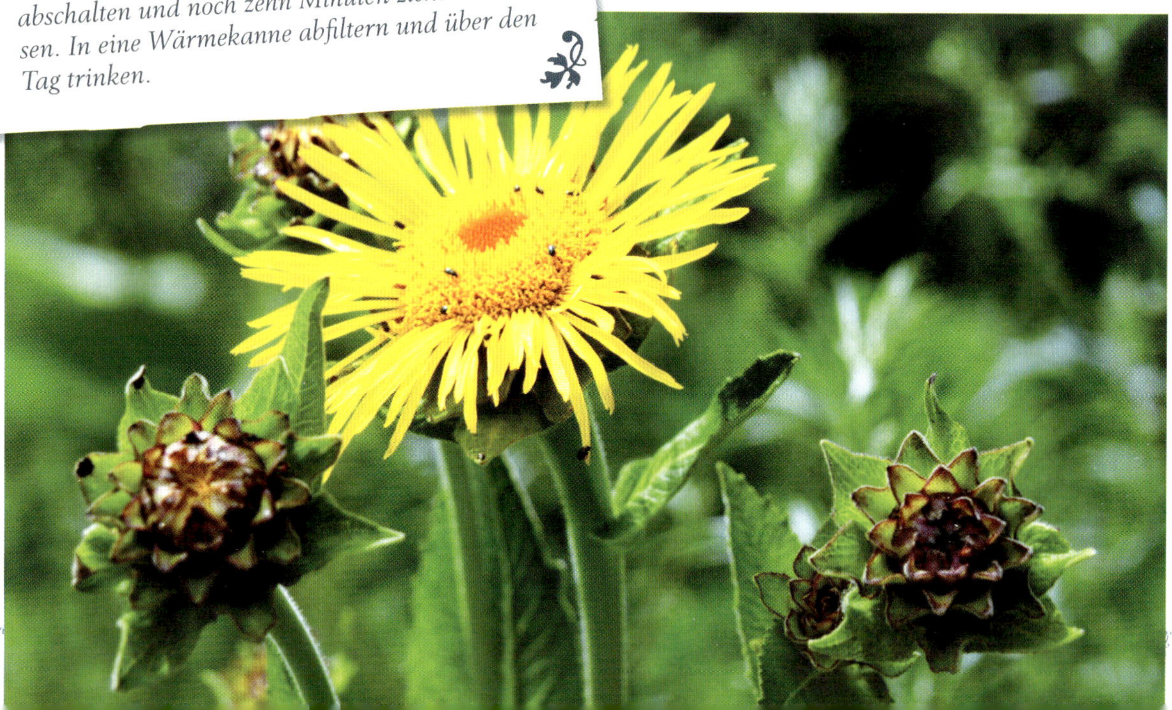

Aloe, echte *Aloe vera*

Im Volksmund auch Wüstenlilie

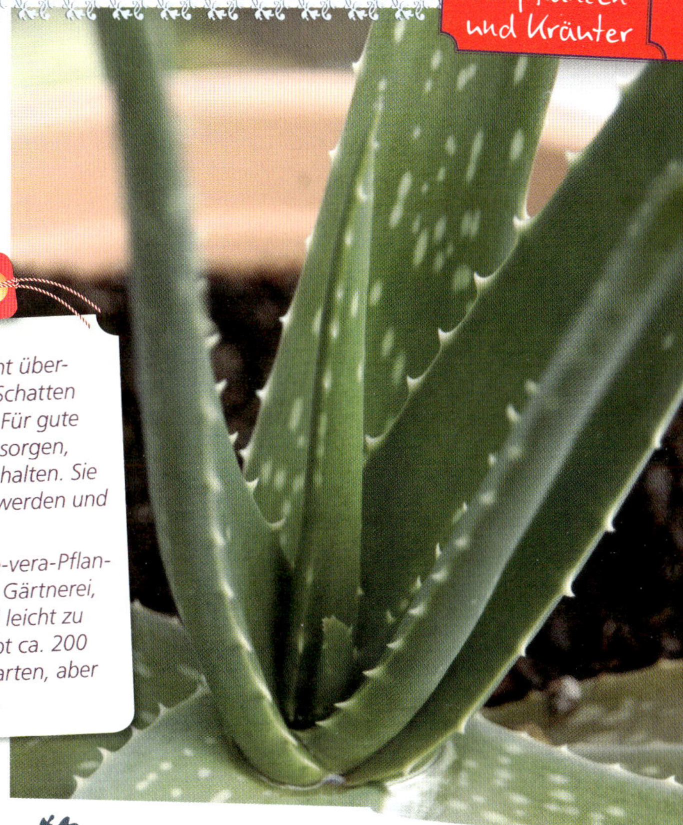

Kleine Pflanz- und Pflegeanleitung

Die Aloe vera gedeiht überall, wächst aber im Schatten deutlich langsamer. Für gute Drainage im Boden sorgen, gleichmäßig feucht halten. Sie kann bis 1 m hoch werden und ist mehrjährig.

Mein Hinweis: Aloe-vera-Pflanzen gibt es in jeder Gärtnerei, aber die Arten sind leicht zu verwechseln. Es gibt ca. 200 verschiedene Aloearten, aber nur eine Aloe vera.

Aloe vera war vor einigen Jahren in aller Munde. Zur Zeit ist sie ein wenig in Vergessenheit geraten, dafür spricht man jetzt über Jiaogulan, Murdannia, Gojibeeren und Gotu Kola. So ist das eben – es muss immer etwas Neues her. All diese Pflanzen kommen unserer Gesundheit zugute und gedeihen auch in meinem Gewächshaus prächtig; nur die Gojibeeren wachsen im Freien.

Ich finde es schade, dass *Aloe vera* ein wenig verdrängt wird. Sie beinhaltet ca. 200 feine Wirkstoffe, darunter, so heißt es, krebshemmende Stoffe, Stoffe gegen Bluthochdruck, Depressionen, Immunschwäche, Sonnenbrand oder Migräne und viele mehr.

Aloe vera ist eine der ältesten Heilpflanzen unserer Erde. Manchmal wird sie als „Kaiserin der Heilpflanzen" bezeichnet. Es gibt gute *Aloe-vera*-Drinks zu kaufen, aber sie sind teuer. Es empfiehlt sich, im Reformhaus oder im Naturkostladen einzukaufen, denn natürlich will man für sein Geld auch gute Ware haben.

Ich mache mir meinen Drink zwei- bis dreimal im Jahr selber. Dazu nehme ich von einer älteren *Aloe vera* zwei bis drei Blätter ab, am besten untere Blätter. Die Aloe sollte mindestens drei Jahre alt sein, junge Pflanzen haben die Wirkstoffe noch nicht entwickelt.

Einen Aloe-vera-Drink mache ich so:

Mit einem trockenen Tuch säubere ich Aloe-vera-Blätter und entferne lediglich an den Seiten die kleinen Stachelchen. Von einem der Blätter ziehe ich die Haut ab, am zweiten Blatt lasse ich sie dran. In manchen Büchern steht, die Haut abziehen, sie würde Durchfall verursachen. In anderen steht, die Haut unbedingt dran lassen, denn unter der Haut sitzt das Beste. Ich ziehe auch nur deshalb ein Blatt ab, weil mir sonst zu viel Grünes im Drink schwimmt. Meine Aloeblätter gebe ich klein geschnitten in die Küchenmaschine und püriere sie vorweg.

300 Gramm Aloeblattmasse
500 Gramm Akazienhonig (weil der immer dünn ist)
5–6 Esslöffel italienischen Grappa

Alles fein mixen, in eine Flasche füllen und im Kühlschrank aufbewahren. Kurmäßig trinke ich morgens nüchtern ein größeres Schnapsglas voll, bis alles aufgebraucht ist. Man sollte die Kur nicht unterbrechen. Wenn die Flasche nach 14 Tagen leer ist, weiß ich, dass ich mir etwas Gutes getan habe.

Andorn, gewöhnlicher *Marrubium vulgare*

Im Volksmund auch Helfkraut, Brustkraut, Antonitee

Kleine Pflanz- und Pflegeanleitung

Gemeiner Andorn verträgt keinen Vollschatten, gedeiht auf normal feuchten Böden. Er kann bis zu 50 cm groß werden, ist frosthart und mehrjährig.

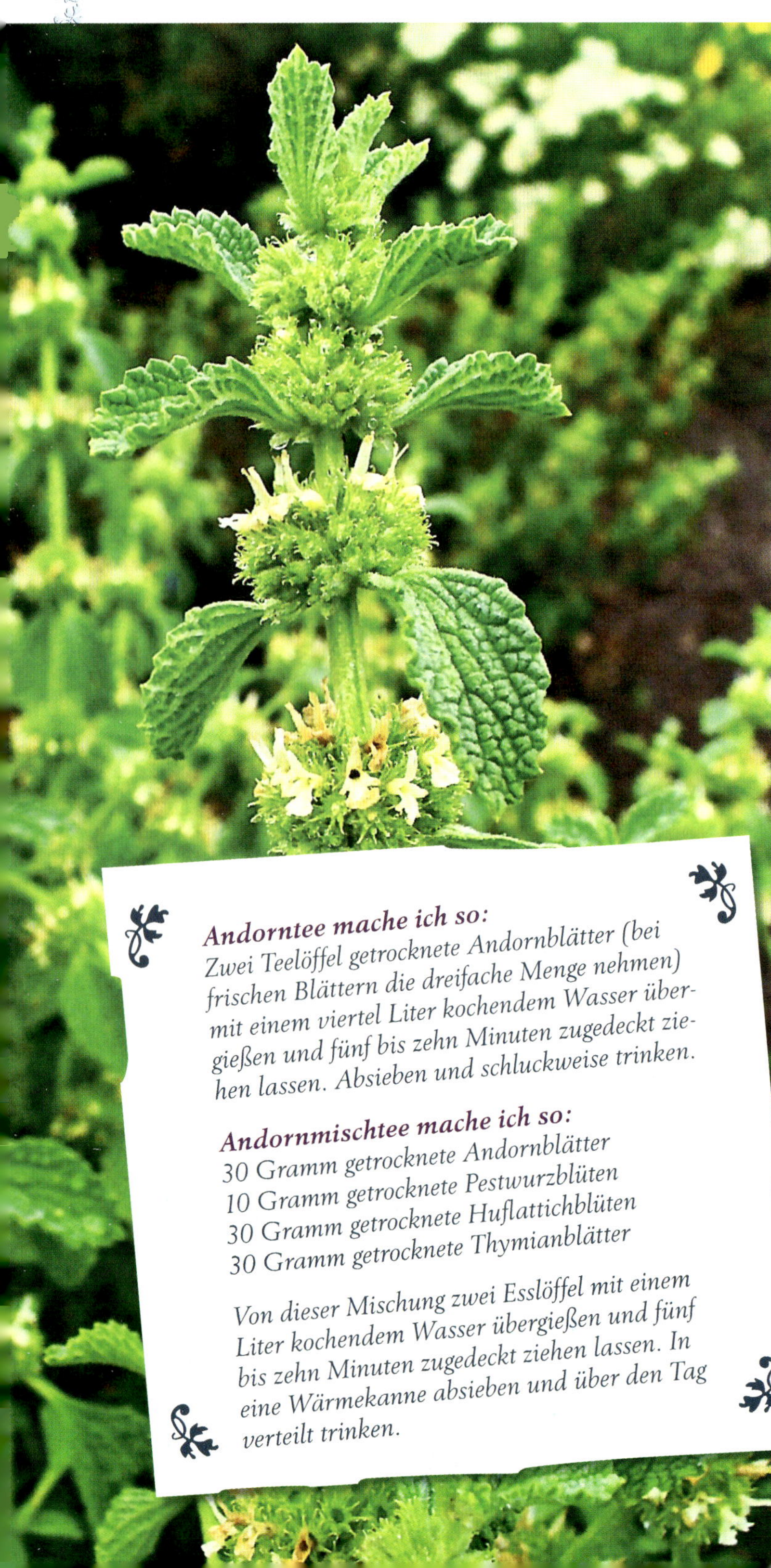

Andorntee mache ich so:
Zwei Teelöffel getrocknete Andornblätter (bei frischen Blättern die dreifache Menge nehmen) mit einem viertel Liter kochendem Wasser übergießen und fünf bis zehn Minuten zugedeckt ziehen lassen. Absieben und schluckweise trinken.

Andornmischtee mache ich so:
30 Gramm getrocknete Andornblätter
10 Gramm getrocknete Pestwurzblüten
30 Gramm getrocknete Huflattichblüten
30 Gramm getrocknete Thymianblätter

Von dieser Mischung zwei Esslöffel mit einem Liter kochendem Wasser übergießen und fünf bis zehn Minuten zugedeckt ziehen lassen. In eine Wärmekanne absieben und über den Tag verteilt trinken.

Der Andorn gehört zu den streng geschützten Pflanzen. In der Natur muss er unbedingt stehen bleiben, damit die wenigen noch wild vorkommenden Pflanzen erhalten bleiben. „Antonitee“ heißt die Pflanze wohl deshalb, weil sie vermutlich zu den sogenannten „Antoniskräutern“ gehört, mit denen in früherer Zeit die Antonismönche den vom „Antonisfeuer“ befallenen Kranken wenn nicht Heilung, so doch Linderung verschafften. Ihre Körper waren übersät mit Geschwüren, der ganze Körper brannte. Viel später fand man die Ursache dieser rätselhaften Krankheit im Mutterkorn des Getreides. Mutterkorn wächst hauptsächlich an Roggen, und da früher mehr Roggenbrot gebacken und der Roggen mitsamt dem Mutterkorn vermahlen wurde, erkrankten viele Menschen.

Andorn gedeiht im Garten nicht gut, er verträgt sich außer mit dem Beifuß mit keiner anderen Pflanze. Ich setze ihn zwischen zwei Beifußstauden, und wenn ich Glück habe, hält er es dort zwei Jahre aus. Weil mir der Andorn sehr wichtig ist, kaufe ich immer wieder neuen, denn er ist bei vielen Unpässlichkeiten einsetzbar.

Jedes Jahr ernte ich reichlich Andornblätter zur Herstellung von Tee, der gegen Husten, Schnupfen, eine kranke Leber, Herzschmerzen und äußerlich (zum Betupfen) bei schmerzhaften entzündeten Wunden und Neurodermitis angewendet werden kann.

Arnika, amerikanische *Arnica chamissonis*

Im Volksmund auch Wiesenarnika

Arnika, Berg- *Arnica montana*

Im Volksmund auch Bergwohlverleih

Kleine Pflanz- und Pflegeanleitung

Arnika wird bis zu 30 cm hoch und gedeiht an normal feuchten Standorten. Allerdings verträgt sie keinen Vollschatten. Die Pflanze ist frosthart und mehrjährig.

Vor etwa 50 Jahren wuchs auch in unserer Region noch Arnika. Die Arnika verträgt keinen Kalk und keine chemische Düngung, aber heute sind unsere Wiesen überdüngt und die Arnika wurde vertrieben. Aber im hohen Westerwald, im Naturschutzgebiet „Fuchskaute" in 657 Meter Höhe, gedeiht die Arnika prächtig. Eine Wanderung über die Fuchskaute zur Zeit der Arnikablüte ist ein Erlebnis. Aber es gilt, auf den markierten Wegen zu bleiben und nicht durch die Wiesen zu streifen, das Abzupfen von Blüten ist untersagt. Die Arnika ist wie alle wildwachsenden Blumen und Kräuter auf der Fuchskaute streng geschützt.

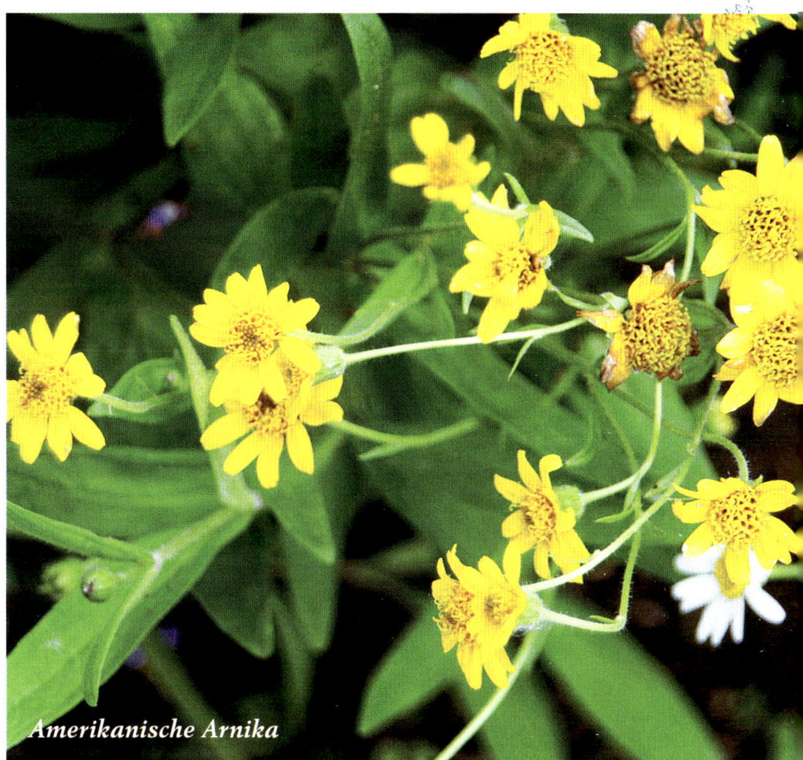

Amerikanische Arnika

Vor vielen Jahren hatte ich mir von einer Wildkräuterfarm drei kleine *Arnica-montana*-Pflänzchen schicken lassen. Sie gediehen recht gut und blühten jahrelang. Vermehrt hatten sie sich zwar nicht, waren aber in jedem Frühjahr wieder da. Irgendwann hatte ich Samen geerntet und im Frühjahr ausgesät, aber er keimte nicht. Eine Freundin wusste dann, dass Arnikasamen in gekaufter Pflanzerde nicht keimt und außerdem sofort nach der Ernte in den Boden muss. In Maulwurfserde von der Fuchskaute aber erschienen 14 Tage nach der Saat die ersten Pflänzchen, die ich sogar vor dem Winter noch in die Erde setzen konnte. Mit Tannenreisig geschützt überlebten sie wohl den Winter, aber es gefiel ihnen nicht bei mir und sie gingen ein.

Auch die gekauften Arnikapflanzen blühen schon seit ein paar Jahren nicht mehr. Die *Arnika montana* ist eben eine Gebirgspflanze.

Die amerikanische Wiesenarnika dagegen wächst bei mir wesentlich problemloser, sie vermehrt sich sogar durch Ausläufer. Sie galt in der Vergangenheit als weniger oder sogar als nicht heilkräftig. Neuere Untersuchungen haben jedoch ergeben, dass sie

die gleichen Wirkstoffe aufweist wie ihre „große Schwester" in den Bergen.
Für meine Arnikatinktur habe ich mir getrocknete Arnikablüten in der Apotheke gekauft, denn meine Pflanzen gaben nicht so viel her. Ausnahmsweise habe ich mir auch gleich 75 %igen Weingeist gekauft. In eine Flasche füllte ich eine Tasse getrocknete Arnikablüten und gab fünf Tassen Weingeist darüber. Die Flasche stellte ich aufs Fensterbrett und schüttelte sie jeden Tag. Nach sechs Wochen seihte ich in kleine dunkle Fläschchen ab. Diese Arnikatinktur wird eins zu eins mit abgekochtem Wasser verdünnt und ist auf einen Umschlag gegeben zur äußeren Anwendung einsetzbar bei Verstauchungen, Prellungen, Blutergüssen, Stichwunden, Ödemen und bei jeglichen Verletzungen.

Zur innerlichen Anwendung empfehle ich die Tinktur nicht, weil die Pflanze ***giftig*** ist. In der Homöopathie werden ihre Wirkstoffe bei Entzündungen gern in Form von Globuli verordnet.

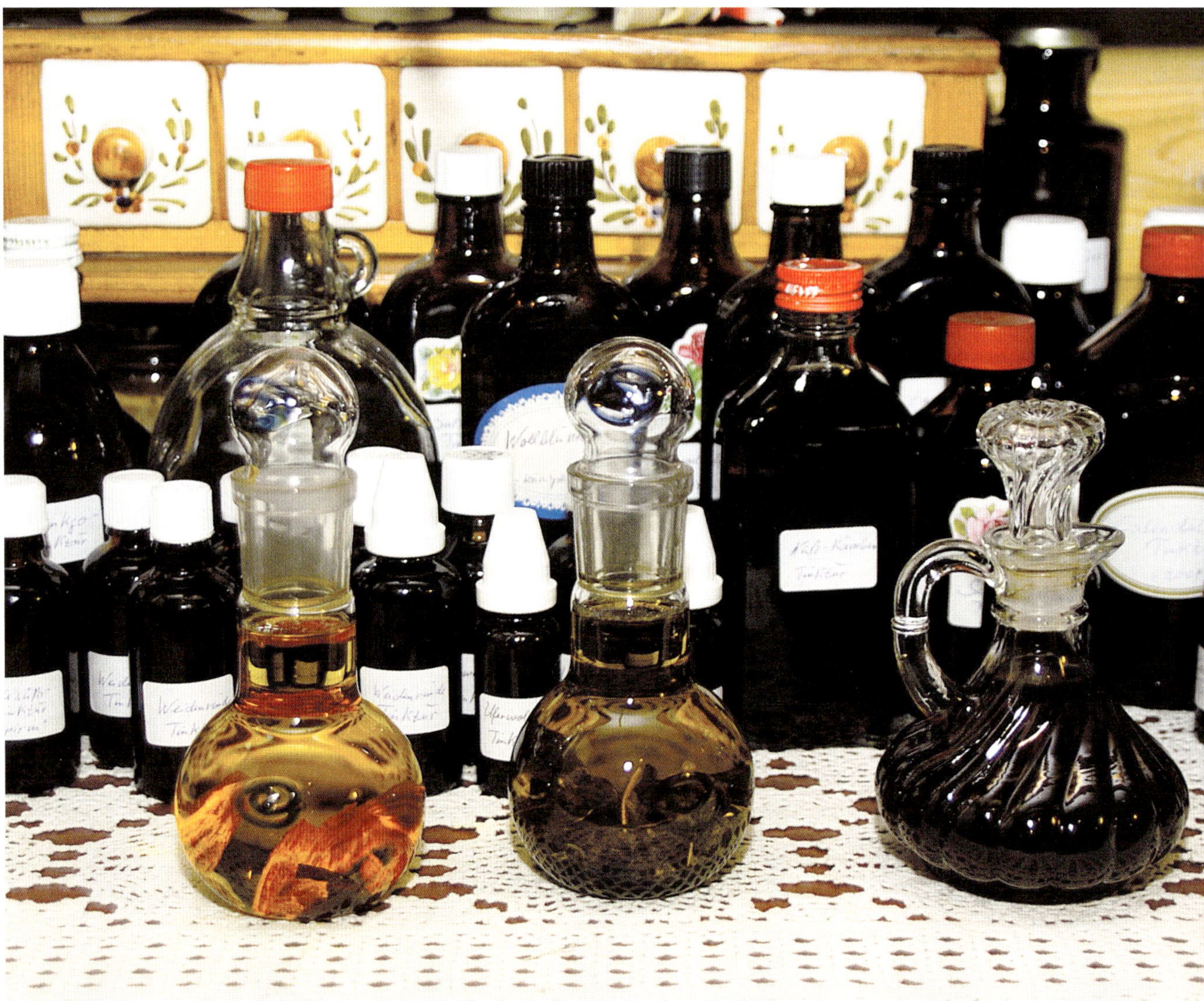

Baldrian, echter *Valeriana officinalis*

Im Volksmund auch Katzenkraut, weil Katzen sich gern darin wälzen

Meine erste Baldrianpflanze habe ich am 17. September 1989 von Heinz Erven in seinem „Paradies“ in Remagen erworben. Das weiß ich deshalb so genau, weil er mir in sein schönes Büchlein eine Widmung mit Datum schrieb. Bis dahin

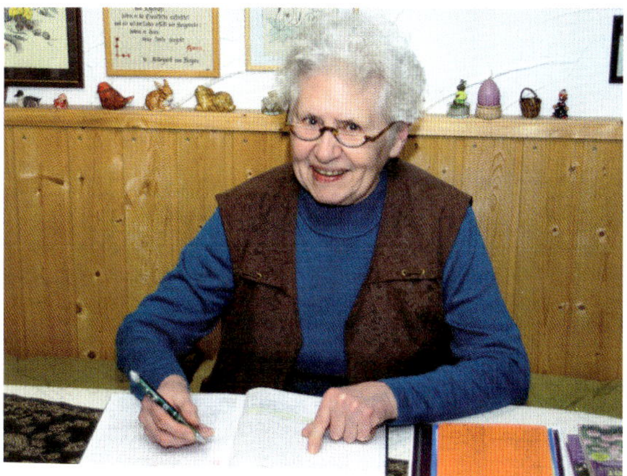

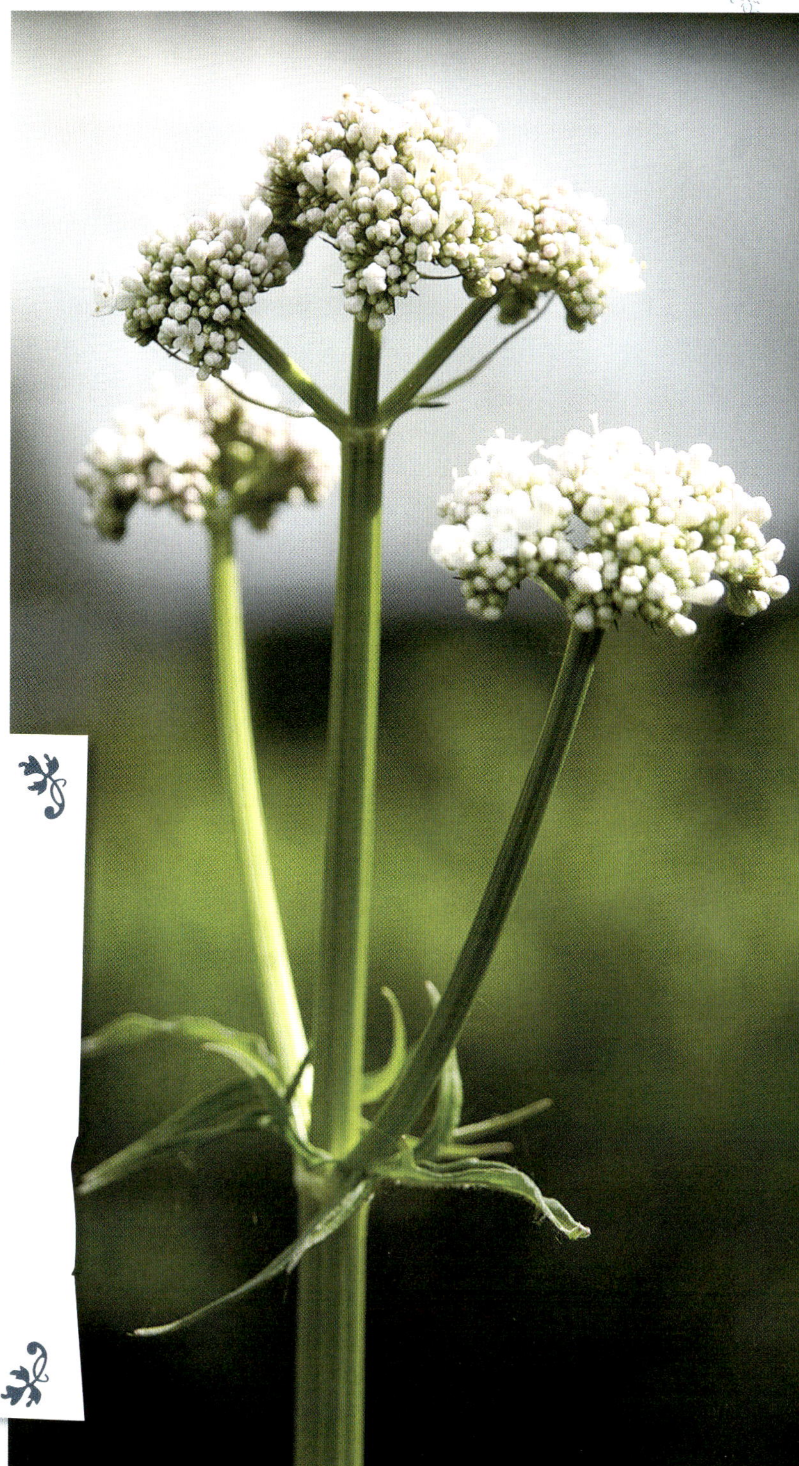

Einen Schlaftee mache ich so:
Jeweils 1 Handvoll
getrocknete Baldrianblüten
getrocknete Hopfenzapfen
getrocknete Melissenblätter
getrocknete Lavendelblüten
(etwas weniger)

Von dieser Mischung einen Esslöffel und eine Prise Stevia mit einem Liter siedendem Wasser übergießen und fünf bis zehn Minuten ziehen lassen. Ein bis zwei Tassen vor dem Schlafengehen trinken.

Baldrianwurzelpulver mache ich so:
Dazu Baldrianwurzeln trocknen und zu Pulver vermahlen. Drei- bis viermal täglich einen halben Teelöffel in etwas Wasser einnehmen beruhigt, ohne beim Autofahren zu behindern.

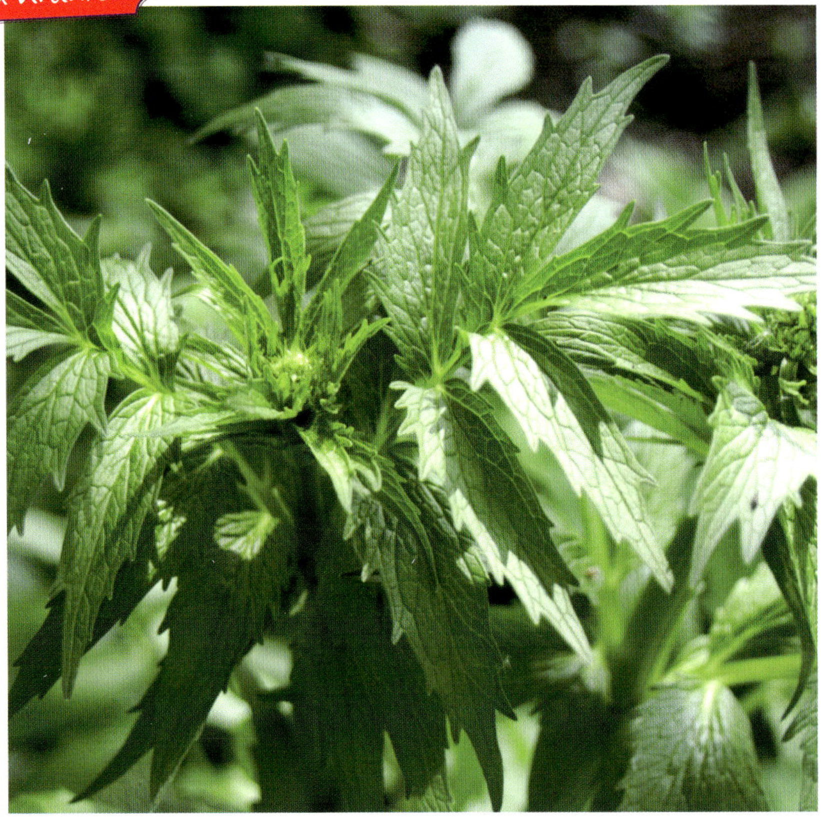

kannte ich die Baldrianpflanze nicht. Baldrianpräparate verhelfen bekanntermaßen zu einem guten Schlaf, insgesamt beruhigen sie. In der Regel wird nur der Wurzelstock verwendet, ich aber nehme auch die Blüten.

Kleine Pflanz- und Pflegeanleitung

Baldrian benötigt einen normal feuchten Standort und verträgt keinen Vollschatten. Er wird bis zu 1,60 m hoch, ist frosthart und mehrjährig.

Mein Tipp: Baldrian sät sich selber aus. Im Frühjahr Ausschau um alte Büsche herum halten.

Tropfen gegen Schlafstörung mache ich so:

Jeweils zu gleichen Teilen (je 50 ml)
Baldriantinktur
Hopfentinktur
Melissentinktur
Johanniskrauttinktur
alles gut verschütteln

Ein Teelöffel voll vor dem Zubettgehen eingenommen verspricht erquickenden Schlaf.

Eine Tinktur erstellt man immer nach dem gleichen Prinzip:
Eine Flasche mit Material bis zur Hälfte füllen, mit Schnaps (ganz gleich, ob Wodka, Doppelkorn, Obstler o. ä.) aufgießen.
Sechs bis acht Wochen in der Wärme stehen lassen, dann abfiltern und in dunkle Flaschen füllen.

Mein Mann hat aus Baldrianblüten einen Extrakt hergestellt, mit dem er im Frühjahr alles, was blühen wollte und sollte, mit einer Spritze fein eingesprüht hat.

Baldrianblütenextrakt nach dem Rezept Fuldaer Nonnen:
Für die Herstellung wird eine große Schüssel voll Blüten benötigt. Dafür hat mein Mann sich im Gemüsegarten eine Baldrianhecke angelegt. Ich habe ihm nämlich nicht erlaubt, meine Pflanzen zu köpfen. Die gesammelten Blüten hat er dann in Regenwasser getaucht, abtropfen lassen und durch den Fleischwolf gedreht. Diese Masse, sie stank erbärmlich, hat er anschließend in einem mit einem Mulltuch ausgelegten Sieb ausgepresst. Den entstehenden Frischpflanzensaft hat er aufgefangen und randvoll in kleine braune Fläschchen gefüllt. Im Verlauf einiger Wochen bei Zimmerwärme vollzog sich eine Milchsäuregärung, die den Baldrianblütenextrakt auf Jahre hin haltbar machte. Und solange reichte er auch, denn er wurde in homöopathischen Dosen genutzt.
Auf einen Liter gesiebtes Regenwasser kam nur ein Tropfen Baldrianblütenextrakt. 15 Minuten wurde gerührt und fertig war das Spritzmittel. Alle Pflanzen, die damit gespritzt wurden, gediehen prächtig und bekamen kaum Läuse.

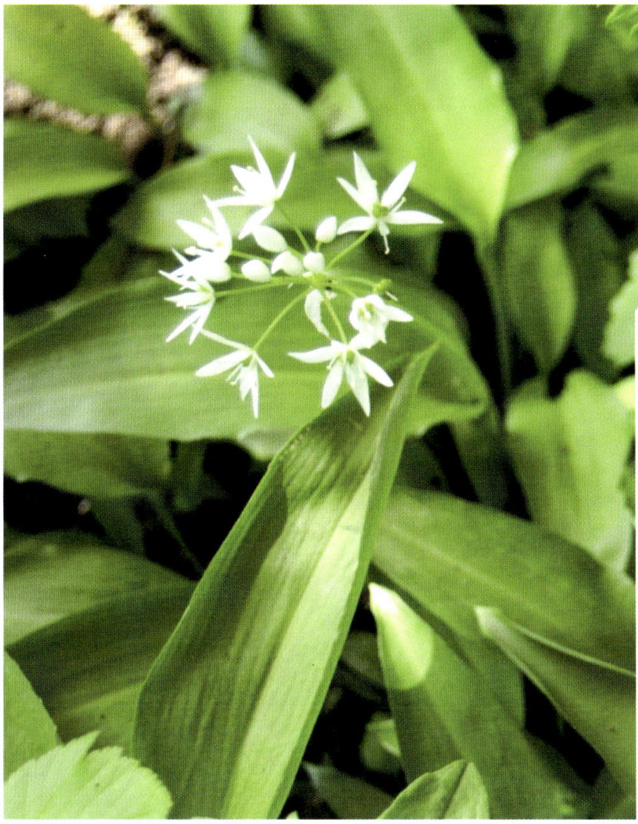

Bärlauchpaste mache ich so:
Reichlich Bärlauch waschen, abtropfen lassen, dann durch einen Fleischwolf drehen, zu dieser Masse etwas Steinsalz und etwas Olivenöl geben, gut vermischen.
Die Mischung fülle ich in kleine Schraubgläser und lasse oben ca. zwei Zentimeter frei. Mit einem Plastiklöffelchen streiche ich die Oberflächen glatt und gebe jeweils einen Zentimeter Olivenöl darauf, dann schraube ich die Gläser zu und stelle sie in den Gefrierschrank. Im Winter verfeinert mir diese Paste die Salatsauce, jeden Gemüseeintopf oder auch die Nudelsauce. Einmal angebrochen hält sich die Paste noch vier Wochen im Kühlschrank. Daraus lässt sich ein wunderbares Pesto machen.

Bärlauchbutter mache ich so:
250 Gramm weiche Butter
½ Teelöffel Kräutersalz
2–3 Teelöffel Bärlauchpaste

Mit einer Gabel alles feinst zerdrücken und vermischen. Hält im Kühlschrank lange.

Bärlauch *Allium ursinum*

Im Volksmund auch Bärenlauch, Hexenzwiebel, Waldknoblauch, wilder Knoblauch

Bei uns im nahe gelegenen Wald wächst sehr viel Bärlauch. Bärlauch ist im Buchenwald zu finden, nur bei mir wächst er unter den Haselbüschen und streckt seine spitzen Blättchen schon im März aus dem Laub. Bärlauch gehört zu den Liliengewächsen, und wie alle Liliengewächse zieht auch der Bärlauch sein Laub nach der Blüte ein. Ich teile meine Bärlauchecke gedanklich in zwei Teile und beernte nur die eine Ecke, die andere lasse ich unbehelligt; diese Ecke blüht dann überschwänglich. Jedes Bärlauchzwiebelchen hat nur zwei Blätter. Wenn ich nun ernte, nehme ich nur jeweils eines ab, ansonsten ginge das Zwiebelchen ein. In der Mitte der beiden Blätter wächst der Blütenstiel mit einer wunderschönen weißen sternförmigen Scheindolde. Die ganze Pflanze riecht leicht nach Knoblauch. Den Bärlauch in meinem Garten nutze ich für den täglichen Gebrauch, solange er da ist. Will ich aber Pesto machen, dann hole ich ihn mir im Wald. Bärlauch hat etwa die gleiche Wirkung wie Knoblauch: Er ist hilfreich bei schlechter Durchblutung, hohem Blutdruck, Magen- und Darmstörungen, Appetitlosigkeit und Schwächezuständen. In der Küche ist der Bärlauch vielseitig verwendbar. Ich esse am Tag etwa zehn Blätter im Salat oder kleingeschnitten auf dem Butterbrot.

Kleine Pflanz- und Pflegeanleitung

Bärlauch gedeiht am besten in absonnigen oder schattigen Lagen. Der Standort sollte normal feucht sein. Die Pflanzen werden bis 30 cm hoch, sind frosthart und mehrjährig.

Basilikum *Ocimum*

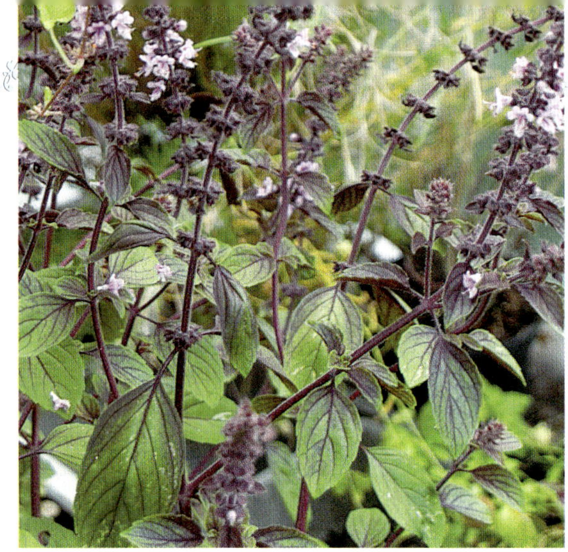

Es gibt viele verschiedene Basilikumarten und -sorten. Einige davon habe ich als Pflanzen gekauft, andere aus Samen gezüchtet – einige haben sich bewährt, andere nicht. Am Ende meiner „Testzeit" habe ich mich für das Basilikum „African Blue" und das Genoveser Basilikum entschieden, die ich in jedem Frühjahr kaufe. Das buschartig wachsende „African Blue" setze ich in einen großen Topf, den ich am Eingang meines Gewächshauses aufstelle. Wenn die Pflanze im Vorbeigehen gestreichelt wird, verströmt sie einen wunderbaren Duft. Ich beernte sie wenig, weil ich den schönen Busch nicht verschandeln will. Das Auge will ja auch etwas haben! Das Genoveser Basilikum ist für den Verzehr bestimmt. Davon kaufe ich vier Töpfe mit Pflanzen, die mich dann im Laufe des Sommers versorgen. Dieses Basilikum wächst buschig und hat relativ große hellgrüne Blätter. Ich ernte einzelne Blätter, schneide aber auch Triebspitzen ab, wodurch die Pflanzen immer üppiger werden. Gibt man dem Basilikum einen sonnigen Standort und hält die Schnecken in Schach, so hat man den ganzen Sommer etwas davon. Wo Basilikumpflanzen wachsen, halten sich keine Mücken auf. Deswegen setze ich sie nie neben Pflanzen, die eine Bestäubung benötigen, sonst gibt es nämlich keine Früchte. Obwohl meine Paprikapflanzen einmal reichlich geblüht hatten, fielen die Blüten alle ab und die Pflanzen setzten keine Früchte an. Schuld daran war das Basilikum, das mit seinem Duft die Mücken verscheucht hatte.

Kleine Pflanz- und Pflegeanleitung

Basilikum verträgt keinen Vollschatten und sollte an einem normal feuchten Standort stehen. Es wird bis zu 60 cm groß und ist eine einjährige Pflanze.

Mein Tipp: Anstatt Basilikum mühevoll auszusäen, ist es einfacher, Pflänzchen zu kaufen, umso schneller kann man ernten. Steht es warm genug und wird vor Schneckenfraß geschützt, erfreut uns das Basilikum einen ganzen Sommer lang.

Basilikum ist nicht nur ein Küchenkraut, sondern auch eine Heilpflanze, die appetitanregend und magenstärkend wirkt und bei Blasen- und Nierenerkrankungen helfen soll. Eine Tasse Tee soll gegen Reisekrankheit helfen. Basilikumtee kauft man allerdings am besten im Reformhaus oder in der Apotheke, denn die Pflanzen geben nicht so viel zur Teeherstellung her.

Ich setze jedes Jahr einen Basilikumessig an. Dafür beernte ich meine „African-Blue"-Pflanze, die schönen lila-roten Blätter geben dem Essig eine rosa Farbe. Eine weithalsige Flasche fülle ich bis zur Hälfte mit Basilikumblättern und -blüten und gieße guten Weinessig aus dem Reformhaus darüber – bis zwei Finger breit unter den Deckel, damit ich noch schütteln kann. Einige Wochen bleibt die Flasche bei Zimmerwärme stehen, ehe ich filtere. In helle Flaschen gefüllt, mit Etiketten und Bändchen versehen verschenke ich den guten Kräuteressig gern an liebe Menschen.

Beifuß, gewöhnlicher *Artemisia vulgaris*

Im Volksmund auch Wilder Wermut oder Mugwurz („Machtwurz")

Bei mir im Garten wächst der Beifuß reichlich. Nach zwei bis drei Jahren gehen die Pflanzen zurück, dann haben sich aber längst wieder neue Pflanzen ausgesät. Die alten Wurzeln grabe ich aus und gebe sie auf den Kompost. Wenn ich Beifuß ernte, schneide ich nur die langen Rispen ab, kurz bevor die kleinen Körbchen sich ganz geöffnet haben. Alle Blättchen entferne ich, denn sie sind sehr bitter. Ich binde lockere Sträuße und hänge sie zum Trocknen auf. Später streife ich die kleinen Kügelchen von den Rispen und bewahre sie in leeren Honiggläsern auf. Den Winter über stelle ich täglich ein solches Glas auf den Esstisch und wer will, kann sich mit einem kleinen Löffel Beifußkügelchen übers Essen streuen.

Beifuß gilt als Zauberpflanze, gar als Hexenpflanze, aber vor allem als Heilpflanze bei allen Frauenleiden, auch in der Geburtshilfe, denn er wirkt wärmend und entkrampfend auf unsere Unterleibsorgane. In der Traditionellen Chinesischen Medizin wird Beifuß zur Moxatherapie verwendet. Sogenannte Moxazigarren aus getrocknetem Kraut werden angezündet und langsam in der Nähe bestimmter Körperstellen abgeglommen. Die so entstehende Wärme wirkt entspannend. Während eines Räucherseminars konnte ich eine solche Zeremonie bereits einmal miterleben. Dazu haben wir Moxakraut (*Artemisia douglasiana*, Präriebeifuß) aus meinem Garten verwendet. Beifuß wirkt auch desinfizierend. Die Bauern streuten früher Beifußkraut im Stall aus oder hängten Sträuße auf, um Ungeziefer von den Tieren fernzuhalten.

Kleine Pflanz- und Pflegeanleitung

Beifuß gedeiht an normal feuchten Standorten, verträgt allerdings keinen Vollschatten. Er wird bis 2 m hoch, ist frosthart und mehrjährig.

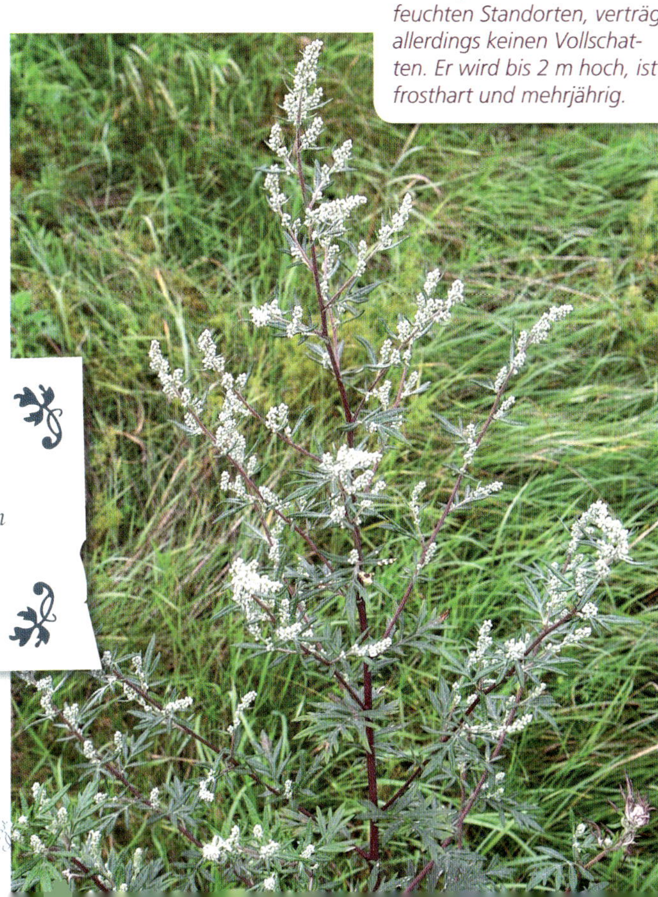

Eine magenfreundliche Weintinktur mit Beifuß mache ich so:
Eine Handvoll getrocknete Beifußkügelchen in einen Liter guten Weißwein oder Rotwein geben und zehn Tage ziehen lassen, dann abfiltern. Ein Schnapsglas voll vor oder nach dem Essen getrunken hilft bei der Fettverdauung.

Beinwell in der Blüte

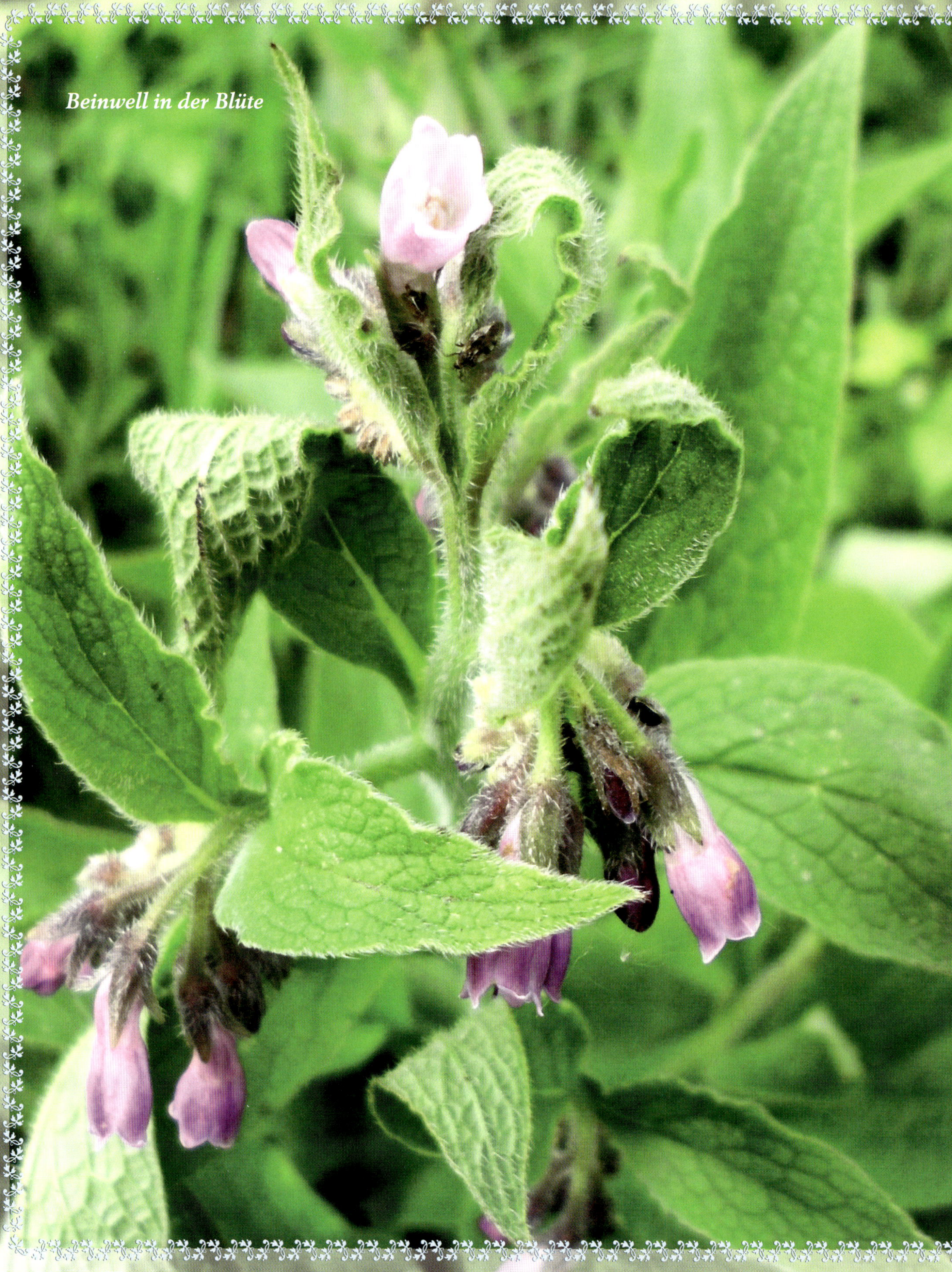

Beinwell, gewöhnlicher *Symphytum officinale*

Im Volksmund auch Beinwurz, Schwarzwurz, Bienenkraut

Kleine Pflanz- und Pflegeanleitung

Beinwell gedeiht überall und benötigt einen normal feuchten Standort. Er wird 60 cm hoch, ist frosthart und mehrjährig.

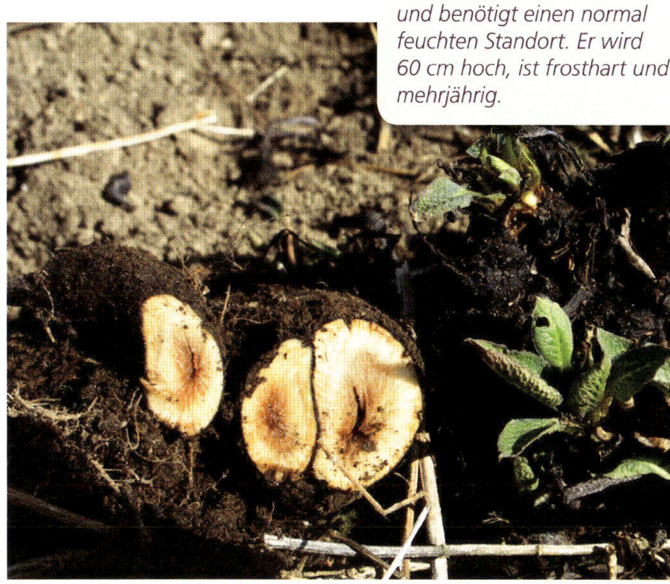

Der Beinwell ist mir die allerwichtigste Pflanze im Kräutergarten – unter 600 Pflanzen will das schon etwas heißen. In meinem Garten wachsen viele verschiedene Beinwellarten: außer dem lila blühenden Gemeinen Beinwell *(Symphytum officinale)* der rosa blühende *Symphytum peregrinum* oder der blau blühende *Symphytum arvense* und viele andere. Aber der bei uns heimische wild wachsende Beinwell ist der beste. Wie der Name schon sagt, hilft Beinwell als Auflage oder Einreibung bei Knochenbrüchen, Verstauchungen oder Zerrungen. Ein Hexenschuss etwa ist nach zweimaligem Einreiben verschwunden.

Die gesamte Pflanze enthält Vitamin B_{12} aus dem Vitamin-B-Komplex, wie es sonst fast ausschließlich in Fleisch enthalten ist. Neben Beinwell enthalten nur noch Hirse (speziell die braune Wildhirse) und Sanddorn Vitamin B_{12}. Da ich grundsätzlich keine tierischen Nahrungsmittel esse, ist das sehr wichtig für mich. Im Sommer esse ich täglich zwei bis drei Blätter Beinwell in Salat. Diese pflücke ich etwa in der Mitte des Busches, nicht ganz oben und auch nicht ganz unten. Denn dort, so heißt es, enthält die Pflanze am ehesten Alkaloide, die unter bestimmten Voraussetzungen ***giftig*** wirken können. Beinwell in Maßen genossen muss keiner fürchten und seine positiven Eigenschaften überwiegen – ich wäre sonst längst gestorben.

Beinwelltinktur zum Einreiben mache ich so:

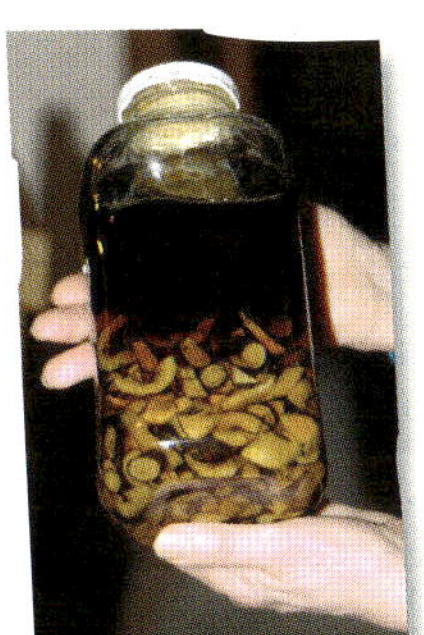

Im Spätherbst, wenn die oberirdischen Pflanzenteile abgestorben sind, oder im zeitigen Frühjahr, wenn die Pflanze noch nicht ausgetrieben hat, grabe ich die Wurzeln aus. Sie sind außen schwarz und innen schneeweiß. Ich wasche und schrubbe sie gründlich unter fließendem Wasser, aber schäle sie nicht, denn unter der Haut soll das Beste sitzen. Dann schneide ich die Wurzeln in kleine Stückchen und gebe sie etwa bis zur Hälfte in eine Flasche, die ich mit 38 %igem Doppelkorn auffülle. Sechs bis acht Wochen bleibt die Flasche an einem warmen Ort stehen, bevor ich die Flüssigkeit durch ein Sieb in kleine braune Fläschchen gieße. Mit Etiketten versehen stehen diese in Reih und Glied, bis sich jemand bedient.

Bertram *Anacyclus pyrethrum*

Im Volksmund auch Ringblume, Ringkörbchen

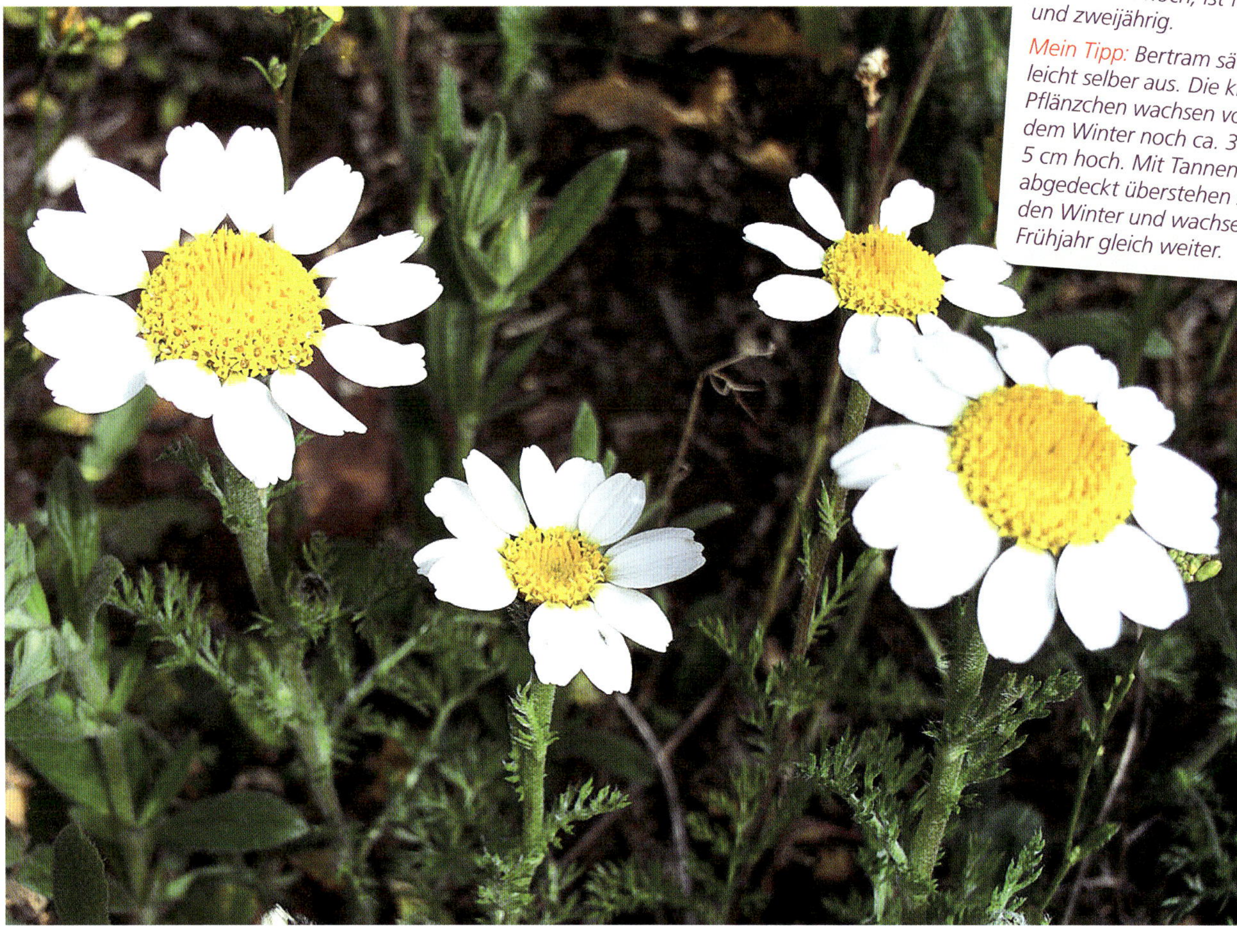

Kleine Pflanz- und Pflegeanleitung

Bertram verträgt keinen Vollschatten und gedeiht auf normal feuchten Böden. Er wird 60 cm hoch, ist frosthart und zweijährig.

Mein Tipp: Bertram sät sich leicht selber aus. Die kleinen Pflänzchen wachsen vor dem Winter noch ca. 3 bis 5 cm hoch. Mit Tannenreisig abgedeckt überstehen sie den Winter und wachsen im Frühjahr gleich weiter.

Der Bertram liebt sonnige Lagen. Seine Korbblüten ähneln Kamillenblüten, sind aber wesentlich größer. Bertramblätter werden im Frühjahr, solange sie grün und frisch sind, Bertramwurzeln werden im Herbst geerntet. Hildegard von Bingen schrieb: „… und im Menschen schickt er nichts unverdaut heraus, sondern bereitet ihm eine gute Verdauung und gleich, auf welche Weise er gegessen wird, ist er nützlich und gut (…)." Hauptsächlich wird Bertramwurzelpulver verwendet (erhältlich in Apotheken). Ich streue das Pulver auf ein Butterbrot, etwas Kräutersalz darüber – das schmeckt lecker. Man kann auch einen Teelöffel Pulver über Gemüse streuen oder über die Suppe. Am besten erst nach dem Kochen dazugeben, sonst gehen die Wirkstoffe verloren. Das frische Grün der Bertrampflanze verwende ich gemischt mit anderen Kräutlein im Salat, aber sparsam, denn alle Pyrethrumarten haben einen sehr intensiven Geschmack.

Betonie oder Heilziest *Betonica officinalis, Stachys officinalis*

Der Heilziest ist am Waldesrand, an feuchten Gräben, auch in Wiesen und natürlich auch in meinem Garten zu finden. Der Heilziest ist eine ausdauernde Pflanze; sie wird ca. 80 Zentimeter hoch und gedeiht am besten in der Sonne, Halbschatten verträgt sie auch. Sie blüht recht lange. Hildegard von Bingen schreibt: „... und wen oft falsche Träume plagen, der habe Betonienkraut bei sich, wenn er abends schlafen geht und wenn er schläft und er wird weniger falsche Träume sehen und spüren." An anderer Stelle schreibt sie wohl: „Betonienkraut ist gut zum Schlafen, aber wehe dem, der es verspeist." Was dann allerdings passiert, verschweigt sie uns. Wenn ich mir ein Betonienschlafkissen machen will, ernte ich dafür in der Natur. Im Garten müsste ich sonst alle Blüten abschneiden – und das bringe ich nicht übers Herz. Trotz Hildegards Warnung wird bei Menstruationsstörungen und unregelmäßigen Blutungen ein Betonienwein empfohlen.

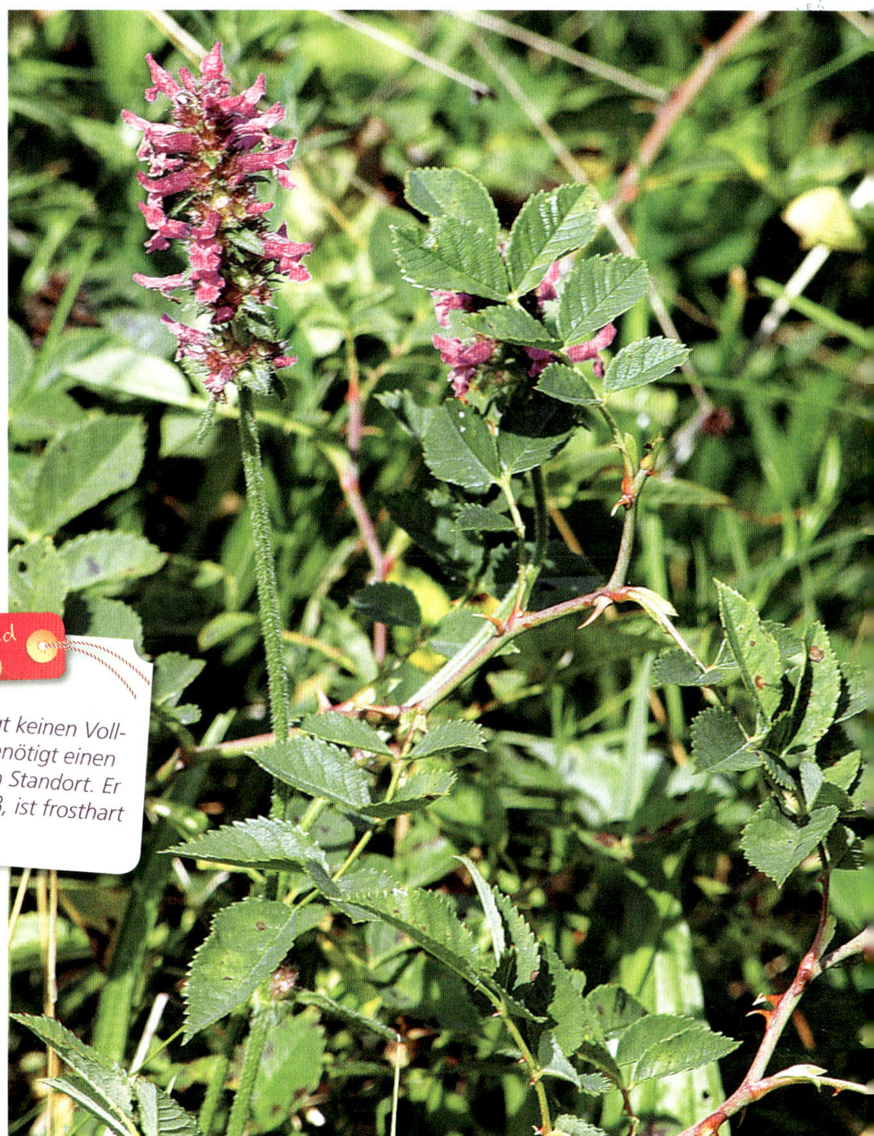

Kleine Pflanz- und Pflegeanleitung

Heilziest verträgt keinen Vollschatten und benötigt einen normal feuchten Standort. Er wird 80 cm groß, ist frosthart und mehrjährig.

Betonienwein mache ich so:
20 Gramm getrocknetes, klein geschnittenes Betonienkraut in einen Liter Weißwein geben, zwei Tage ziehen lassen und abseihen. Zwei- bis dreimal täglich ein Likörglas voll trinken.

Birke *Betula* / Hängebirke, Sandbirke, Weißbirke *Betula pendula syn. Betula verrucosa*

Kleine Pflanz- und Pflegeanleitung

Birken gehören zu den Sommerbäumen, die ihr Laub im Herbst abwerfen. Sie können bis zu 7 m hoch werden.

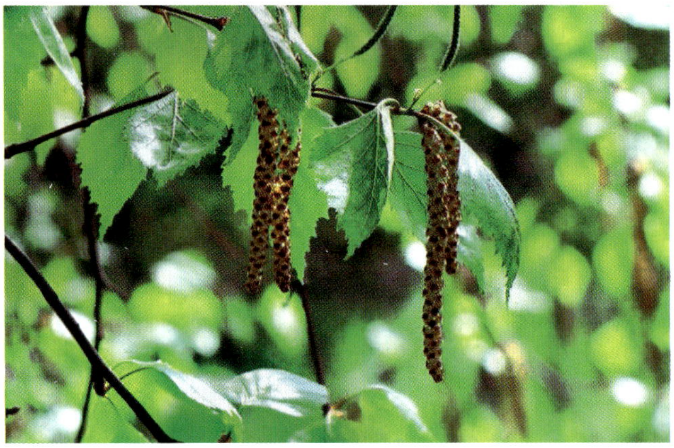

Beide Birkenarten wachsen in meinem Garten. Als mein Mann noch lebte, hat er alle zwei Jahre eine dickere Birke noch vor dem Blattaustrieb angezapft, um das kostbare Birkenwasser, auch Birkenblut genannt, zu gewinnen. Hierfür wird der Stamm in etwa 50 Zentimeter Höhe angebohrt, ein Ende eines Strohhalms ins Loch und das andere Ende in eine saubere Flasche gesteckt. Die Flasche wird auf einen Hocker gestellt und mit einem Gummiband am Baum befestigt. So kann man nacheinander zwei Flaschen Birkenwasser gewinnen. Dann wird die Wunde am Baum mit Baumwachs wieder verschlossen. Diese Saftentnahme schadet einem gesunden Baum nicht. Die erste Flasche haben wir gleich begonnen zu trinken, jeden Tag ein Schnapsglas voll. Die zweite Flasche habe ich in sehr kleinen Behältern zu Eiswürfeln gefroren, die wir dann im Sommer ins Teeglas gegeben haben.

Nach dem Blattaustrieb sammle ich jedes Jahr die frischen weichen Blätter zur Herstellung von Tee. Später im Jahr ist das nicht ratsam, weil die Blätter aus der Luft ja viele Schadstoffe aufnehmen. Das Trockengut fülle ich in einen größeren Steinguttopf und stelle ihn unter die Ofenbank. Dort steht er das ganze Jahr über und wartet geduldig auf seine Leerung. Ein Ausschwemmtee als Frühjahrskur getrunken reinigt den Organismus von Winterschlacken.

Ausschwemmtee Nr. 1 mache ich so:

Zu jeweils gleichen Teilen (je 50 g)
getrocknete Birkenblätter
getrocknete Brennnesselblätter
getrocknete Walderdbeerblätter
getrocknete Veilchenblätter

Zum Aufbrühen für eine Kanne nehme ich etwa drei Esslöffel dieser Kräutermischung. Ich fülle mir morgens eine Wärmekanne mit diesem Tee, den ich über den Tag verteilt trinke.

Ausschwemmtee Nr. 2 mache ich so:

Zu jeweils gleichen Teilen (je 50 g) getrocknete Birkenblätter, getrocknete Brennnesselblätter, getrockneter Ackerschachtelhalm, getrocknete Taubnesselblüten

Zum Aufbrühen für vier Tassen nehme ich drei bis vier Esslöffel dieser Kräutermischung auf einen Liter Wasser (zum Kochen 1 und ¼ Liter Wasser nehmen, da immer etwas verdampft). Den Ackerschachtelhalm setze ich kalt an, koche ihn auf und köchele ihn dann zehn Minuten leise weiter. Erst dann gebe ich die übrigen Kräuter hinzu und lasse den Sud zehn Minuten ziehen, bevor ich die Blätter und Blüten entferne. Über den Tag verteilt trinken.

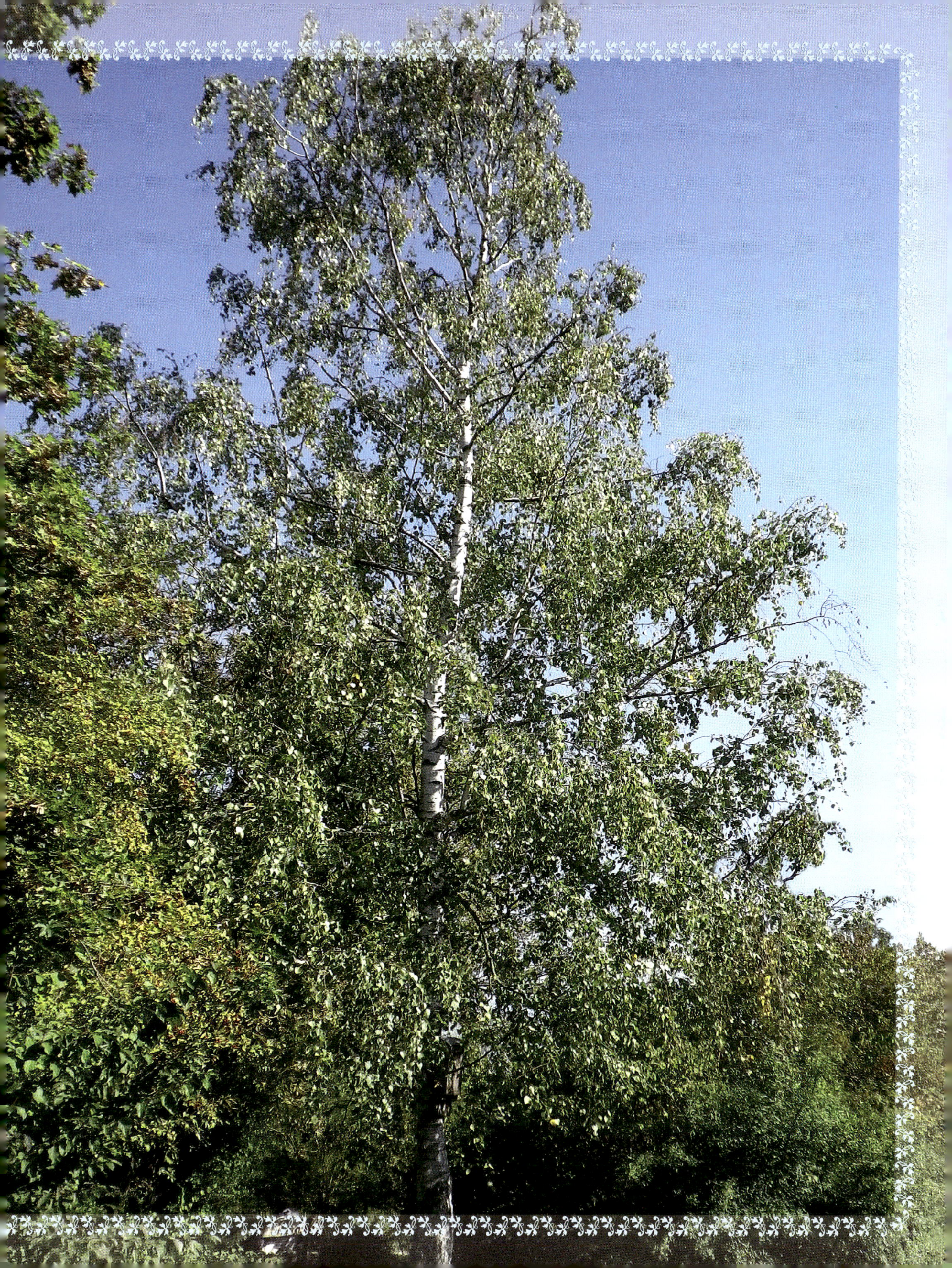

Blutwurz *Potentilla erecta*

Im Volksmund auch Fingerkraut

Kleine Pflanz- und Pflegeanleitung

Blutwurz verträgt keinen Vollschatten und sollte an einem normal feuchten Standort stehen. Er wird bis zu 30 cm hoch und ist eine mehrjährige Pflanze.

Mit einigen der vielen Fingerkräuter wird Blutwurz öfter verwechselt. Es gibt aber ein deutliches Unterscheidungsmerkmal: Die Blutwurzblüte hat nur vier Blütenblätter, während alle anderen Fingerkräuter eine fünfblättrige Blüte haben. Alle Fingerkräuter, auch die Blutwurz, gehören zu den Rosengewächsen, die allesamt fünfblättrige Blüten haben (außer der Blutwurz). Im Gegensatz zu ihren zarten oberirdischen Pflanzenteilen hat die Blutwurz wie alle „Wurz"-Pflanzen eine große dicke Wurzel. Schneidet man die Wurzel auf, sieht man deutlich den für Rosengewächse typischen Fünfstern. In meinem Kräutergarten gedeiht die Blutwurz an verschiedenen Stellen recht gut. Da sie so klein und zart ist, wird sie gelegentlich von größeren Pflanzen überdeckt, die ich dann ein wenig zurückschneide, damit die Blutwurz wieder atmen kann.

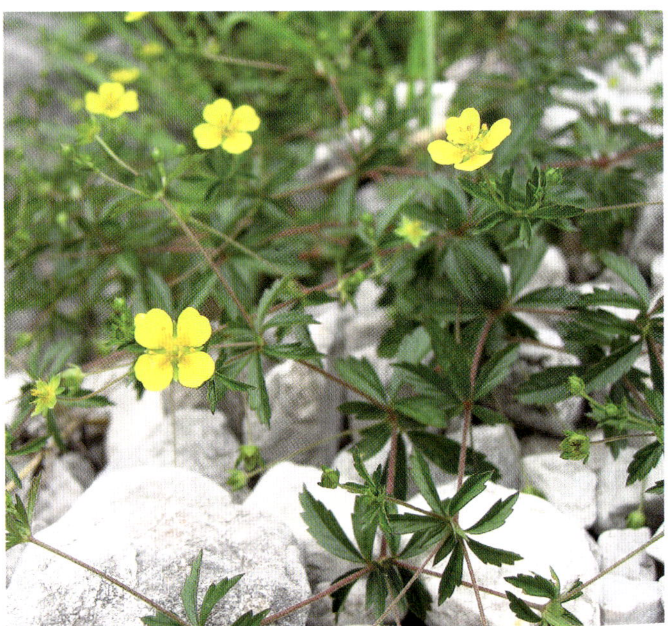

Blutwurztinktur mache ich so:
Einige wenige Wurzeln bürsten, in kleine Stückchen schneiden und in ein Schraubglas füllen. Mit Wodka bis zwei Zentimeter unter dem Glasrand auffüllen und das verschlossene Glas bei Zimmerwärme sechs bis acht Wochen stehen lassen, öfter schütteln. Es entsteht eine kräftige rote Tinktur. In kleine dunkle Fläschchen absieben und etikettieren.

Nur die Wurzel wird zu Heilzwecken verwendet. Es heißt, sie weise einen so hohen Gerbstoffgehalt auf wie kaum eine andere Pflanze. Medikamente mit Blutwurz werden gegen Durchfall, Magenschleimhautentzündung, Hämorrhoiden, Stirnhöhlenentzündungen, Menstruationsbeschwerden und einfach bei allen Arten von Blutungen eingesetzt. Ferner hilft eine Tinktur gegen Parodontose: Mit einem Teelöffel voll spülen und anschließend schlucken oder das Zahnfleisch mit einem Wattestäbchen bepinseln. Zur Herstellung von Tee kaufe ich getrocknete Blutwurzwurzeln in der Apotheke, da ich nicht so viele ausgraben möchte – im nächsten Jahr soll ja auch noch etwas wachsen. Einen Teil davon mahle ich in der Kaffeemühle zu Pulver. Einen Teelöffel davon in einem halben Glas Wasser aufgelöst hilft gegen Durchfall. Zur Herstellung von Tee gebe ich einen gehäuften Teelöffel Wurzelstückchen in einen viertel Liter kaltes Wasser und lasse alles zum Kochen kommen. Vom Feuer nehmen und vor dem Abfiltern zugedeckt noch zehn Minuten ziehen lassen. Zwei bis drei Tassen am Tag lindern die oben genannten Beschwerden.

Borretsch *Borago officinalis*

Im Volksmund auch Gurkenkraut

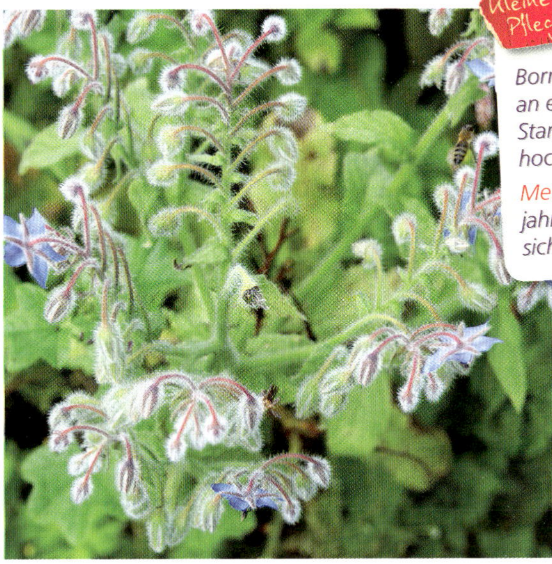

Kleine Pflanz- und Pflegeanleitung

Borretsch gedeiht überall an einem normal feuchten Standort. Er wird bis zu 70 cm hoch und ist nicht frosthart.

Mein Tipp: Borretsch im Frühjahr aussäen. Danach sät er sich immer wieder selber aus.

Borretsch gehört zu den Raublattgewächsen. Die ganze Pflanze ist rau behaart, nur die hellblauen Blütensterne sind zart. Borretsch ist eine einjährige Pflanze und alle Teile sind essbar. Ein Gemüsegarten ohne Borretsch ist für mich unvorstellbar, darum darf er bei mir reichlich wachsen. Ich entferne ihn nur, wenn er zarte Pflanzen unterdrückt. Zur Blütezeit sehen ausgewachsene Pflanzen wunderschön aus und sind eine wahre Bienenweide. Borretsch ist aus dem warmen Mittelmeerraum bei uns eingewandert und sehr frostempfindlich, den ersten Nachtfrost im Herbst überlebt er nicht.

Für Heilzwecke werden Blätter und Blüten gesondert geerntet. Beim Blütenpflücken ist allerdings Vorsicht geboten: Die Blüten hängen nickend an den Büschen und von oben ist nicht zu sehen, ob eine Biene Nektar saugt. Schon manchmal hat mich eine erwischt – dann laufe ich schnell zum Spitzwegerich, kaue ein Blatt weich und lege es auf die betroffene Stelle. Augenblicklich hört das Brennen auf und es schwillt auch nichts an.

Die Blüten des Borretsch trocknen leicht, während Blätter lange liegen müssen, bis sie rascheln. Erst dann schneide ich sie zur Herstellung von Tee mit einer Gartenschere klein. Den ganzen Sommer über verwende ich den Borretsch natürlich frisch. Zwei bis drei Blätter gebe ich in meinen täglichen Salat und darüber streue ich noch eine Handvoll Blüten. Die Borretschpflanze wirkt insgesamt entzündungshemmend, vor allem bei Entzündungen der Harnwege. Sie kann auch gegen Husten, Heiserkeit und Bronchialkatarrhe eingesetzt werden. Ein Saft aus den Blättern kann bei Hautausschlägen und Entzündungen aufgetragen Linderung bringen.

Einen gemischten Tee mache ich so:

20 Gramm getrocknete Borretschblätter
20 Gramm getrocknete Borretschblüten
20 Gramm getrocknetes Ysopkraut
20 Gramm getrocknete Ringelblumenblüten

Von dieser Mischung zwei gehäufte Esslöffel voll mit einem Liter kochendem Wasser übergießen und fünf bis zehn Minuten ziehen lassen. Absieben und über den Tag verteilt schluckweise trinken.

Braunelle *Prunella vulgaris*

Kleine Pflanz- und Pflegeanleitung

Die Braunelle gedeiht überall auf normal feuchten Böden. Sie ist frosthart und mehrjährig. Sie wird 10 cm hoch.

Die Braunelle wird als Unkraut bezeichnet und wächst gern im Gras, da muss man sie auch lassen. Lange Jahre habe ich sie abgemäht, weil ich nicht wusste, was für ein feines Kräutlein da in meinem Garten wuchs. Jetzt aber weiß ich, dass ich eine Kostbarkeit in meiner Wiese habe.

Die Braunelle ist ein kleines Pflänzchen, gerade einmal zehn Zentimeter hoch, mit wunderschönen zartlila Blüten. Sie soll hilfreich sein gegen Fieber, Halsentzündung, Bluterguss und Herpesviren. Einen Teil der Blüten trockne ich zur Herstellung von Tee. Ich setze auch ein Öl an, das später zum Einreiben dient. Eine Salbe koche ich natürlich auch, sie findet gegen Lippenherpes und Blutergüsse Verwendung.

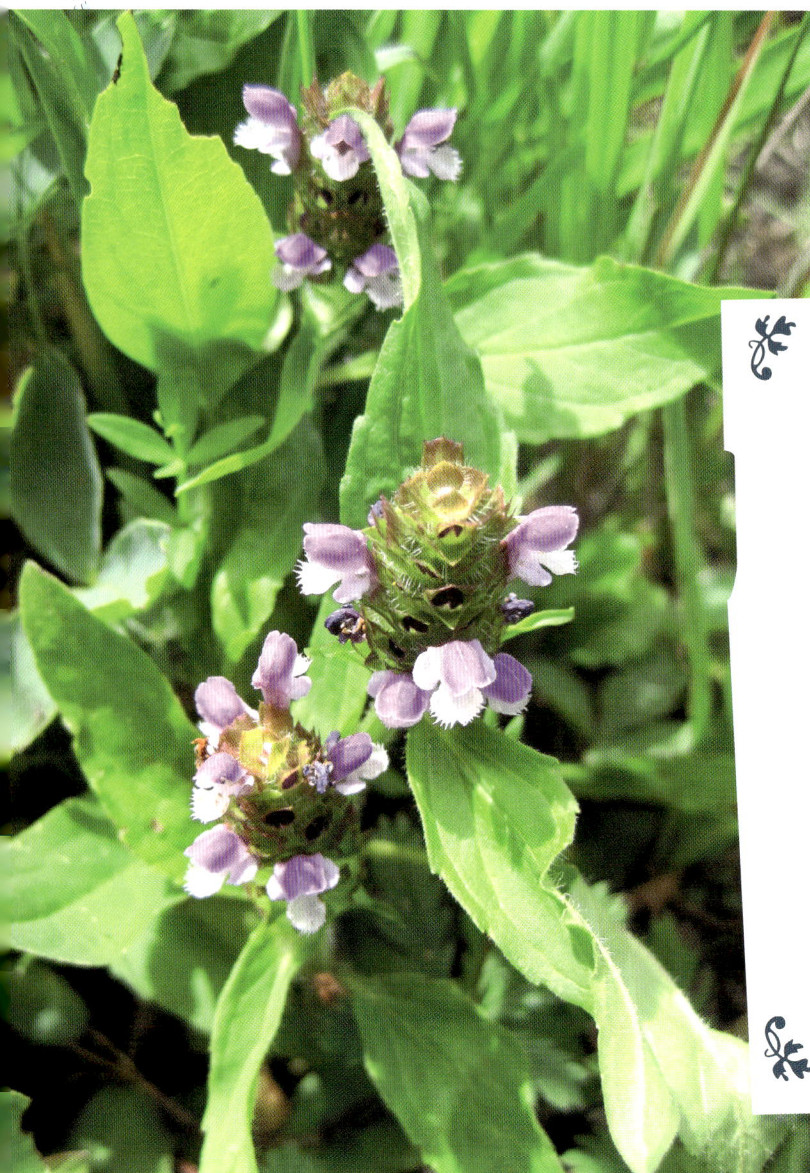

Braunelleöl mache ich so:

Braunelleblüten und -blätter in ein Einmachglas bis gut zur Hälfte füllen und mit gutem Olivenöl bedecken. Einige Wochen in die Sonne stellen, bis die Blätter ausgelaugt sind. In dieser Zeit öfter schütteln, damit immer alles gut bedeckt ist, denn frische Pflanzen in Öl schimmeln leicht.

Braunellesalbe mache ich so:

250 Gramm gutes Melkfett
2 Handvoll frische Braunelleblüten
2 Handvoll frische Braunelleblätter

Das Melkfett in einem Topf erhitzen, die Braunelleblüten und -blätter dazugeben. Dann die Herdplatte ausschalten und mit einem Holzlöffel rühren, bis es nicht mehr schäumt. Zur Seite schieben, den Holzlöffel zwischen Topf und Deckel klemmen und über Nacht stehen lassen. Am nächsten Morgen nochmals erwärmen, durch ein Tuch filtern und gleich in kleine Tiegel füllen. Nach dem Erkalten mit einem Deckel verschließen und Etiketten anbringen.

Braunwurz, knotige *Scrophularia nodosa*

Vor vielen Jahren habe ich mit meinem Mann die knotige Braunwurz bei einem ausgedehnten Spaziergang durch Feld und Wiesen entdeckt. Bis dahin war mir die Braunwurz unbekannt. Wir haben gerätselt, was das für eine Pflanze sein könnte. Ich habe sie mir gründlich angeschaut und daheim in einem Kräuterbuch gefunden. Die Vorzüge der Braunwurz habe ich mir notiert und später einmal den Teilnehmern einer Kräuterwanderung vorgetragen, als wir an einer Pflanzengruppe vorbeikamen. Alle waren begeistert von der schönen Braunwurz und vor allem von den guten Eigenschaften, die in ihr stecken. Da hatte ich wohl zuviel Reklame gemacht: Am nächsten Tag waren sechs der sieben Pflanzen – sie sind nicht geschützt – ausgegraben. Die Hälfte der siebten Pflanze hat schließlich ein Heim in unserem Garten gefunden. Gesammelt wird der Wurzelstock, das Kraut oder beides zusammen.

Die Braunwurz hilft als Tee, Salbe, Tinktur in Umschlägen oder Wickeln gegen Tuberkuloseerkrankungen, Erkrankungen der Lymphknoten, eitrige Wunden und Ohrenschmerzen.

Kleine Pflanz- und Pflegeanleitung

Die Braunwurz verträgt keinen Vollschatten und gedeiht an normal feuchten Standorten. Sie wird 70 cm hoch, ist frosthart und mehrjährig.

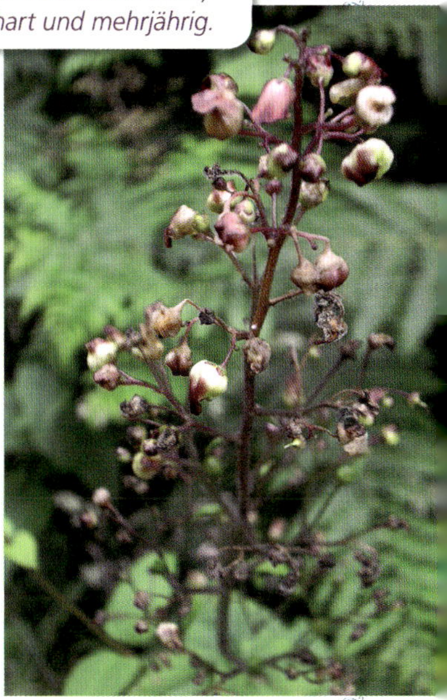

Brennnessel, große *Urtica dioica*

Im Volksmund auch Donnernessel

„Medizin am Wegesrand“ wird die Brennnessel oft genannt. Früher wussten die Menschen, mit welchen ungiftigen Heilpflanzen sie Krankheiten lindern und sogar heilen konnten.

Die Brennnessel ist zweihäusig, das heißt, es gibt weibliche und männliche Brennnesseln. Die weiblichen stehen stolz aufgerichtet mit ihren dunkelgrünen, dicken, dicht nach unten hängenden Samenständen, während die männlichen Brennnesseln manchmal etwas traurig aussehen. Ihre Samenstände sind wesentlich heller, nach den Seiten abstehend, und bei Berührung fallen die kleinen Samen leicht ab. Ich sammle im Sommer reichlich Brennnesselsamen, aber nur von weiblichen Pflanzen – „die Männer taugen nichts“. Interessanterweise stehen weibliche und männliche Brennnesseln jeden Geschlechts zwar für sich allein, nie durcheinander, allerdings immer nah beieinander, denn sie brauchen sich ja zur Bestäubung.

Bevor ich Samen sammle, schaue ich mir die Pflanzen genau an, ob nicht etwa ein Schmetterling seine „Kinderstube“ dort eingerichtet hat, dann muss ich weitergehen zur nächsten Brennnesselecke. Beim Sammeln ziehe ich nicht einmal Handschuhe an. Mir brennen zwar dann tagelang die Hände, besonders die Finger, aber ich weiß ja, das ist gut für die Durchblutung und gut gegen die Gicht. Die Brennnesselsamen trockne ich auf einem großen Sieb, das ich zuvor mit Küchenpapier ausgelegt habe – sie trocknen leicht. Nach dem Trocknen stelle ich das Sieb auf den Küchentisch, ziehe das Küchenpapier weg und rebele mit der Hand, bis alle Samen durch das Sieb gerieselt sind. Dann gebe ich sie nochmals durchs Salatsieb, damit auch noch das letzte Stielchen entfernt wird. In leeren Honiggläsern aufbewahrt stehen sie dann in meinen Regalen und warten, bis ich sie auf mein Butterbrot streue, in meinen Quark gebe oder über die Suppe verteile. Im Frühjahr bereite ich mir auch gern eine Brennnesselsuppe.

Kleine Pflanz- und Pflegeanleitung

Die Brennnessel gedeiht überall an normal feuchten Standorten. Sie wird 1,50 m hoch, ist frosthart und mehrjährig.

Mein Tipp: Brennnesselsamen stärken das Gedächtnis und die Sehkraft. Brennnesseltinktur wirkt blutbildend. Brennnesseltee als Frühjahrskur getrunken schwemmt die Giftstoffe aus, die sich im Laufe des Winters angesammelt haben.

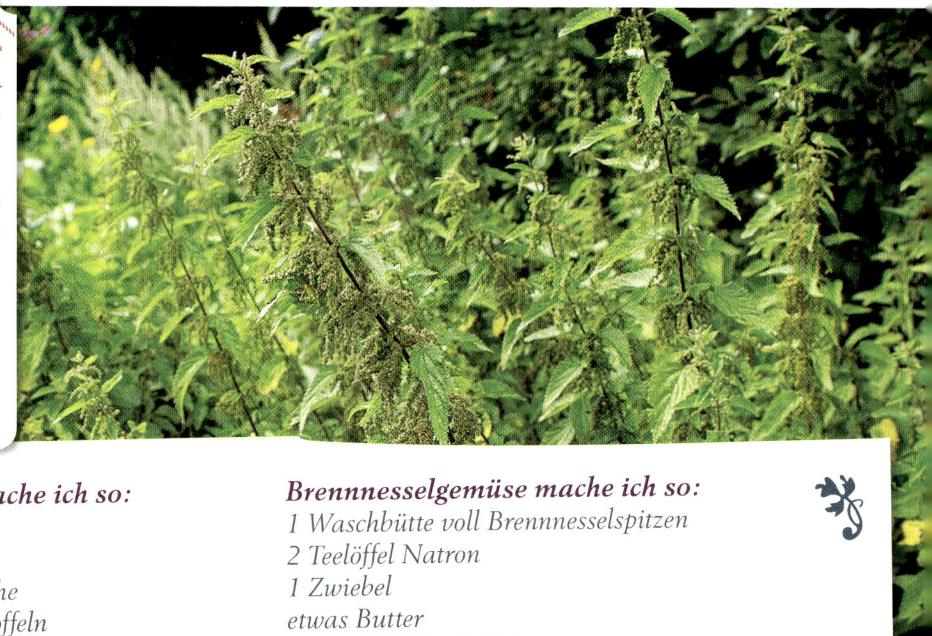

Brennnesselsuppe mache ich so:

1 Zwiebel
1 Esslöffel Butter
1½–2 Liter Gemüsebrühe
4 dicke gewürfelte Kartoffeln
1 kleine in Ringe geschnittene Lauchstange

1 Salatsieb voll Brennnesselspitzen
etwas Pfeffer
etwas Muskat
etwas Sahne
1 Esslöffel Schnittlauchröllchen

Zwiebel in Butter dünsten, aber nicht bräunen, eineinhalb bis zwei Liter Gemüsebrühe aufgießen. Gewürfelte Kartoffeln und geschnittenen Lauch zugeben. Brennnesselspitzen fein schneiden und ebenfalls zugeben. Auf kleiner Flamme ca. 30 Minuten köcheln lassen. Pürieren und mit Pfeffer und Muskat abschmecken. Zuletzt die Sahne unterrühren und mit Schnittlauch bestreuen.

Brennnesselgemüse mache ich so:

1 Waschbütte voll Brennnesselspitzen
2 Teelöffel Natron
1 Zwiebel
etwas Butter
1 Handvoll Dinkelkörner
ca. 50 g Sahne
etwas Kräutersalz
Pfeffer
Muskat

Die Brennnesselspitzen wasche ich gründlich. In einem großen Topf lasse ich Wasser (etwa zehn Zentimeter hoch) zum Kochen kommen. Ich gebe Natron hinein, dann die Brennnesseln. Mit einem Holzlöffel die Brennnesseln immer nach unten drücken, bis sie zusammengefallen sind, dann in ein Sieb abgießen. In einem kleineren Topf eine Zwiebel in Butter dünsten, das Gemüse dazugeben. Dinkelkörner mahlen und mit Sahne andicken. Zum Gemüse geben und alles nochmal aufkochen lassen. Mit Kräutersalz, Pfeffer und Muskat würzen und das Ganze mit einem Stab pürieren.

Buchsbaum *Buxus sempervirens*

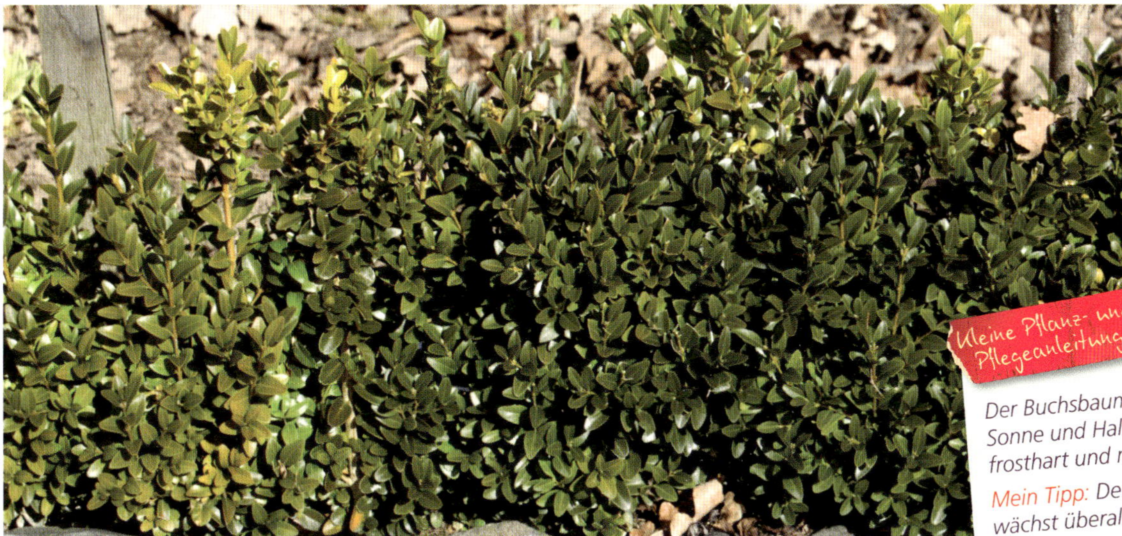

Kleine Pflanz- und Pflegeanleitung

Der Buchsbaum verträgt Sonne und Halbschatten, ist frosthart und mehrjährig.

Mein Tipp: Der Buchsbaum wächst überall. Er kann als unbeschnittene Solitärpflanze stehen oder als Hecke. Dann beschneiden.

Der Buchsbaum ist ein immergrüner kleiner Baum oder Strauch. In meinem Garten steht ein alter, noch nie beschnittener Buchsbaum. Er darf bei mir wachsen gerade wie er will, und er will. Wenn ein Buchsbaum nicht in Form geschnitten wird, blüht er im Frühjahr. Es erscheinen kleine gelbe Blüten, nach der Blüte bilden sich rundliche Früchte. Alle Teile des Buchsbaums sind ***giftig***, deshalb nutze ich sie nicht für innere Anwendungen, obwohl die Blätter in einem alten Kräuterbuch zur Herstellung eines Ausschwemmtees verwendet werden. Es gibt andere gute Ausschwemmtees.

Der Buchsbaum hat aber noch andere Eigenschaften, er nimmt den Schmerz bei Rheuma und Gicht. In einem alten Kräuterbuch habe ich gelesen: die neu ausgetriebenen Zweiglein eines beschnittenen Busches in einer Schüssel sammeln, kurz im kalten Wasser waschen und durch einen Fleischwolf drehen. Das geht sehr gut, denn die kleinen Zweige sind recht weich, solange sie hellgrün sind. Diese grüne Masse mit etwas Olivenöl mischen, auf ein Tuch streichen und bei Gicht oder Rheuma um die schmerzenden Gelenke binden, zumindest über Nacht.

Einen Ausschwemmtee mache ich so:

Zu jeweils gleichen Teilen
Brennnesseln
Birkenblätter
Taubnesselblüten
Ackerschachtelhalm
von jeder Pflanze eine Handvoll auf eineinhalb Liter Wasser

Den Ackerschachtelhalm setze ich erst einmal kalt an. Diesen Sud koche ich auf und lasse ihn zehn Minuten leise köcheln, erst dann kommen die übrigen Kräuter hinzu. Den Herd ausschalten und den Tee noch zehn Minuten zugedeckt ziehen lassen. Mit dieser Mischung mache ich in jedem Frühjahr eine Kur:
Ich trinke drei bis vier Tassen am Tag, der Tee schwemmt Giftstoffe aus dem Körper und ich fühle mich wohler. Eine Ausschwemmkur sollte vier Wochen dauern.

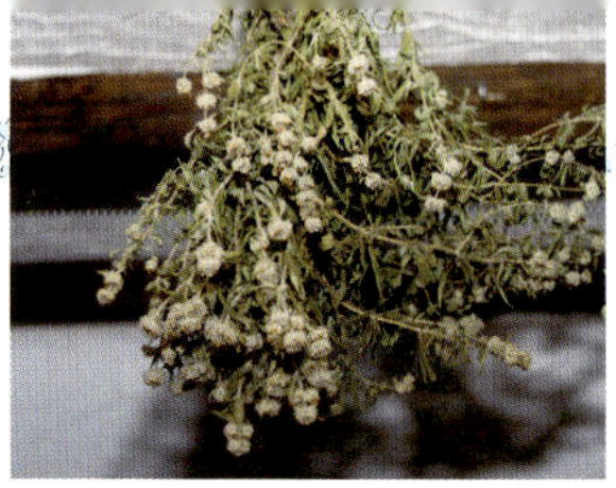

Dickblume *Pycnanthemum muticum*

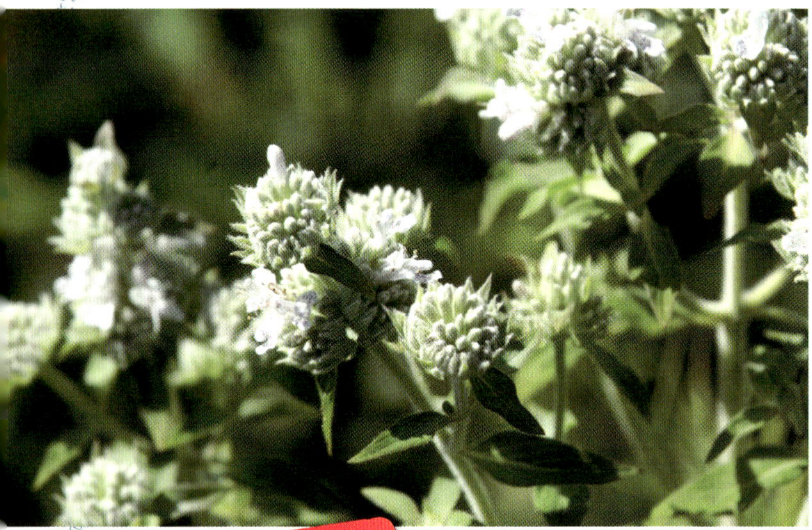

Kleine Pflanz- und Pflegeanleitung

Die Dickblume wächst auf sonnigem Standort mit durchlässigem Boden. Sie wird bis 80 cm hoch, ist frosthart und mehrjährig.

Die Dickblume möchte ich in meinem Garten nicht mehr missen, denn sie hält die Zecken fern – das in ihr enthaltene Pulegon ist ein bewährtes Insektenabwehrmittel. Arbeite ich kurzärmlig im Garten, reibe ich Hände und Arme mit Blättern der Dickblume ein. Solange mein Kräutergarten besteht, und das sind immerhin fast 30 Jahre, bin ich nur ein einziges Mal von einer Zecke gestochen worden. Auch in meiner Wohnung habe ich immer einige Sträuße hängen und habe deshalb nie Ärger mit Schnaken oder anderen Plagegeistern. Mit Tannenreisig geschützt kommt die Dickblume gut über den Winter.

Im Frühjahr versorge ich sie dann mit etwas Kompost, und sie wächst und gedeiht. Die Dickblume ist eine minzeartige Pflanze mit kleinen weißen Blütenkörbchen. Die Pflanze duftet nach Menthol, und ein Tee aus ihren Blättern schmeckt recht gut.

Diptam *Dictamnus albus*

Im Volksmund auch Aschwurz, Brennender Busch

Der Diptam wächst zu einem wunderschönen Busch. Den Winter über zieht er sich zurück, die oberirdischen Pflanzenteile erfrieren, im Frühjahr treibt er dann neu aus. Seine rispenartigen rosaweißen Blüten sehen aus wie Orchideen. Der ganze Busch mit allen Blättern und Blüten duftet stark nach Zitrone oder Zimt, manchmal auch nach Kümmel. In den Blattspitzen soll sich so viel ätherisches Öl konzentrieren, dass sie sich bei sehr starker Sonneneinstrahlung von selbst entzünden können. Der Diptam soll die biblische Pflanze, nämlich der brennende Busch in der Wüste, gewesen sein. Lange Jahre habe ich nach einer Diptampflanze gesucht, aber es gab nur Samen – und der ging nicht auf. Meine ersten Diptampflanzen bekam ich völlig überraschend von meinem Onkel Josef vor 18 Jahren zu meinem 60. Geburtstag geschenkt und die Freude war riesengroß. Bis jetzt habe ich es nicht geschafft, dem Diptam auch nur ein einziges Blatt, geschweige denn eine Blüte, wegzunehmen. Es wäre auch eine Sünde, diese Blütenpracht zu zerstören. Der Busch ist mir ganz einfach heilig und meine absolute Lieblingspflanze im Kräutergarten.

Die Äbtissin Hildegard von Bingen (sie wurde am 7. Oktober 2012 von Papst Benedikt XVI. zur Kirchenlehrerin erhoben und heilig gesprochen) schreibt über den Diptam: „Der Diptam ist warm und trocken und er hat die Kräfte des Feuers und die Kräfte des Steins in sich, weil er in seinen Kräften hart wie Stein ist (...). Aber auch wer in seinem Herzen Schmerzen hat, esse das aus Diptam gemachte Pulver und der Herzschmerz wird weichen." Sie empfiehlt, einmal täglich ein bis zwei Messerspitzen Diptampulver auf einem Stückchen Dinkelbrot zu essen.

Diptam wird in der Homöopathie als Mittel bei starker, schmerzhafter Periode eingesetzt.

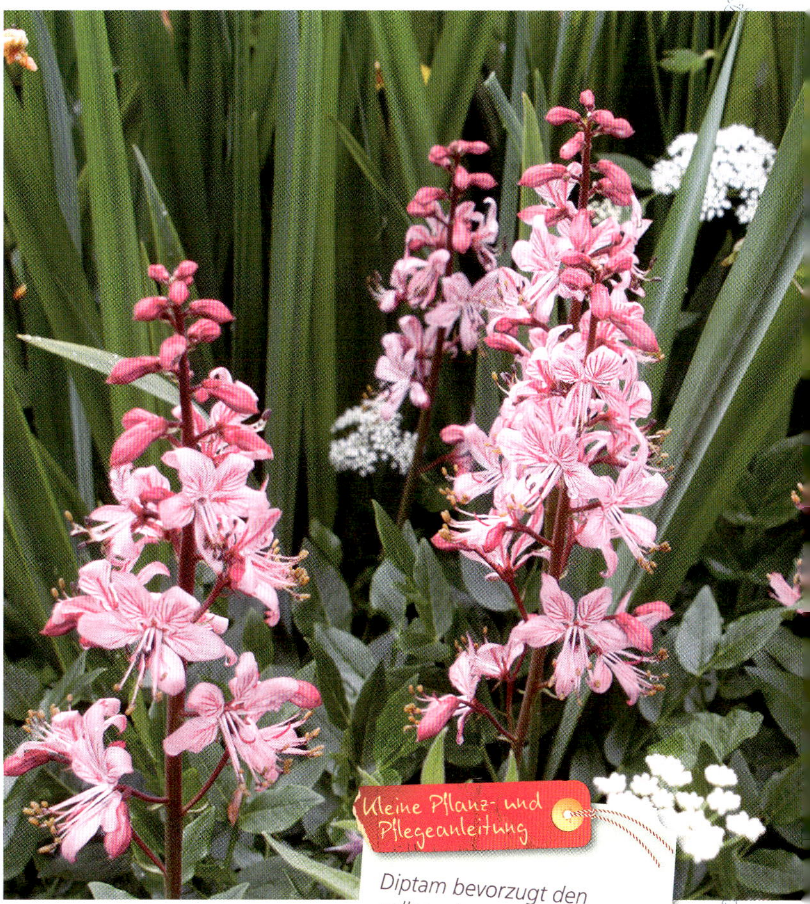

Kleine Pflanz- und Pflegeanleitung

Diptam bevorzugt den vollsonnigen Standort auf normal feuchtem Boden. Er wird bis zu 90 cm hoch, ist frosthart und mehrjährig.

Mein Tipp: Wer den Diptam im Garten haben möchte, dem empfehle ich, Pflanzen zu kaufen. Am besten drei Pflanzen zusammen setzen, dann hat man gleich einen schönen Busch. Diptam vermehrt sich so gut wie nicht.

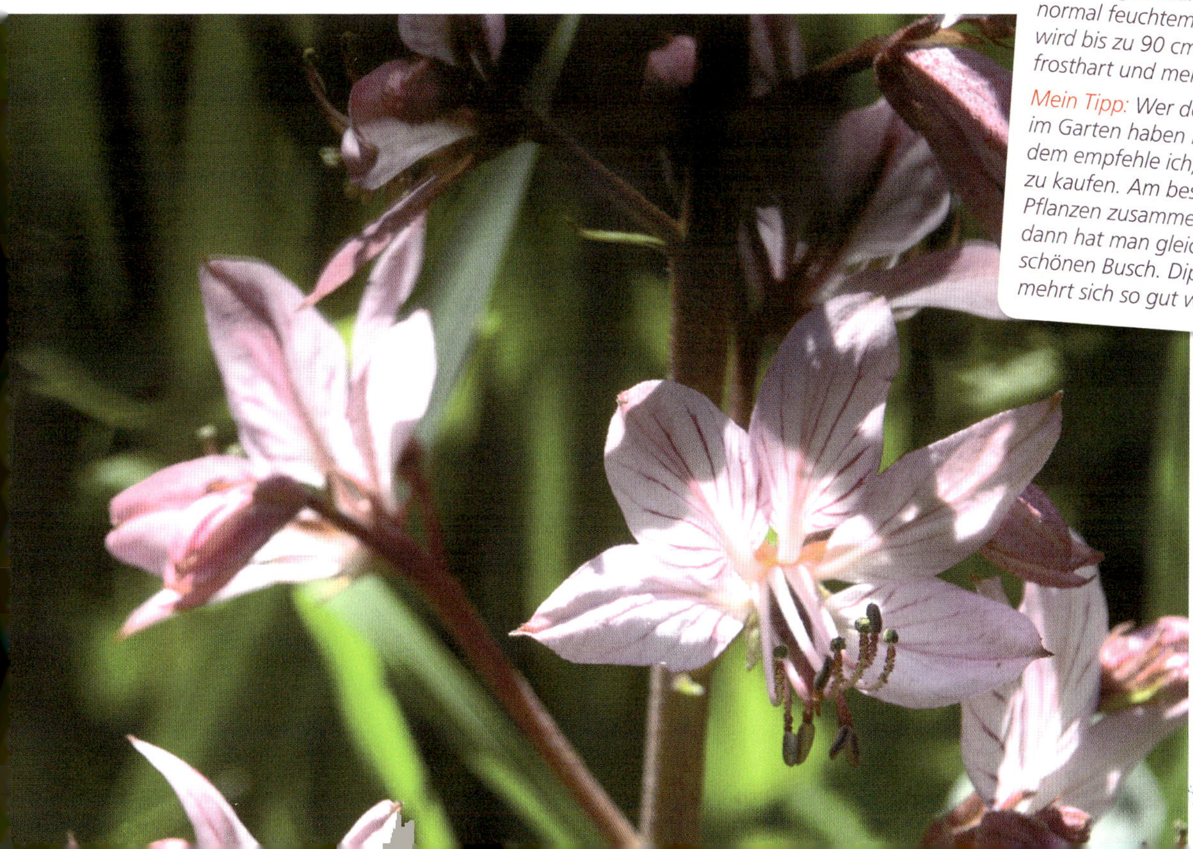

Eberraute *Artemisia abrotanum*

Im Volksmund auch Eberreis, Schoßwurz, Zitronenkraut

Die Eberraute ist ein langlebiges Korbblütengewächs. Die Pflanzen blühen in langen Rispen wie die ihnen verwandten Artemisien. Meine ersten Büsche habe ich durch Aussaat selbst herangezogen – 20 Jahre lang habe ich mich an diesen drei Büschen erfreuen können. Nach einem langen Winter waren sie von unten her total vermoost. Ich schabte das Moos vorsichtig ab und schnitt die Büsche ein wenig zurück, wie in jedem Frühjahr, wartete aber vergebens auf den Austrieb. Sollten meine beiden neuen Eberrautenpflanzen auch so lange leben, dann werden sie mich überleben.

Kleine Pflanz- und Pflegeanleitung

Die Eberraute gedeiht an absonnigen, schattigen Bereichen. Sie benötigt einen normal feuchten Standort, wird 1 m hoch, ist winterhart und mehrjährig.

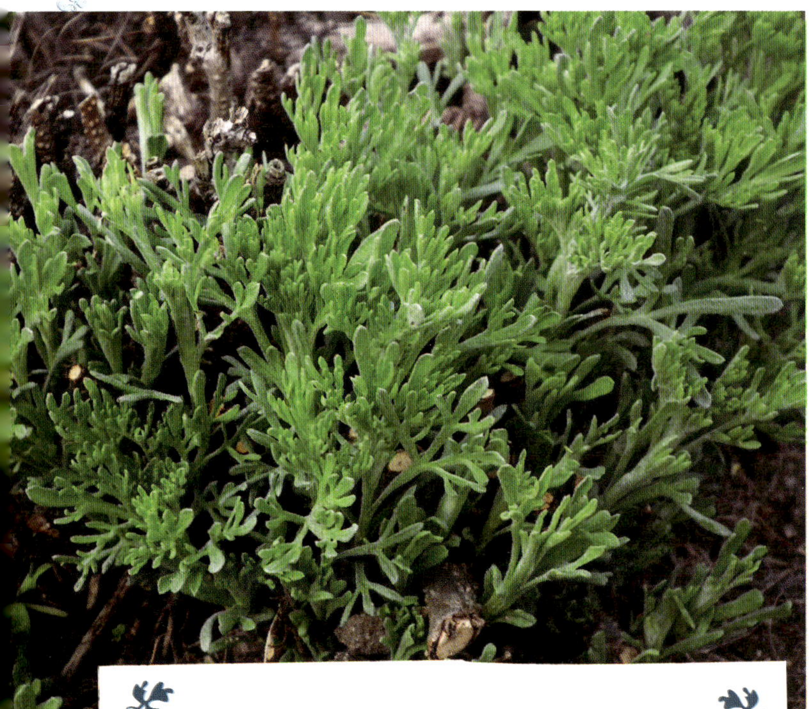

Einen Eberrautentee mache ich so:
Am Vorabend einen Esslöffel getrocknete Wurzelstückchen der Blutwurz in einem Liter kaltem Wasser einweichen und am Morgen zum Kochen bringen. Einen Esslöffel getrocknetes Eberrautenkraut dazugeben, vom Feuer nehmen und zugedeckt noch fünf Minuten ziehen lassen. In eine Wärmekanne absieben und ungesüßt über den Tag verteilt trinken.

Die Eberraute hat einen intensiven anhaltenden zitronenartigen Duft. Wenn ich im Garten an ihr vorbeigehe, muss ich sie einfach streicheln. Hängen einige getrocknete Eberrautenstiele an meinem Schlafzimmerfenster, traut sich keine Schnake an den Sträußen vorbei. Die trockenen zarten Blätter streife ich von den Stielen und verwende sie auch für Mottensäckchen. Ich mische dann zum Eberrautenkraut noch Dickblumenkraut und Poley-Minzekraut und hänge an jede Kleiderschranktür ein solches Mottensäckchen.

In der Klostermedizin hat die Eberraute einst eine wichtige Rolle gespielt, ist aber inzwischen weitestgehend in Vergessenheit geraten. Ich verwende sie gern in Verbindung mit der Blutwurz, denn beide Pflanzen haben etwa gleiche Inhaltsstoffe. Ein Mischtee kann bei Magen- und Darmbeschwerden, Drüsenschwellungen, Durchfall und Stirnhöhlenentzündungen helfen.

Eibisch, echter *Althaea officinalis*

Im Volksmund auch Samtpappel, Schleimwurzel

Kleine Pflanz- und Pflegeanleitung

Der Eibisch wächst gern in der Sonne. Er benötigt einen normal feuchten Standort, wird 1,50 m hoch, ist winterhart und mehrjährig.

Eibisch zählt zu den Malvengewächsen und erreicht eine imposante Höhe von bis zu zwei Metern. Er wächst kerzengrade und benötigt eine Stütze. Der Eibisch wächst gern auf salzhaltigen Böden, die er in unserer Region aber nicht vorfindet; deshalb tut er sich bei uns ein wenig schwer. Zwei bis drei Jahre kann man sich an einer Pflanze erfreuen, dann lässt die Wuchs- und Blühfreudigkeit nach und man muss für Nachwuchs sorgen. Der Eibisch hat ganz weiche, samtige Blätter und recht große weiß-rosafarbene Blüten, die nur im oberen Bereich der Stängel sitzen.
Für Heilzwecke werden hauptsächlich die Wurzeln, aber auch Blätter und Blüten geerntet. Ich begnüge mich meistens mit den Blättern und Blüten und es fällt mir schwer, den stolzen Pflanzen ihren Schmuck wegzunehmen. Der Eibisch ist eine Schleimpflanze, das heißt, die ganze Pflanze beinhaltet Pflanzenschleim, hauptsächlich die Wurzel. Aus diesem Grund werden von der Pflanze auch nur Kaltauszüge hergestellt, denn würde mit kochendem Wasser überbrüht, erhielten wir eine schleimige Suppe und keinen Tee. Eibisch ist heilwirkend und schmerzlindernd bei Husten, Heiserkeit, Nieren- und Blasenentzündungen und bei Magen- und Darmbeschwerden.

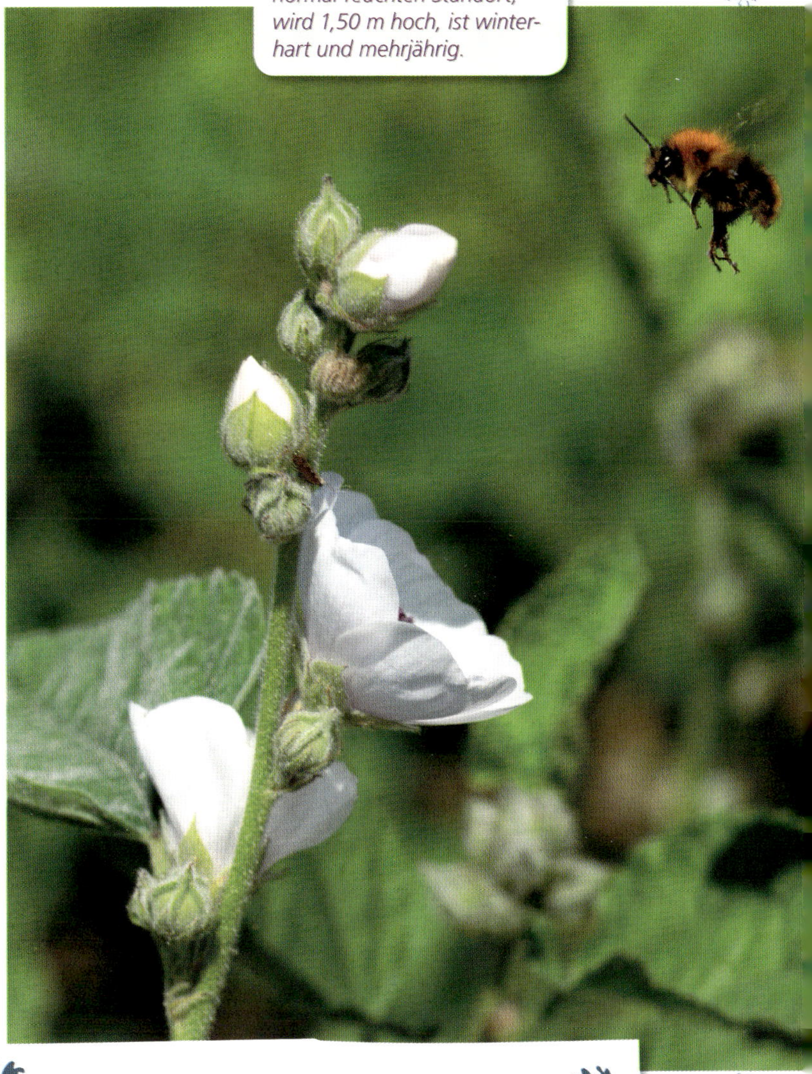

Einen hilfreichen Tee mache ich so:
Ein bis zwei Esslöffel der getrockneten Wurzel oder zwei bis drei Esslöffel getrocknete Blätter und Blüten am Vorabend in einem kleinen Topf mit einem Liter kaltem Wasser ansetzen und über Nacht zugedeckt ausziehen lassen. Am nächsten Morgen gut durchrühren, absieben und den erwärmten Sud über den Tag verteilt trinken oder bei einer Halsentzündung damit gurgeln.

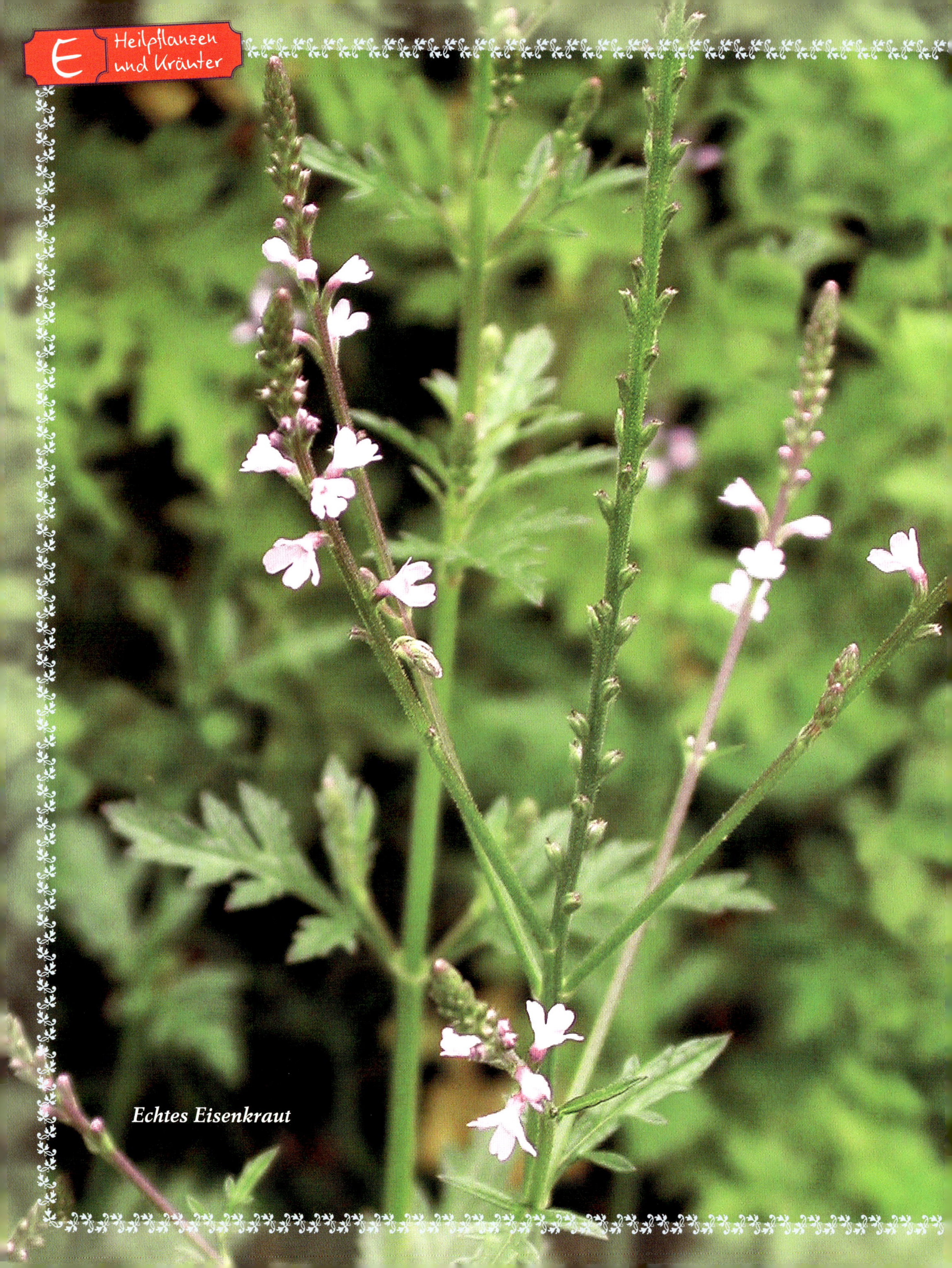

Echtes Eisenkraut

Eisenkraut, echtes *Verbena officinalis*

Im Volksmund auch Wunschkraut

Eisenkraut ist eine eher unscheinbare Pflanze mit winzigen Blütchen an den sparrigen Stängelspitzen. Die Pflanze duftet nicht, aber sie behauptet sich im Kräutergarten. Sie sät sich aus und das besonders gern im Gemüsegarten. Da sie nicht viel Platz beansprucht, lasse ich sie dort auch wachsen. Das echte Eisenkraut wird oft mit der Zitronenverbene verwechselt. Beide Pflanzen werden „Verbene" genannt und beide Pflanzen heißen im Französischen „verveine". Verveinetee – aus der Zitronenverbene – ist Frankreichs Nationalteegetränk. Verveine, echtes Eisenkraut, gehört zu den Bachblüten. Es gibt nach dem britischen Arzt Dr. Edward Bach (1886–1936) 38 Bachblüten. Diese Bachblüten sind allesamt Seelenpflanzen. Bachblütenkonzentrate, die es in der Apotheke zu kaufen gibt, können zur Vorbeugung gegen Krankheiten oder zur Unterstützung einer Behandlung eingesetzt werden. Echtes Eisenkraut ist eben eine der 38 Bachblüten. Es ist ein Hexenkraut, eine Zauberpflanze, eine wichtige Pflanze der Kelten.

Die keltischen Druiden reinigten ihre Altäre mit Eisenkraut. Es mag sein, dass diese Altäre aus Marmor waren, denn Marmor reinigte man lange Zeit mithilfe von Eisenkraut. In früherer Zeit war es für Bauern Brauch, am höchsten First ihres Hofes einen Eisenkrautbusch zu befestigen, damit dieser alles Unheil, wie zum Beispiel Blitzeinschlag, fernhielte. Auch steckten sie an alle vier Ecken ihrer Felder (früher gab es ja kleinere Felder als heute) Eisenkrautbüsche, die auch dort alles Böse fernhalten sollten.

Heilkräuterkundige des 19. Jahrhunderts hielten Eisenkraut für das beste Mittel, um bei Übelkeit den Magen zu entleeren, und schätzten es auch als schweißtreibendes und fiebersenkendes Mittel.

Kleine Pflanz- und Pflegeanleitung

Echtes Eisenkraut verträgt keinen Vollschatten und gedeiht an normal feuchten Standorten. Es wird 60 cm hoch, ist frosthart und mehrjährig.

Einen guten fiebersenkenden Tee mache ich so:

Jeweils zu gleichen Teilen (je 50 g)
getrocknetes Eisenkraut
getrocknete Lindenblüten
getrocknete Himbeerblätter
Ingwerwurzelscheibchen

Je zwei Teelöffel der Kräuter und sechs Scheibchen Ingwer mit einem Liter Wasser aufbrühen und fünf bis zehn Minuten ziehen lassen. Mit einer Prise Stevia süßen und über den Tag verteilt trinken.

Des Weiteren soll Eisenkraut traurigen, trauernden und unglücklichen Menschen helfen, wieder ins Gleichgewicht zu gelangen.

Eisenkrauttee zur Stimmungsaufhellung mache ich so:

Einen gehäuften Teelöffel getrocknetes Eisenkraut mit einem Viertelliter heißem Wasser übergießen, fünf bis zehn Minuten ziehen lassen und schluckweise trinken.
Außerdem helfen täglich zwei Tropfen Bachblüten-Vervain-Tropfen, die man unter die Zunge gibt.

Engelwurz *Angelica archangelica*
Waldengelwurz *Angelica sylvestris*

Im Volksmund auch Erzengelwurz, Brustwurzel, Zahnwurzel

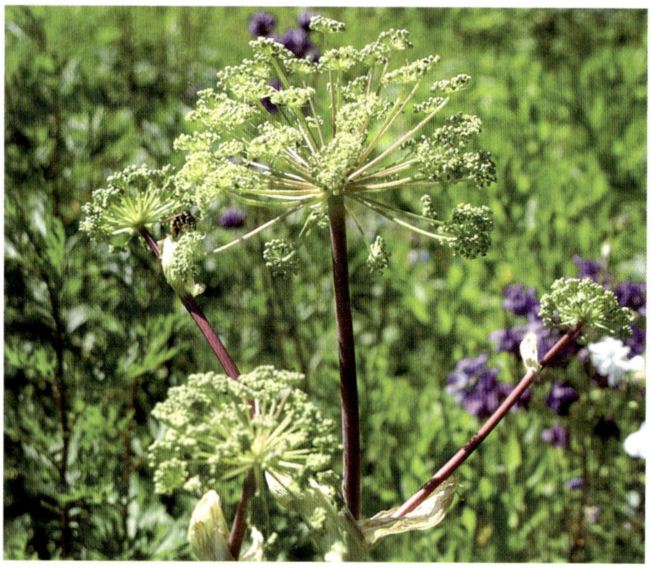

Die Engelwurz ist eine zweijährige Pflanze, das heißt, im ersten Jahr wachsen nur Rosetten und erst im zweiten Jahr wächst sie zur stattlichen Pflanze empor. Sie kann bis zu zwei Meter hoch werden. Ich habe nicht jedes Jahr solche Prachtexemplare – die gibt es nur, wenn sich die Pflanzen selbst ausgesät haben. Wenn ich nachhelfen muss, bleiben sie kleiner. Die Engelwurz benötigt viel Platz zum Gedeihen und duldet um sich herum nur Verwandte. Sie bildet prächtige Blütendolden aus, die auch das Einzige sind, das ich von der Engelwurz ernte. Die Wurzeln grabe ich nicht aus, denn dann wäre die Pflanze weg.

Es sind jedoch die Wurzeln, die zu Heilzwecken genutzt werden. Sie werden zur Herstellung von Tee getrocknet oder frisch in Alkohol angesetzt. Tee und Tinktur werden bei Magenbeschwerden, Blähungen, Appetitlosigkeit und Völlegefühl eingesetzt. Ich trockne reichlich Samen, die ich beim Brotbacken verwende. Frische, grüne Samen gebe ich in meinen Magenbitter (Rezept siehe Löwenzahn, Seite 116).

Zur Engelwurz habe ich ein besonderes Verhältnis: Bei einem Räucherseminar, der Tisch war mit getrockneten Kräutersträußen, Schälchen mit Harzen, Weihrauch und Räucherkohle geschmückt, erfüllte der feine Duft einer Räucherzigarre das Zimmer. Die Heilerin berichtete, was dieser Duft uns allen Gutes tun könne. Gegen Abend sollten wir im Rahmen einer Meditation mit einer unserer Lieblingspflanzen kommunizieren. Ich wählte die Ringelblume, die jedoch, so sehr ich mich auch anstrengte, nicht erschien – wohl aber die Engelwurz. Dann müsse, so die Heilerin, die Engelwurz meine Pflanze sein, sonst wäre sie mir nicht erschienen. Zufällig las ich am nächsten Tag in einem Kräuterbuch, die Engelwurz sei die Pflanze der Schützegeborenen. Ich bin am 2. Dezember geboren, also Schütze. Seit diesem Erlebnis liebe ich die Engelwurz sehr und verehre sie.

Kleine Pflanz- und Pflegeanleitung

Die Engelwurz gedeiht überall an normal feuchten Standorten. Sie wird bis zu 2 m groß, ist frosthart und zweijährig.

Mein Tipp: Engelwurzpflanzen kauft man am besten und pflanzt sie in nahrhafte Erde und in die Sonne.

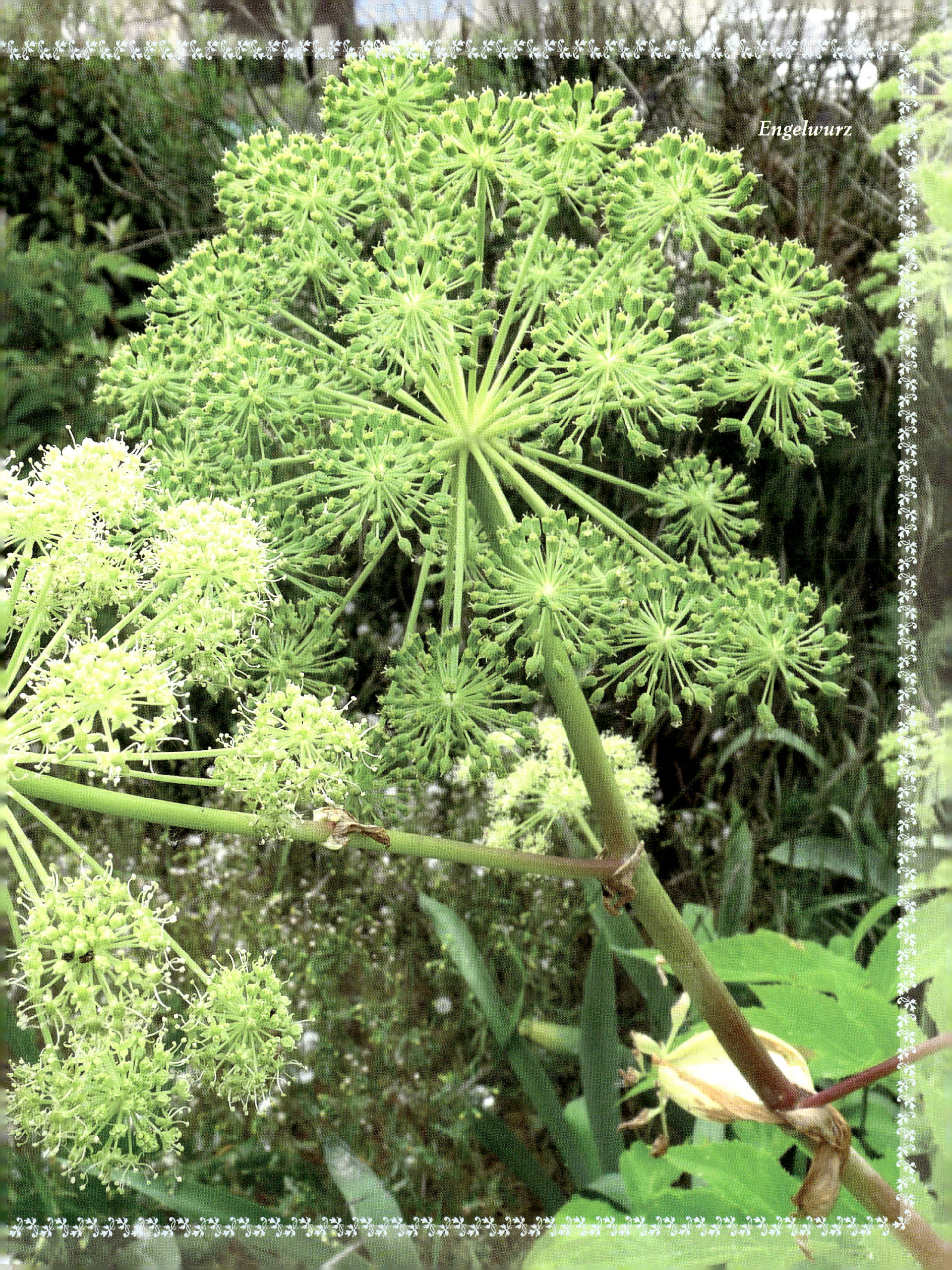

Engelwurz

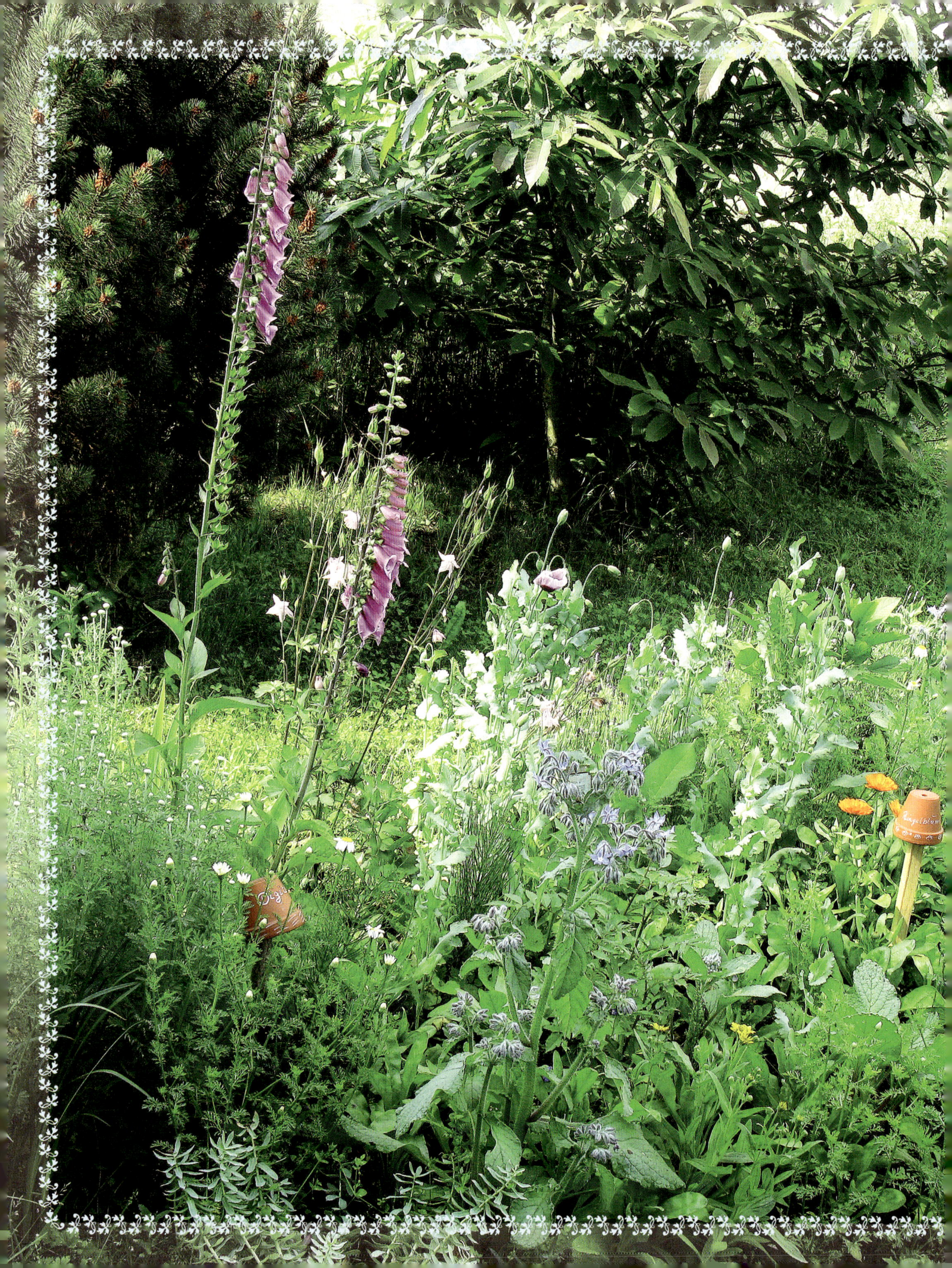

Erdrauch, gewöhnlicher *Fumaria officinalis*

Im Volksmund auch Melancholiekraut

Am Rande des Kräutergartens, aber auch im Gemüsegarten, sät sich der Erdrauch immer wieder selber aus, und zwar so reichlich, dass ich ihn immer wieder reduzieren muss. Ich weiß, er ist etwas ***giftig***, obwohl das in der Literatur nicht hervorgehoben wird. Aus diesem Grunde trockne ich die Pflanze auch nicht zur Herstellung von Tee, eine Tinktur jedoch setze ich an. Sie kann bei Leber- und Gallenbeschwerden eingesetzt werden, wie schon Dioskurides gewusst haben soll und wie neuere Untersuchungen bestätigen.

Der Erdrauch gehört zu den Mohngewächsen, ist also verwandt mit Schöllkraut und rotem Mohn. Erdrauchtinktur mit Mariendisteltinktur zu gleichen Teilen gemischt hilft bei Schuppenflechte, Ekzemen, Herpes, Akne und auch bei kranker Leber.

Erdrauchtinktur mache ich so:
Ein Schraubglas mit geschnittenem Erdrauchkraut und geschnittenem Mariendistelkraut (zu gleichen Teilen) zur Hälfte füllen. Bis zum Rand mit Wodka aufgießen. Sechs bis acht Wochen in der Wärme stehen lassen, öfter schütteln. Danach filtern und in braune Flaschen füllen.

Kleine Pflanz- und Pflegeanleitung

Erdrauch benötigt einen feuchten bis trockenen Standort. Er wird 40 cm hoch und ist einjährig.

Mein Tipp: Erdrauch wächst überall und sät sich selber aus: einfach wachsen lassen!

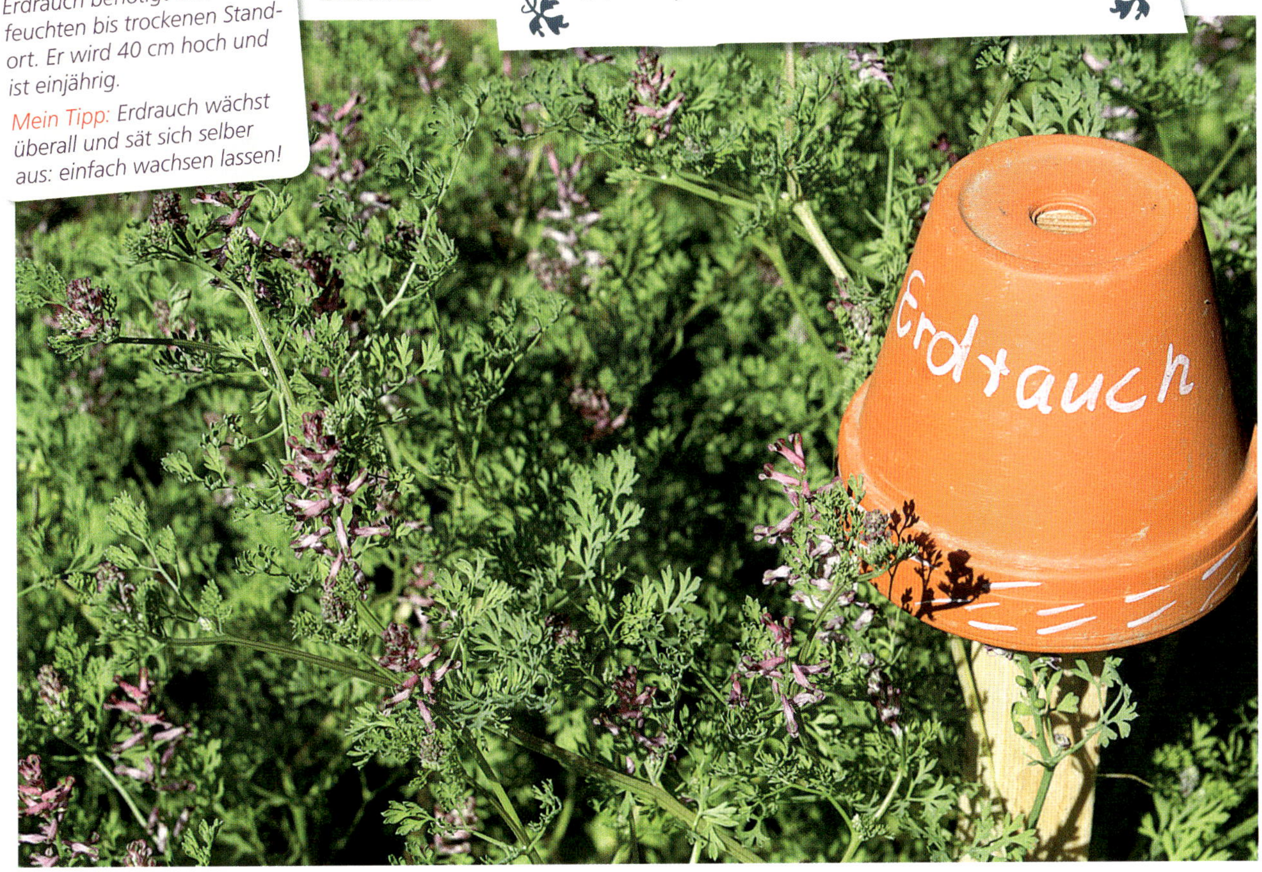

Esche, gewöhnliche *Fraxinus excelsior*

Eine Esche ist mit fünf oder sechs Jahren schon ein stattlicher Baum. Sie hat einen schlanken Stamm und eine lichte Krone, durch die das Sonnenlicht hindurchscheint. Die Esche soll der einzige Baum mit schwarzen Blütenknospen sein, aus denen dann längliche, rotbraune Blütenbündel wachsen. Erst nach ihrem Verblühen wachsen grüne Fiederblätter in Büscheln. Diese frisch ausgetriebenen Büschel ernte ich zur Herstellung von Tee und Elixier. Auch die Samenstände oder die Rinde junger Zweige haben lebensverlängernde Eigenschaften. Ich begnüge mich jedoch mit den Blättern, die ich pflücke, solange sie noch sehr klein sind. Zur Herstellung von Tee trockne ich sie ohne künstliche Wärme auf einem Sieb, sonst werden sie hart und unansehnlich. Ich bewahre die getrockneten Blätter in einem Steinguttopf auf und zerkleinere sie erst kurz vor Gebrauch.

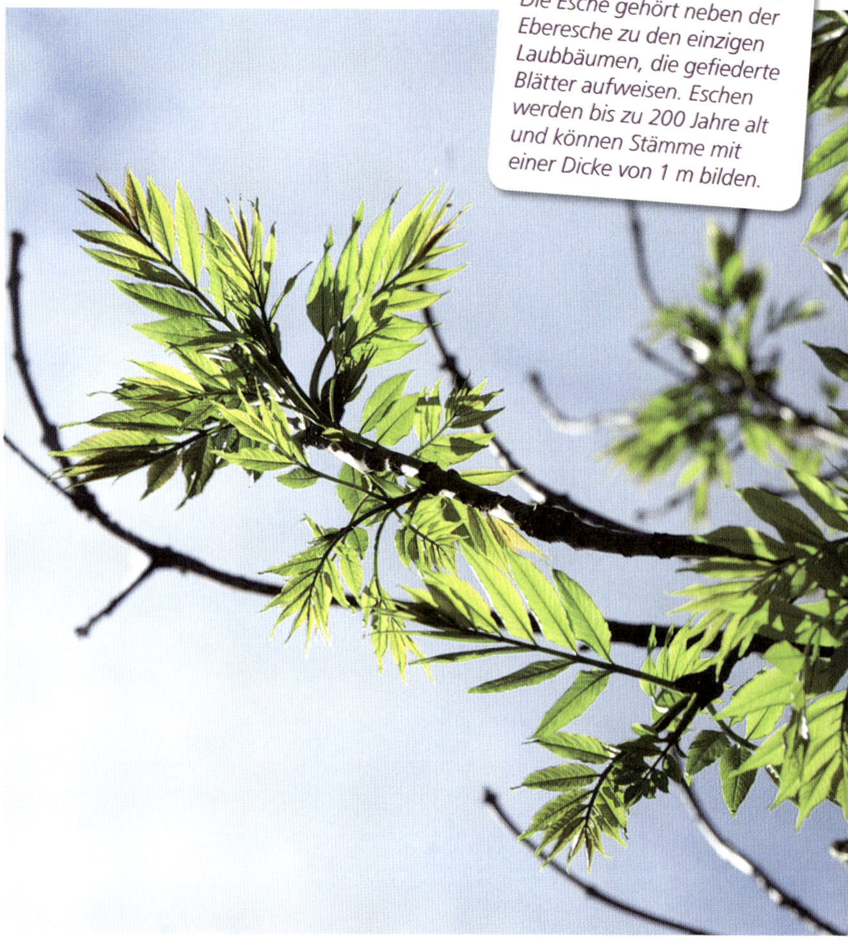

Kleine Pflanz- und Pflegeanleitung

Die gewöhnliche Esche ist ein sommergrüner Baum, der bis zu 40 m hoch werden kann. Die Esche gehört neben der Eberesche zu den einzigen Laubbäumen, die gefiederte Blätter aufweisen. Eschen werden bis zu 200 Jahre alt und können Stämme mit einer Dicke von 1 m bilden.

Mein Elixier mache ich so:
Zwei bis drei Handvoll geschnittene frische Triebe in ein größeres Glas geben und mit einem Liter naturreinem Weißwein übergießen. Das verschlossene Glas zwei Wochen in die Sonne stellen, danach die Flüssigkeit durch ein dünnes Leintuch filtern und gut auspressen. Den Weinauszug in zwei kleinere Flaschen füllen – eine Flasche ist für den Eigengebrauch, die zweite ist zum Verschenken. Ein Schnapsglas täglich soll lebensverlängernd wirken. Aber wer kann das schon sagen? Niemand weiß, wie lange er ohne das Elixier leben würde! Aber schaden kann es auch nicht.

Estragon *Artemisia dracunculus*

Im Volksmund auch Schlangenkraut und Drachenkraut

Mir sind zwei Estragonarten bekannt, der russische Estragon und der französische Estragon – in meinem Kräutergärtlein wachsen beide. In den ersten Jahren hatte ich nur den russischen, aber seit ich den französischen Estragon habe, verwende ich nur noch diesen. In seiner Erscheinung wirkt er viel zarter und sein Aroma ist viel intensiver, lieblicher. In der Küche nehme ich den ganzen Sommer über Estragonblätter zum Salat, Gemüse, in Suppen und Saucen, in Quark und Kräuterbutter. Steht der Estragon in Blüte, schneide ich einige Sträuße zum Trocknen. Ich schneide ihn, wenn die winzigen Blütchen noch nicht ganz geöffnet sind, denn später werden sie bitter. Nach dem Trocknen streife ich die kleinen Perlchen von den Rispen und verwahre sie in einem leeren Honigglas. Ich verwende sie zum Würzen und gebe sie gelegentlich in eine Teemischung. Estragon wirkt appetitanregend, verdauungsfördernd, er lindert Blähungen und treibt den Harn.

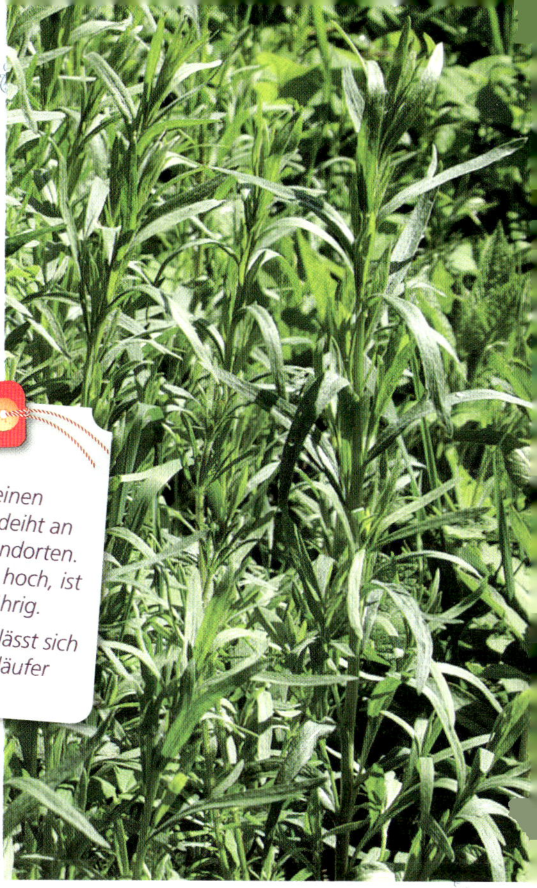

Kleine Pflanz- und Pflegeanleitung

Estragon verträgt keinen Vollschatten und gedeiht an normal feuchten Standorten. Er wird bis zu 90 cm hoch, ist frosthart und mehrjährig.

Mein Tipp: Estragon lässt sich gut durch Wurzelausläufer vermehren.

Estragonlikör mache ich so:

Frische Estragonblätter
1 Vanillestange
5–6 Scheibchen Ingwer
1 Handvoll brauner Kandis
38 %iger Doppelkorn

Eine Flasche zur Hälfte mit Estragonblättern füllen, die Vanillestange, den Ingwer und den Kandis zugeben. Mit Doppelkorn auffüllen und sechs bis acht Wochen ziehen lassen, währenddessen öfter schütteln. Danach in eine schöne Flasche abfiltern. Nach einem reichhaltigen Essen kann ein Gläschen Estragonlikör Wunder wirken.

Estragonessig mache ich so:

Drei Estragonzweige in eine Flasche geben und guten Weinessig darübergießen, bis die Zweige bedeckt sind. Einige Wochen in der Wärme stehen lassen und öfter schütteln, damit alles immer gut bedeckt bleibt und nicht schimmelt. In klare Flaschen absieben, aber dunkel aufbewahren. Bevor ich eine Flasche verschenke, gebe ich in den fertigen Essig noch einen frischen Estragonzweig.

Estragontee mache ich so:

Für eine Tasse Tee entweder einen Teelöffel getrocknetes Kraut oder die dreifache Menge frisches Kraut mit einem viertel Liter kochendem Wasser übergießen und fünf bis zehn Minuten ziehen lassen. Zu den Mahlzeiten getrunken hilft der Tee, damit das Essen nicht schwer im Magen liegt.

Fenchel *Foeniculum vulgare*

Im Volksmund auch Gewürzfenchel

Der Fenchel ist eine ein- bis mehrjährige Pflanze. Er wächst im Mittelmeerraum wild, wird aber auch in unseren Gärten angebaut und hält locker –10 °C aus. Zwar frieren die oberirdischen Pflanzenteile ab, aber im Frühjahr treibt die Pflanze wieder aus. Der Fenchel ist ein Doldenblütler. Seine Blüten sehen dem Dill sehr ähnlich, blühen aber gelb. Auch Laub und Stiele sind dillähnlich, haben aber einen leicht bläulichen Schimmer. Ich säe den Fenchel gern in die Nähe eines Zaunes, dann kann ich ihn später anbinden, denn er wird bis zu zwei Meter hoch. Die Fenchelfrüchte reifen nachein-ander erst im Spätsommer oder gar im Herbst. Ich kontrolliere regelmäßig und schneide die reifen Dolden ab. Leider kann man keine Fenchelsträuße aufhängen, die Samen würden abfallen.

Kleine Pflanz- und Pflegeanleitung

Der Fenchel gedeiht in absonnigen, schattigen Bereichen. Er benötigt einen normal feuchten Standort, wird 2 m hoch, ist winterhart und mehrjährig.

Als Heilmittel findet der Fenchel vielseitige Verwendung. In erster Linie dient er zur allgemeinen Erhaltung der Gesundheit. Er wirkt ähnlich wie Kümmel und Anis und wird auch oft mit diesen zusammen verordnet, vor allem bei Blähungen. Ferner wirkt Fenchel krampfstillend, schleimlösend, verdauungsfördernd, appetitanregend und harntreibend.

Einen Fencheltee mache ich so:
Einen gehäuften Teelöffel Fenchelsamen zerstoße ich im Mörser und überbrühe ihn mit einem Viertelliter kochendem Wasser. Zehn Minuten zugedeckt ziehen lassen und abseihen – fertig ist ein hilfreicher Hustentee. Wer möchte, kann ihn mit Honig süßen. Als Magentee darf Fencheltee nicht gesüßt werden.

Ich bereite auch gern ein Mischpulver nach Hildegard von Bingen, die Zutaten sind in Hildegard-Läden und in Apotheken erhältlich. Dazu benötige ich:
32 Gramm Fenchelsamen
16 Gramm Galgantwurzel
8 Gramm Diptamkraut
4 Gramm Habichtskraut

Alle Bestandteile in der Kaffeemühle fein mahlen und in einem Schraubglas aufbewahren.
Zur Unterstützung der Verdauung oder bei Erkältungen einen halben Teelöffel des Pulvers in einem Likörglas mit warmem Wein etwa eine halbe Stunde nach dem Mittagessen trinken.

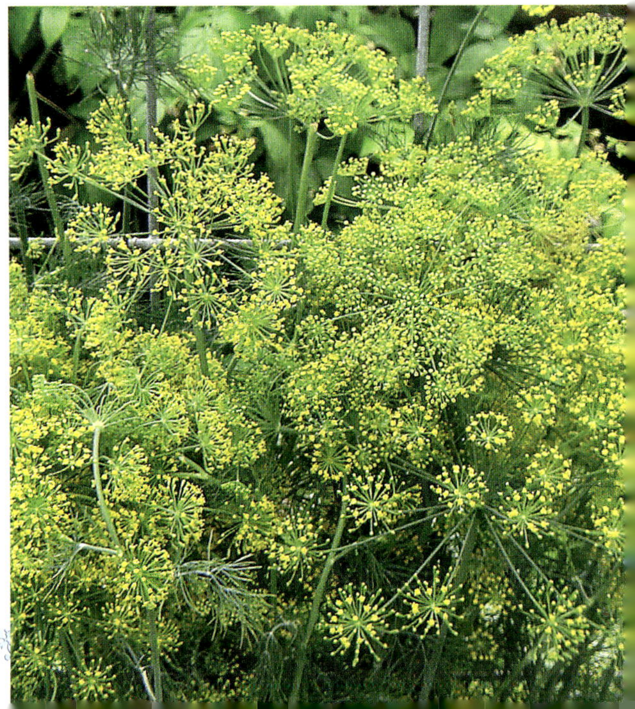

Frauenmantel *Alchemilla xanthochlora*
Alpenfrauenmantel *Alchemilla alpina*
Silbermäntelchen *Alchemilla conjuncta*

Kleine Pflanz- und Pflegeanleitung

Frauenmantel verträgt keinen Vollschatten und gedeiht auf normal feuchtem Standort. Er wird 30 cm hoch, ist frosthart und mehrjährig.

Mein Tipp: Frauenmantel sollte immer am Rand, etwa als Wegeinfassung, angesiedelt sein, denn er sät sich aus.

Der Frauenmantel gehört zu meinen wichtigen Heilpflanzen. Alle oberirdischen Pflanzenteile sind heilkräftig. Seine Wirkstoffe (Bitterstoffe, Gerbstoffe, ätherische Öle u. a.) helfen und lindern bei allen Frauenkrankheiten, speziell bei Unterleibsbeschwerden. Zur Herstellung von Tee sammle ich reichlich: Dazu schneide ich die Blütenstände ab, wenn sie gerade anfangen zu blühen. Einzelne Blätter benutze ich nicht, denn an den Blütenständen sind ja genügend Blätter vorhanden. Ich binde lockere Sträuße und hänge sie kopfüber an die Decke. Wenn sie rascheln, und das geschieht schnell, sind sie trocken. Das kleingeschnittene Trockengut bewahre ich in Gläsern für den Winter auf.

Aus dem Silbermäntelchen – durch die Behaarung schimmern die graugrünen Blätter silbrig – in meinem Garten stelle ich eine Frauenmanteltinktur her. Dieses kleine Frauenmäntelchen findet man nur in den Alpen wildwachsend, aber bei mir fühlt es sich auch wohl. Es ist genauso zu verwenden wie die große Schwester. Vor zwei Jahren habe ich begonnen, die wertvollen Alchemillatautropfen herzustellen. Auf den Blättern des Frauenmantels stehen morgens Tropfen. Wenn es geregnet hat, sind das dicke Tropfen, diese nehme ich aber nicht. Nach einer taufrischen Nacht bilden sich auf den Blatträndern winzig kleine Tröpfchen. Man nennt sie zwar

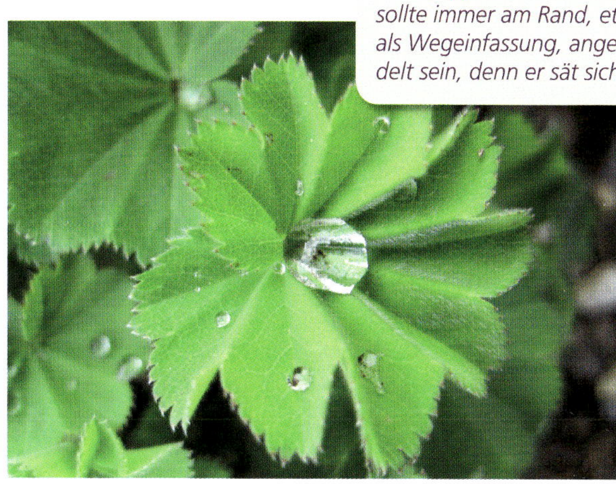

Tautropfen, aber in Wirklichkeit hat die Pflanze „geschwitzt". Diese Schwitztröpfchen sammle ich mit einer Pipette in ein kleines Fläschchen, bis es zur Hälfte gefüllt ist. Durch das Auffüllen mit der gleichen Menge 56 %igem Alkohol mache ich die Tautropfen haltbar. Mit diesen Alchemillatautropfen gehe ich sehr sparsam um, denn es war ja mühselig, sie zu sammeln. Bei Bedarf gebe ich zwei Tropfen mit der Pipette unter die Zunge, und bald geht es mir wieder gut.

Frauenmanteltee zur Vorbeugung mache ich so:

20 Gramm getrocknetes Frauenmantelkraut
20 Gramm getrocknete Schafgarbenblüten
20 Gramm getrocknetes Johanniskraut
5 Gramm getrocknete Taubnesselblüten

Zum Aufbrühen einer Tasse nehme ich einen Esslöffel dieser Kräutermischung. Sechs bis acht Wochen lang täglich zwei Tassen Tee mit jeweils einer Prise Stevia gesüßt getrunken beugen vor.

Gänsefingerkraut *Potentilla anserina*

Im Volksmund auch Silberkraut, Krampfkraut, Gänserich

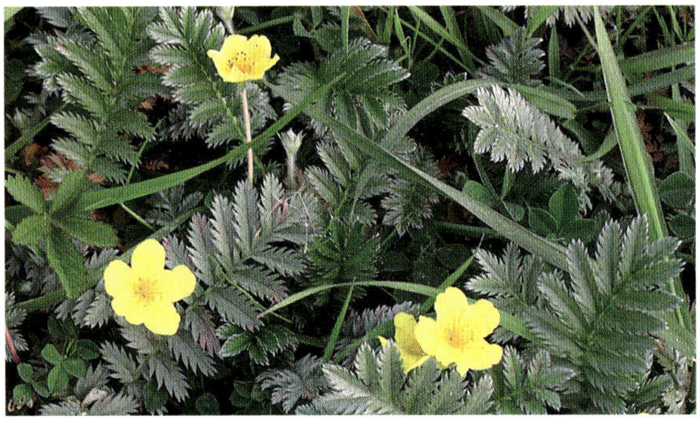

Lange Jahre habe ich das Gänsefingerkraut nicht einmal beachtet, sogar ausgerissen, weil ich es nicht kannte. Es kann einen ja auch ärgern mit seinen meterlangen Armen, die oberirdisch einfach so daliegen! Es gibt verschiedene andere Fingerkräuter, und alle haben fingerartige Blätter. Die Anserine hat fiedrige Blätter und ist leicht an ihren unterseits silbrigen Blättern zu erkennen.

Heute, nachdem ich so viele gute Dinge über das Gänsefingerkraut in Erfahrung gebracht habe, lasse ich die langen Arme liegen, bis sie Wurzeln geschlagen haben. Dann ernte ich die kleinen jungen blühenden Pflänzchen und verwende sie als Zutat in meinem Salat. Wenn ich genügend ernten kann, trockne ich sie auch zur Herstellung von Tee. Das Gänsefingerkraut gehört nicht zu den geschützten Pflanzen, man darf es also auch draußen in der Natur ernten. Allerdings sollte es der Abgase wegen nicht an Straßenrändern gesammelt werden, wo es gern wächst. Die Anserine kann als alleinige Droge eingesetzt werden, aber sie soll vor allem in einer Mischung mit anderen Krampfkräutern hilfreich wirken.

Auch eine Tinktur setze ich an, die oft Verwendung findet: Sie soll gegen Migräne, Muskelkrämpfe, Magen-Darmbeschwerden, Herzkrämpfe, Asthma, Zahnschmerzen, Parodontose, Koliken und Durchfall helfen. Die Droge wirkt als Tee ebenfalls gegen Hautausschläge und Ekzeme. Da das Gänsefingerkraut vor allem bei allen krampfartigen Beschwerden eingesetzt werden kann, heißt es manchmal ganz einfach nur „Krampfkraut".

Kleine Pflanz- und Pflegeanleitung

Gänsefingerkraut verträgt keinen Vollschatten. Es gedeiht an normal feuchtem Standort. Die Pflanze wird 10 cm hoch und ist frosthart.

Mein Tipp: Zum Ansiedeln im Garten einfach die langen Arme oberflächlich in die Erde legen und feucht halten, schon wachsen die kleinen Pflänzchen.

Einen Migränetee mache ich so:

20 Gramm getrocknetes Anserinenkraut
5 Gramm getrocknete Pestwurzelblüten
20 Gramm getrocknete Schafgarbenblüten
20 Gramm getrocknetes Frauenmantelkraut

Alle Kräuter mischen und einen gehäuften Esslöffel mit einem Liter kochendem Wasser übergießen. Zehn Minuten ziehen lassen und in eine Wärmekanne absieben, über den Tag verteilt trinken.

Eine Migränetinktur mache ich so:

30 ml Anserinentinktur
10 ml Pestwurztinktur
30 ml Schafgarbentinktur
30 ml Melissentinktur

Tinkturen erstelle ich immer nach dem gleichen Rezept. Bitte bei „Baldrian" nachlesen.
Alle Tinkturen mischen und mit etwas Wasser verdünnt bei Bedarf dreimal täglich einen Teelöffel voll einnehmen.

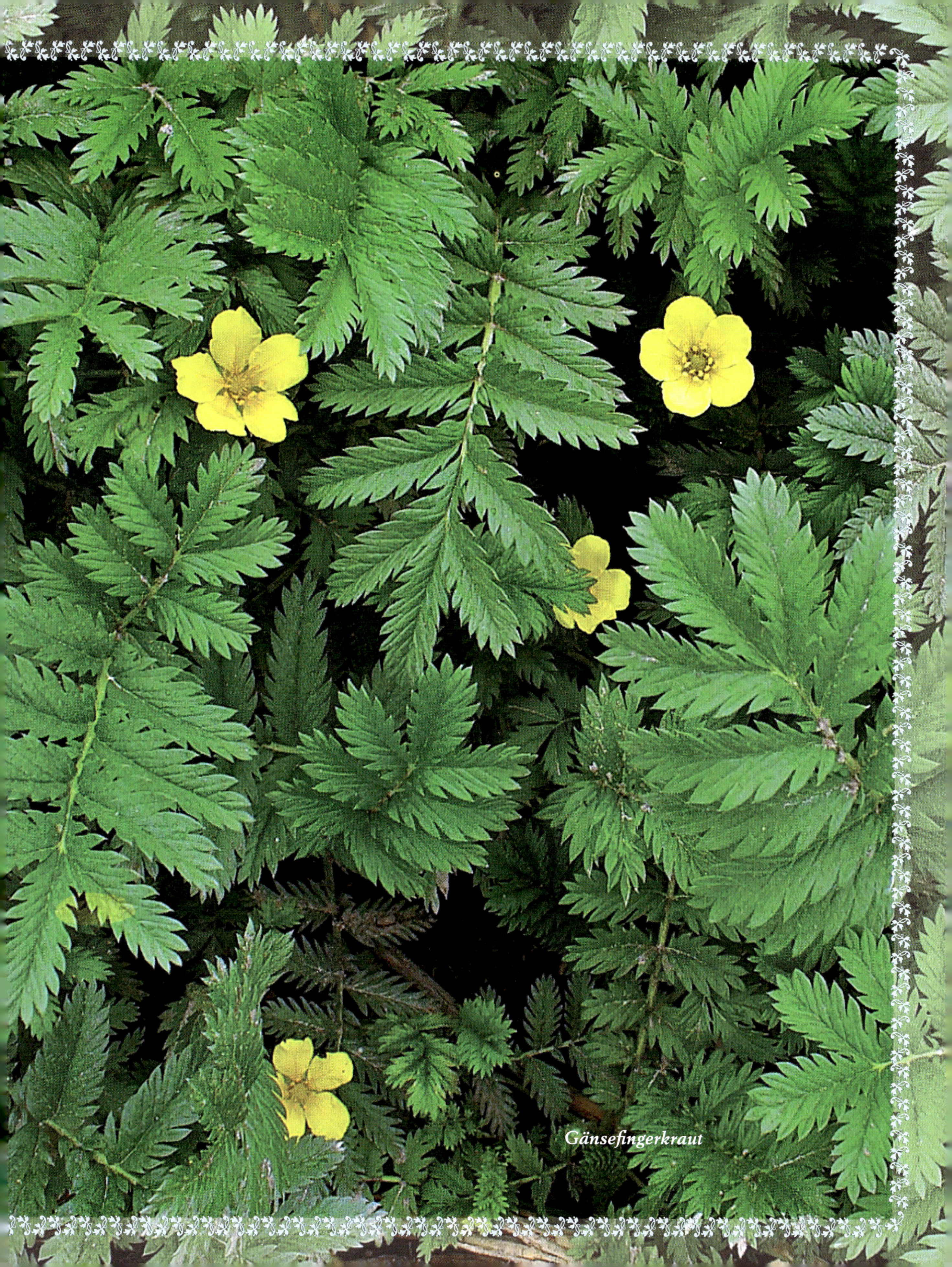
Gänsefingerkraut

Gauklerblume, gefleckte *Mimulus guttatus*

Vor Jahren habe ich versucht, selbst eine Bachblütenessenz mit *Mimulus* herzustellen. Hinterher taten mir die Pflänzchen so leid, und ich habe mich bei ihnen entschuldigt. Ich musste ihnen nämlich alle Blüten wegnehmen, da sehr viele davon benötigt werden. Ich gab sie in eine Glasschüssel und bedeckte sie mit reinem Quellwasser. Die Schüssel stellte ich auf einem Hocker mitten in den Kräutergarten und ließ sie einen Tag lang von der Sonne bescheinen. Abgesiebt und mit Alkohol haltbar gemacht entstand daraus meine Bachblütenessenz.

Kleine Pflanz- und Pflegeanleitung

Die Gauklerblume mag den sonnigen Halbschatten und den nassen Standort. Sie wird bis zu 50 cm hoch, ist mehrjährig und frosthart.

Eine Mimulustinktur gegen Magendrücken mache ich so:

Ein Schraubglas fülle ich zur Hälfte mit frischen Gauklerblumenblüten und bedecke sie mit Wodka. Einige Wochen ziehen lassen und in eine Flasche abfiltern, das Etikett nicht vergessen. Bei Magendrücken ein kleines Schnapsglas voll einnehmen. Diese Tinktur ist etwas Kostbares.

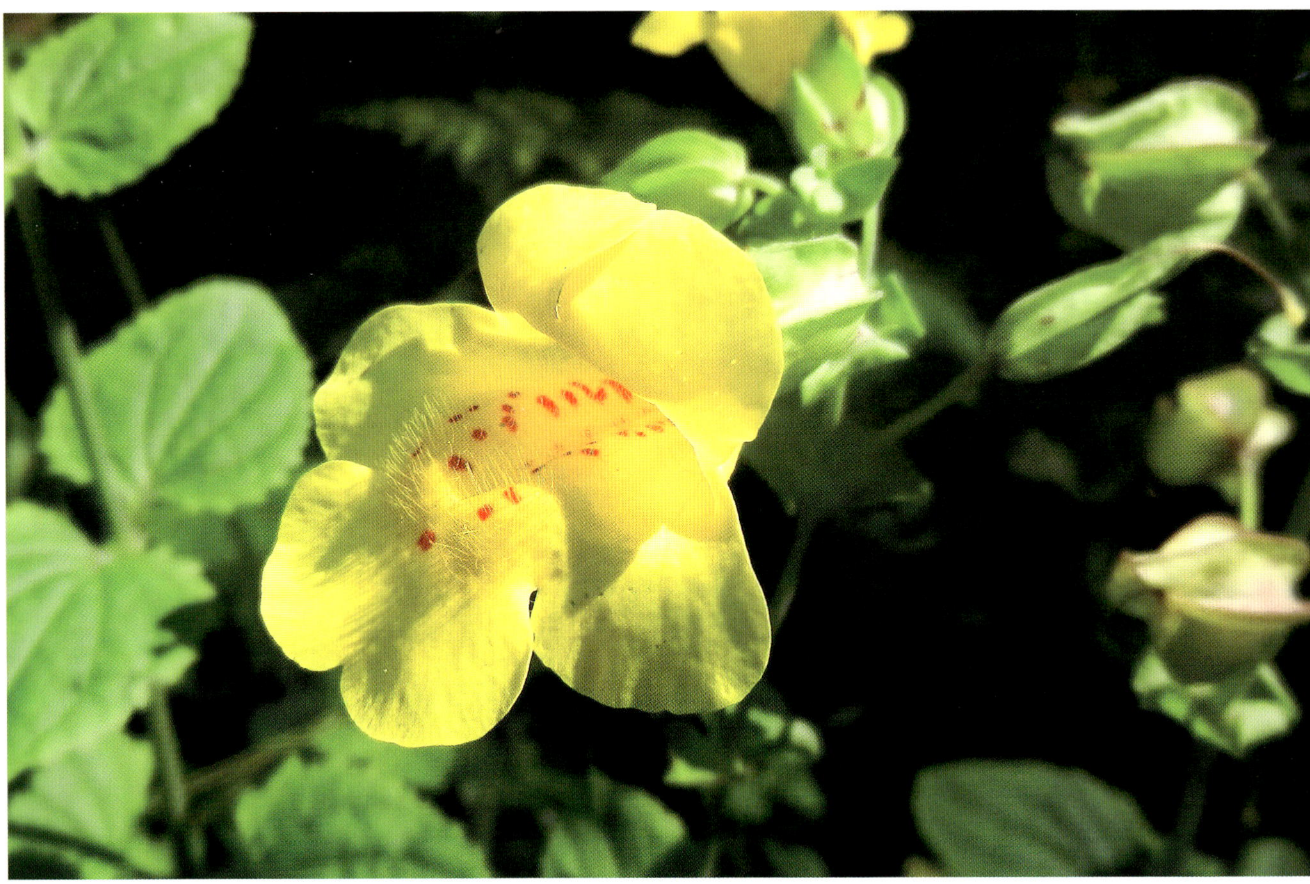

Giersch oder Geißfuß *Aegopodium podagraria*

Im Volksmund auch Zipperleinskraut, Podagrakraut

Der Giersch ist bei den meisten Gärtnern als lästiges Unkraut verschrien – wo er einmal Fuß gefasst hat, breitet er sich rasant aus. Ich bin aber gar nicht böse, wenn er im Frühjahr erscheint. Täglich pflücke ich kleine Blättchen, die gerade aus der Erde lugen, dann sind sie noch geringelt und etwas rötlich. Sie schmecken dann am besten, ein wenig nach Petersilie. Mit größeren, aber immer noch jungen Blättern bereite ich ein leckeres Gemüse zu.

Mit seinen vielen guten Wirkstoffen, die zum Beispiel bei Rheuma und Gicht hilfreich sind (manchmal wird er deswegen auch „Gichtkraut" genannt), hätte der Giersch viel mehr Beachtung verdient. Ich würde ihm wünschen, dass er genauso viel „Berühmtheit" erlangt wie der Bärlauch.

Kleine Pflanz- und Pflegeanleitung

Giersch gedeiht am besten in absonnigen, schattigen Bereichen. Er benötigt den normal feuchten Standort, wird 50 cm hoch und ist frosthart.

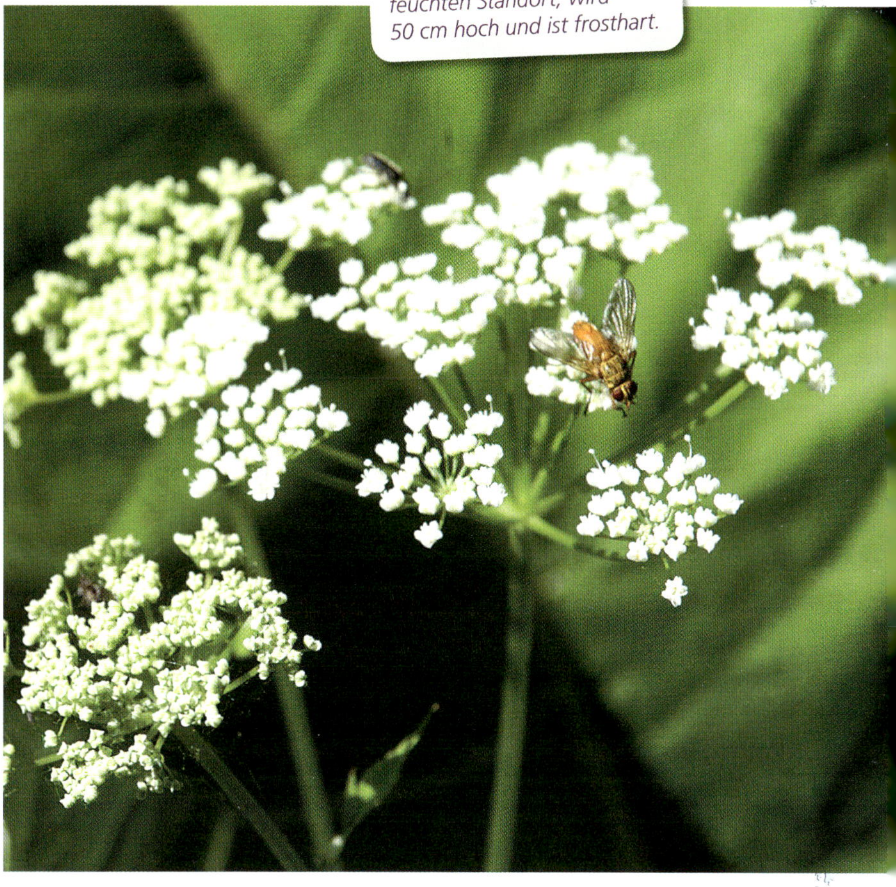

Gierschsalat mit Tomaten und Mozzarella mache ich so:

2 Handvoll gezupften oder geschnittenen Giersch
6–7 in Scheiben geschnittene Tomaten
1–2 in Scheiben geschnittene Bällchen Mozzarella

Alles fein auf einer Platte anrichten.

Eine Vinaigrette dazu mache ich so:

6 Esslöffel Olivenöl
2 Esslöffel Weinessig
Kräutersalz
Pfeffer
2–3 Esslöffel Dillspitzen
1 Teelöffel Senf
Zwiebelringe zum Garnieren

Über den Gierschsalat geben und mit Zwiebelringen garnieren.

Ginkgo *Ginkgo biloba*

Im Volksmund auch Fächerbaum

Kleine Pflanz- und Pflegeanleitung

Ginkgo gedeiht überall und benötigt einen normal feuchten Standort. Er wird bis 30 m groß und ist frosthart.

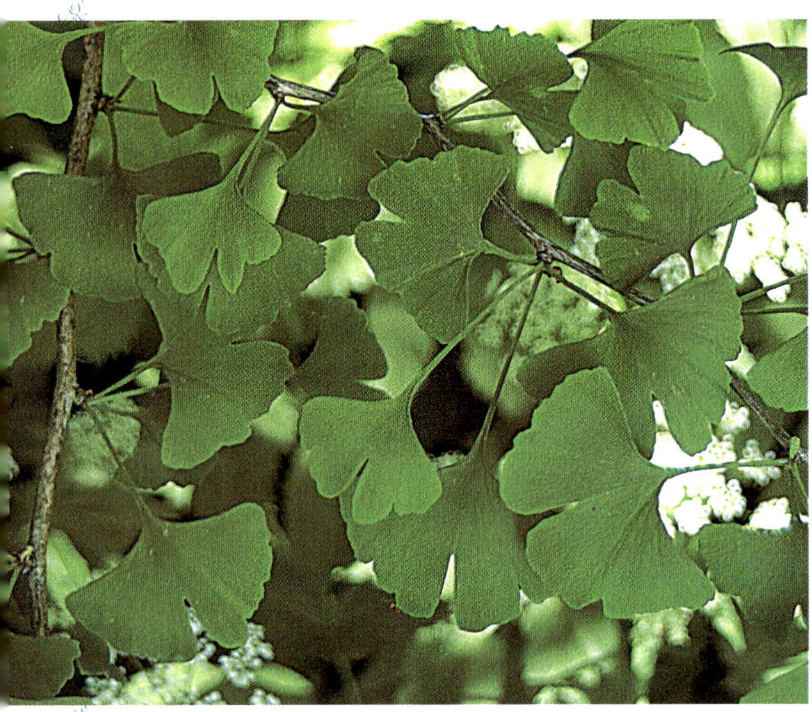

Der Ginkgo wird als „Ur-Baum" bezeichnet, denn schon vor dreihundert Millionen Jahren soll er die Erde besiedelt haben. Er hat sich bis heute wenig verändert. Der Ginkgo wird zu den Nadelbäumen gezählt, obwohl er Blätter hat: Auf der Unterseite eines Ginkgoblattes sind noch die ursprünglichen Nadeln zu erkennen, aus denen das Fächerblatt im Laufe der Entwicklung zusammengewachsen ist. Der Ginkgo ist sehr robust; sogar nach dem Atombombenabwurf über Hiroshima schlugen die verkohlten Bäume wieder aus. Der Ginkgobaum ist zweihäusig, das heißt, es gibt männliche und weibliche Bäume. Nur wenn beide Bäume nebeneinander wachsen, entstehen nach ca. zwanzig Jahren Früchte.

Mein Ginkgobäumchen ist fast zehn Jahre alt. Im ersten Winter hatten Hasen die Rinde am Stämmchen fast zehn Zentimeter breit rundum abgenagt. Ich habe Baumwachs aufgetragen und einen Maschendraht befestigt, den ich besser gleich angebracht hätte. Das Bäumchen hat lange gebraucht, um sich wieder zu erholen, hat es aber geschafft. Jetzt ist es etwa drei Meter hoch.

Im Frühjahr, kurz nach dem Austrieb der Blätter, ernte ich einen Korb voll zum Ansetzen einer Tinktur. Später im Jahr ist das Ernten nicht ratsam, dann haben die Blätter zu viele Schadstoffe aus der Luft aufgenommen. Blätter zur Teeherstellung zu trocknen lohnt sich nicht, denn sie sollen getrocknet nicht wirksam sein. Ginkgotinktur wirkt durchblutungsfördernd „weg vom Rumpf", also in den Gliedmaßen, und das bis in die feinsten Kapillargefäße. Die Tinktur soll auch bei Tinnitus helfen.

Ginkgotinktur mache ich so:
Eine Flasche halb mit geschnittenen Ginkgoblättern füllen und mit 38 %igem Schnaps auffüllen. Sechs bis acht Wochen ziehen lassen und währenddessen öfter schütteln. Danach abfiltern und die Flüssigkeit in kleine dunkle Fläschchen füllen. Bei einer Kur täglich einen Teelöffel davon nehmen.

Goldmelisse *Monarda didyma*

Im Volksmund auch Indianernessel

Es gibt viele Züchtungen aus der *Monarda didyma* in vielen verschiedenen Farben von Weiß bis Rosa, Zartlila bis Kräftiglila und in diversen Rottönen. Alle Monarden können zu Heilzwecken genutzt werden, aber die *Monarda didyma* ist die wertvollste Pflanze. Ihre Lippenblüten leuchten hellscharlachrot. An einigen Blüten wächst zusätzlich ein ca. zehn Zentimeter langer Stiel mit einer kleineren Blüte, dem die Pflanze ihren Namen verdankt – „didymos“ heißt „Zwilling“. Die Goldmelisse kam einst von den Indianern Nordamerikas zu uns. Sie kreierten den wohlschmeckenden Oswegotee, den es inzwischen auch bei uns gibt. Auf den ersten Blick erscheinen die Blüten der Goldmelisse wie Körbchenblüten mit ihren Zungenblüten, doch die Lippen blühen von der Mitte aus kreisförmig nach außen, und wenn ein neuer Kreis erblüht, fällt der vorhergehende Kreis ab. Bevor er abfällt, zupfe ich die Blüten ab und trockne sie für die Teeherstellung.

Nicht nur die Blüten, sondern das ganze oberirdische Kraut wird zur Herstellung von Tee verwendet; ich mache das aber nicht, dann wären ja die schönen Büsche weg. Ich nehme höchstens einmal zwei bis drei Blättchen in einen Salat. Eine homöopathische Urtinktur aus frischen blühenden Pflanzen soll bei hartnäckiger Bronchitis, bei Verdauungsstörungen und Unterleibsproblemen helfen.

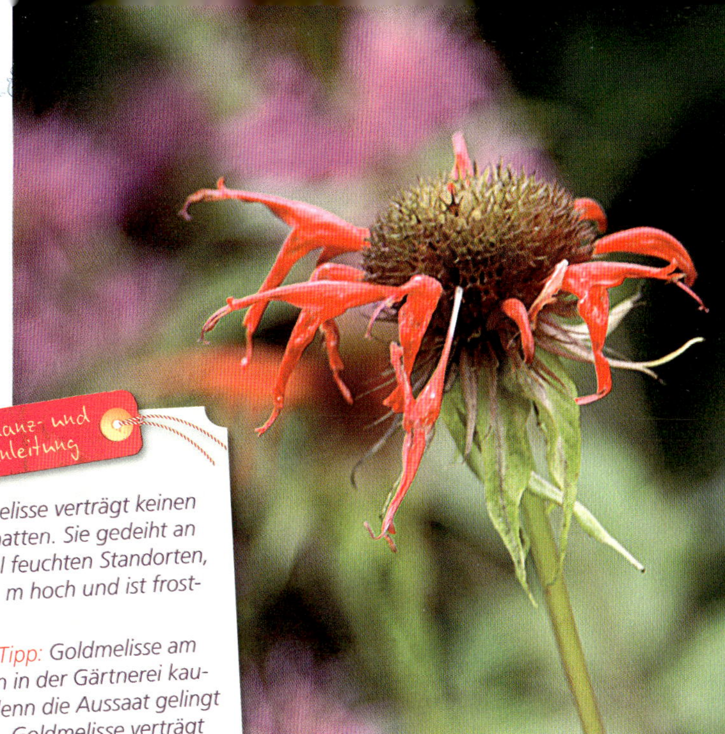

Kleine Pflanz- und Pflegeanleitung

Goldmelisse verträgt keinen Vollschatten. Sie gedeiht an normal feuchten Standorten, wird 1 m hoch und ist frosthart.

Mein Tipp: Goldmelisse am besten in der Gärtnerei kaufen, denn die Aussaat gelingt kaum. Goldmelisse verträgt sich gut mit Sibirischer Schwertlilie, Taglilie, Mädesüß und Lavendel. Herzgespann und Quecke liebt sie nicht, neben diesen Pflanzen geht Goldmelisse ein.

Einen appetitanregenden Tee mache ich so:

Jeweils 2 Esslöffel voll
getrocketes Goldmelissenkraut
Anissamen
Bibernellwurzeln (in Scheibchen geschnitten)

Je 1 Esslöffel voll
Enzianwurzel (klein geschnitten)
getrocknete Lavendelblüten
getrocknete Schafgarbeblüten

Von der Mischung zwei gehäufte Esslöffel mit einem Liter Wasser heiß überbrühen und zehn Minuten ziehen lassen. Mit Honig oder Stevia gesüßt über den Tag verteilt trinken.

Eine homöopathische Urtinktur mache ich so:

2 Handvoll frisches Material wird im Mixer fein püriert, durch ein Tuch gepresst. Der gewonnene Saft wird abgemessen und 1:1 mit 56 %igem Alkohol verschüttelt. In kleine Fläschchen füllen und bei Bedarf dreimal täglich 15 Tropfen in Wasser einnehmen.

Goldrute, echte *Solidago virgaurea*

Im Volksmund auch Heidnisch-Wundkraut, Zahnwehkraut

Kleine Pflanz- und Pflegeanleitung

Echte Goldrute verträgt keinen Vollschatten und benötigt einen normal feuchten Standort. Sie wird 90 cm hoch und ist frosthart.

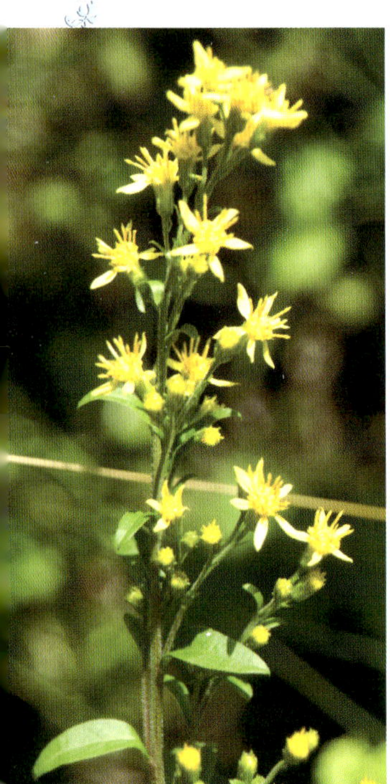

Die echte Goldrute ist eine bei uns heimische Art. Sie wächst im rauen Westerwald recht spärlich, obwohl sie absolut winterhart ist. Goldrute wächst vereinzelt am Waldesrand und ist nur eben 60 Zentimeter hoch, bei mir im Garten erreicht sie dagegen eine Höhe von einem Meter. Sie ist mittlerweile durch meinen ganzen Garten gewandert, ohne dass sie lästig wird. Die Pflanze fällt erst auf, wenn die Blütenstiele hochwachsen, und dann ist der Sommer schon fast vorbei. Die Goldrute blüht in langen Rispen, an denen sich winzig kleine Körbchenblüten aneinanderreihen. Sie wetteifert mit anderen gelbblühenden Kräutern, die sich alle den Spätsommer oder gar den Herbst als Blütezeit ausgesucht haben.

Goldrutenkraut ernte ich sehr viel. Man muss nur rechtzeitig ernten, wenn sich die Blüten noch nicht ganz geöffnet haben, denn die Blüten entwickeln sich im Strauß noch weiter und der Samen fliegt dann im Zimmer umher. Die amerikanische Goldrute wurde vor ca. 100 Jahren bei uns eingeschleppt. Sie hat sich stark verbreitet und wird zu Unrecht deshalb sehr verteufelt. Über ihre sehr späte Blüte freuen sich Bienen und Hummeln, denn Sommerblüher stehen dann längst im Samen. Ihre Wirkstoffe lassen sich gut mit denen der echten Goldrute kombinieren: Was der einen fehlt, das hat die andere.

Wenn die aufgehängten Sträuße rascheln, sind sie trocken. Dann schneide ich mit einer Gartenschere alles klein und fülle das Teekraut in große Gläser. Gleichzeitig ernte ich für eine Tinktur. Goldrutenkraut – ob als Tee oder Tinktur angewendet – ist das kostbarste Naturheilmittel gegen Erkrankungen der Nieren und der Blase.

Blasen- und Nierentee mache ich so:
Teemischung 1

Jeweils 1 Handvoll
getrocknetes Goldrutenkraut
getrocknete Birkenblätter
getrocknete Brennnesselblätter
getrocknetes Schachtelhalmkraut

Von dieser Mischung zwei Esslöffel mit einem Liter kochendem Wasser überbrühen und über den Tag verteilt trinken.

Teemischung 2

Jeweils 1 Handvoll
getrocknetes Goldrutenkraut
getrocknete Hauhechelwurzel
getrocknetes Mädesüßkraut und Mädesüßblüte
getrocknete Rosmarinblätter

Von dieser Mischung zwei Esslöffel mit einem Liter kochendem Wasser überbrühen und über den Tag verteilt trinken.

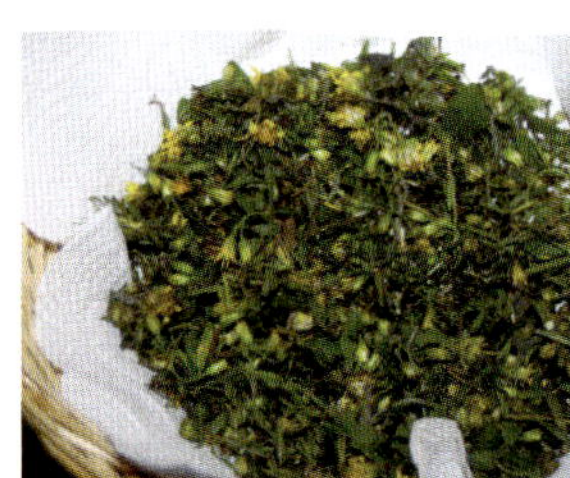

Goldrutentinktur mache ich so:

Ein Schraubglas bis zur Hälfte mit kleingeschnittenem Kraut füllen und randvoll mit 38 %igem Doppelkorn auffüllen. Sechs bis acht Wochen in der Wärme stehen lassen, währenddessen öfter schütteln. Danach filtern und in kleine dunkle Fläschchen abfüllen. Bei Bedarf dreimal täglich 20 Tropfen nehmen.

Gundelrebe oder Gundermann *Glechoma hederacea*

Eine wertvolle Frühjahrspflanze ist die Gundelrebe mit ihrem kriechenden Wurzelstock. Die Pflanze wächst im Schatten unter Bäumen und im Gebüsch, sogar zwischen den Rosen. Sie streckt ihre Arme meterweit aus. Kleine Stängelsprossen wachsen kerzengerade nach oben, die Blätter stehen gegenständig. Aus den Blattachseln wachsen quirlartig die blau-lila Blüten. Gesammelt wird der ganze oberirdische Spross. Ich setze jedes Jahr Gundelrebenpflänzchen in eine größere Ampel und hänge diese in einen Baum. So kann ich den ganzen Sommer über im Vorbeigehen davon naschen. Im zeitigen Frühjahr gehe ich mit einem Körbchen durch meinen Garten und sammle für einen Wildkräutersalat.

Wildkräutersalat mache ich so:

Gundelrebe
Brennnessel
Schafgarbenblätter
Hirtentäschelrosetten
Löwenzahnblätter
Giersch
Knoblauchgrün
Wilder Feldsalat

Wenn ich Glück habe, finde ich auch schon Gänseblümchen. Alle Pflanzen wasche ich gut und mache eine Sauce:

1 Tasse Sahne
2–3 Esslöffel Olivenöl
1 Spritzer Zitronensaft
Kräutersalz
Pfeffer
1 Teelöffel Senf

Alles gut verrühren, über die Wildkräuter gießen und mischen. Dieser Salat ist eine wahre Vitaminbombe.

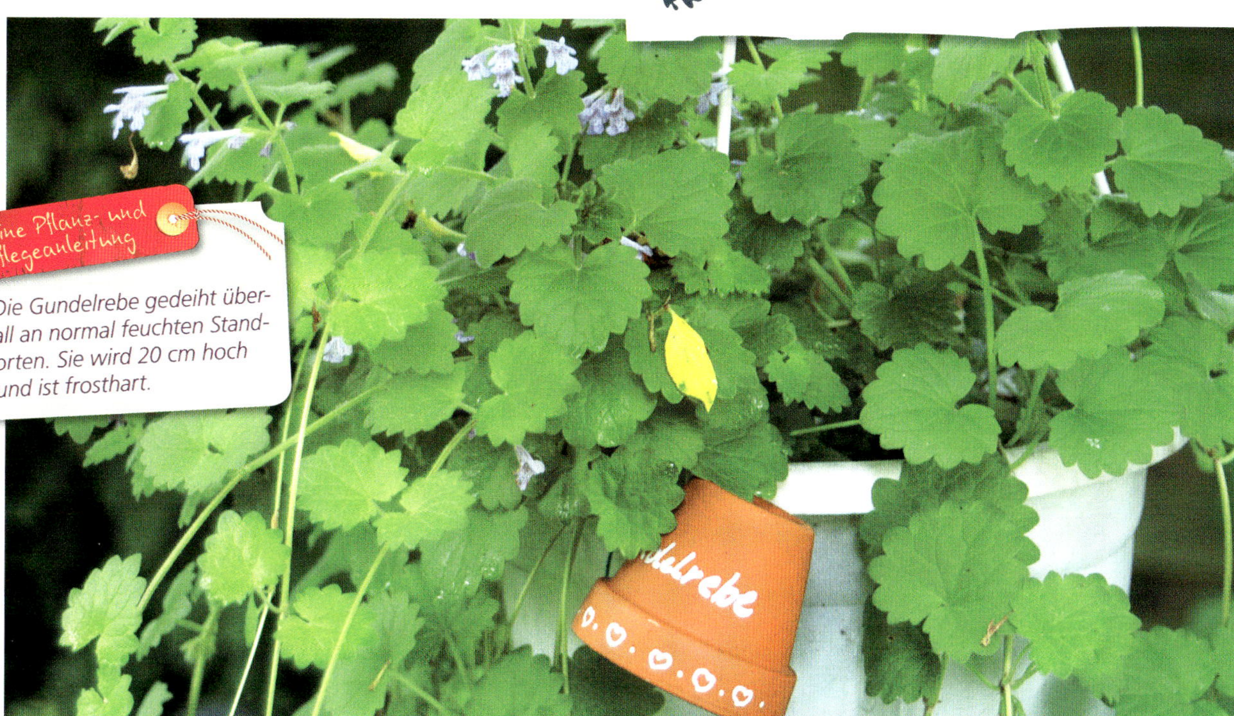

Kleine Pflanz- und Pflegeanleitung

Die Gundelrebe gedeiht überall an normal feuchten Standorten. Sie wird 20 cm hoch und ist frosthart.

Guter Heinrich *Chenopodium bonus-henricus*

Im Volksmund auch wilder Spinat

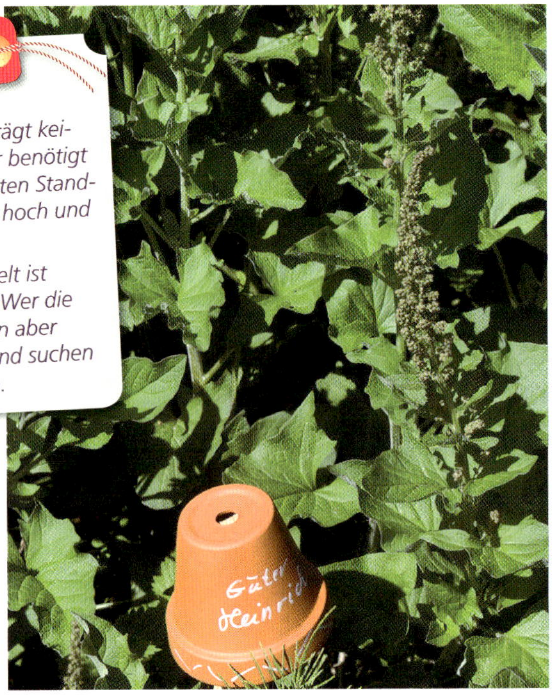

Kleine Pflanz- und Pflegeanleitung

Guter Heinrich verträgt keinen Vollschatten. Er benötigt einen normal feuchten Standort, wird bis 60 cm hoch und ist mehrjährig.

Mein Tipp: Vereinzelt ist Samen im Handel. Wer die Pflanze kennt, kann aber auch am Waldesrand suchen und Samen ernten.

Eine uralte Gemüsepflanze ist der Gute Heinrich. Kaum jemand kennt die Pflanze heute noch, denn sie findet kaum mehr geeignete Lebensbedingungen. Er wuchs früher an sauberen Bachläufen, um Stallungen herum, und jeder kannte ihn. Meine erste Bekanntschaft mit der Pflanze habe ich vor Jahren bei einem Spaziergang am Waldesrand im hohen Gras gemacht. In Wildpflanzenbüchern wurde ich fündig: Meine Neuentdeckung hieß Guter Heinrich und war essbar. Bei den Pflanzen am Waldesrand nahm ich mir Samen ab und säte ihn im Kräutergarten aus. Seitdem wächst und gedeiht der Gute Heinrich Jahr für Jahr, um mir Gutes zu tun. Wenn ich mit meinem Körbchen durch den Garten gehe und Kräuter für meinen täglichen Salat sammle, fehlt der Gute Heinrich nie.

Die Pflanze gehört zu den Gänsefußgewächsen, sehen doch die Blätter aus wie Gänsefüße. Der Name „Heinrich“ ist außerdem ein Koboldname, und Kobolde haben Gänsefüße – ist das nicht drollig? Der Gute Heinrich zählt nicht unbedingt zu den Heilpflanzen, hat aber sehr viele Vitamine und Mineralstoffe, besonders Eisen, und das macht ihn sehr wertvoll. Statt Spinat kann man auch den Guten Heinrich verwenden. Im Guten Heinrich wie in allen Wildgemüsen und Wildkräutern sind bis zu 300 % mehr Vitalstoffe als in gezüchteten Salaten und Gemüsen. Wir sollten darauf achten, biologisch gezogenes Gemüse und Obst zu verwenden, damit tun wir schon sehr viel für unsere Gesundheit. Und wenn dazu eine Handvoll selbst gesammelte Wildkräuter verwendet würde, wäre das schon viel.

Einen Guter-Heinrich-Smoothie mache ich so:

500 Gramm Guter-Heinrich-Blätter
1 reife Banane
1 Teelöffel Öl
½ Tasse Wasser

Die Zutaten in einem Mixer feinst pürieren und in zwei bis drei Gläser füllen. Je nach Konsistenz entweder trinken oder löffeln.

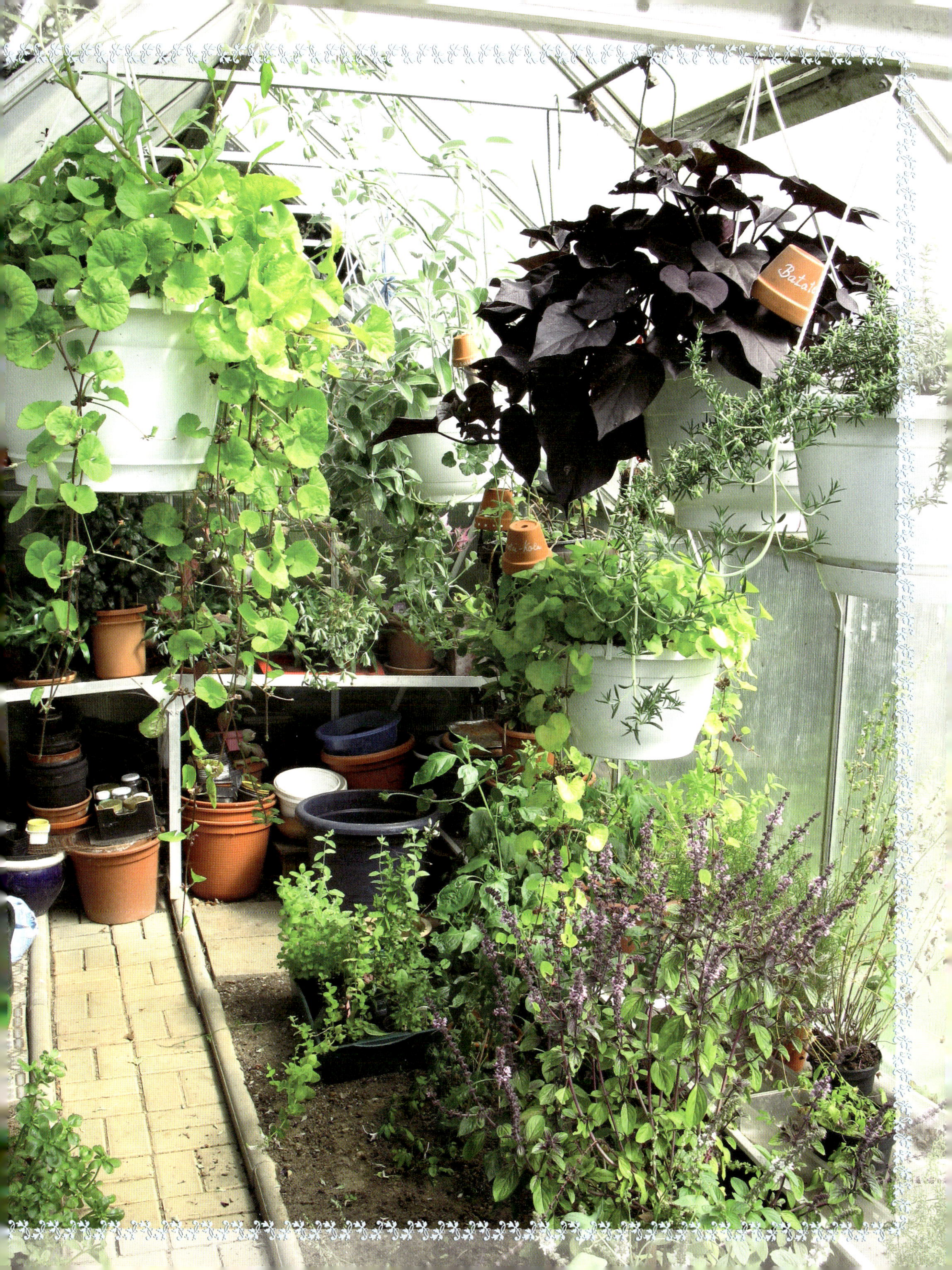

Heckenrose *Rosa canina*

Im Volksmund auch Hagebutte, Hundsrose, wilde Rose

Die Heckenrose wächst in unserer Region überall an Waldrändern, mitten in brachliegenden Wiesen oder auch an Bahndämmen – und natürlich auch in meinem Garten. Mein Mann hatte vor etwa 25 Jahren eine Wildrosenhecke mit neun verschiedenen Wildrosenarten gepflanzt, darunter meine Lieblingsrose, die Bibernellrose (*Rosa pimpinellifolia*). Ihre Blüten sind schneeweiß, ihre Hagebutten werden schwarz. Die blassrosa Blüten der Heckenrose erfreuen mich in jedem Frühjahr von Neuem. Die länglichen Hagebutten der Heckenrose und die dicken runden Hagebutten der Kartoffelrose (*Rosa rugosa*) ernte ich im Herbst zur Herstellung von Tee, Likör und Mus. Hagebutten sind wahre Vitaminbomben – ich kenne keine Pflanze, die mehr Vitamin C zu bieten hätte als die wilde Rose mit ihren Hagebutten.

Hagenbutten kann man sehr gut roh verzehren – die gewaschenen und entkernten Früchte einfach übers Müsli streuen. Wer das kurmäßig zwei bis drei Wochen lang macht, hat sein Immunsystem für den Winter gestärkt. Hagebutten zur Herstellung von Tee schneide ich in der Mitte durch, kratze mit einem Messerchen die Kerne und Härchen heraus und spüle sie in einem Sieb unter fließendem Wasser gut ab. Dabei werden die Härchen weitestgehend entfernt, die Kerne trockne ich gesondert von den Schalen. Zum Teekochen mische ich beide wieder.

Kleine Pflanz- und Pflegeanleitung

Die Heckenrose ist ein stacheliger Strauch, der bis zu einer Höhe von 3 m wächst.

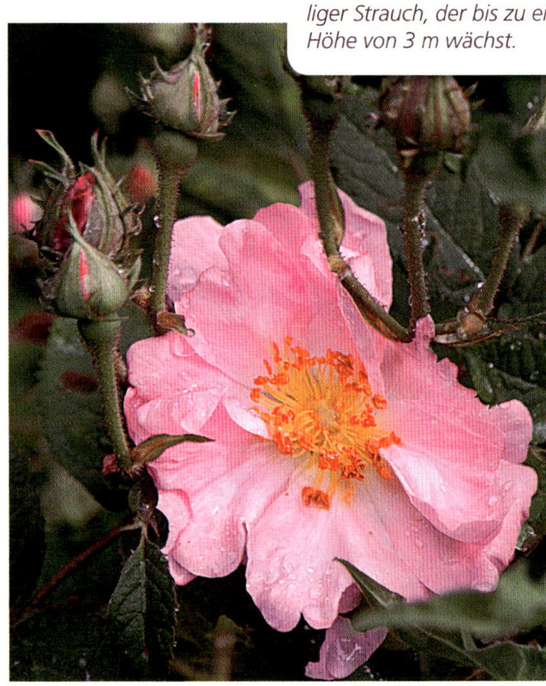

Hagebuttentee mache ich so:
1 Esslöffel Hagebuttenschalen
1 Esslöffel Hagebuttenkerne

Beides mit einem Liter kochendem Wasser übergießen und zehn Minuten ziehen lassen. In eine Wärmekanne abfiltern und über den Tag verteilt trinken.

Hagebuttenlikör mache ich so:
gewaschene entkernte Hagebutten
Gin
1 Handvoll brauner Kandis
1 Zimtstange
2 Nelken
1 Teelöffel Korianderkörner

Die Hagebutten in eine weithalsige Flasche füllen, bis sie halbvoll ist. Darüber Gin bis zwei Finger breit unter dem Deckel gießen. Kandis, die aufgeschlitzte Vanillestange und die Gewürze dazugeben. Die Flasche lasse ich bei Zimmerwärme sechs bis acht Wochen ruhen, danach das Ganze filtern und in zwei schöne Flaschen umfüllen. Mit Etikett und einem schönen Rosenbild versehen verschenke ich die Flaschen zu besonderen Anlässen.

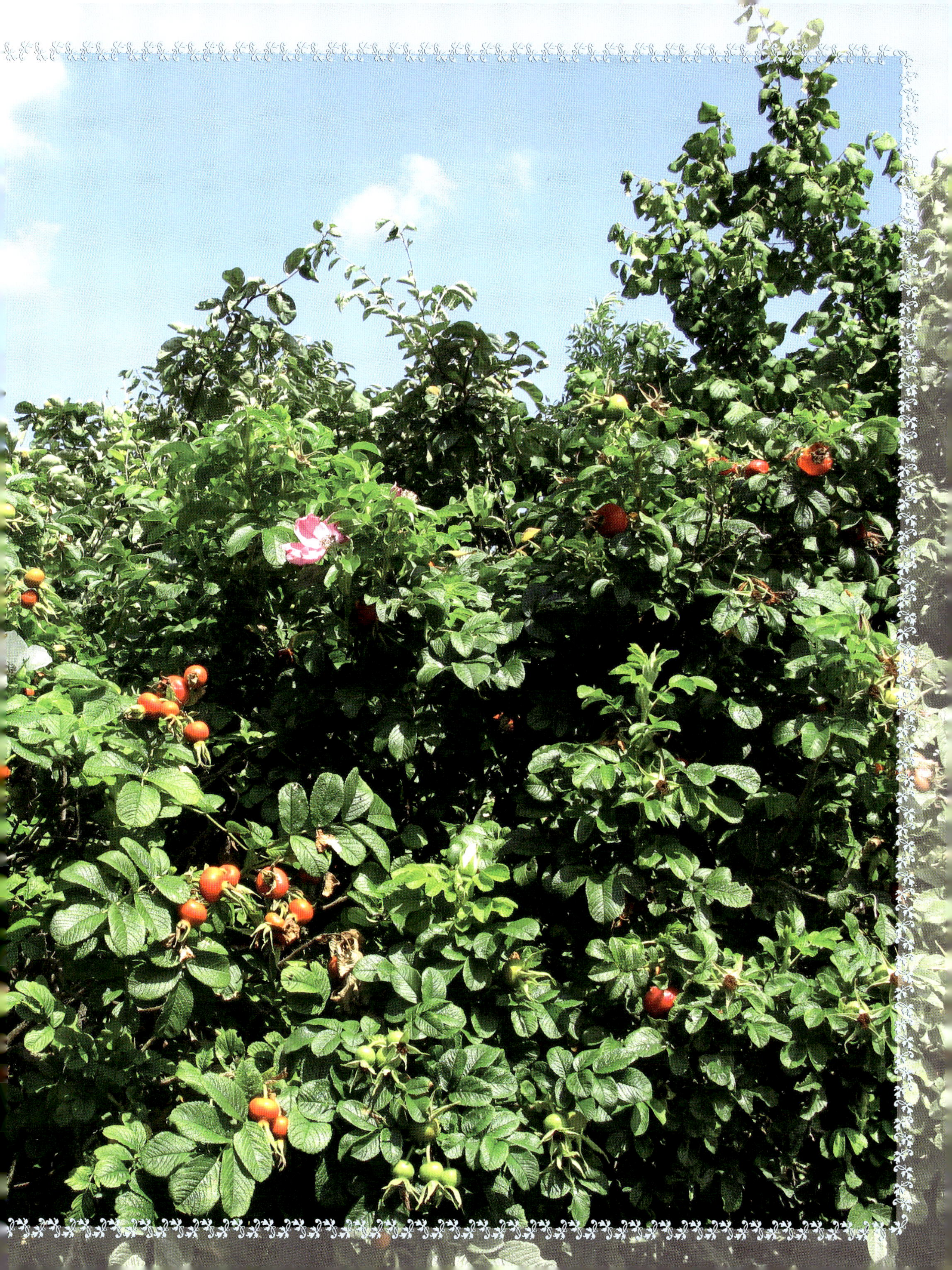

Herzgespann, echtes *Leonurus cardiaca*

Im Volksmund auch Löwenschwanz, Herzkraut, Herzgold

Meine schönsten Herzgespannbüsche sind über 20 Jahre alt. Sie wachsen um einen Kompost herum. Ich pflanze jedes Jahr an verschiedenen Stellen im Kräutergarten Jungpflanzen, aber sie werden nicht so alt, nach zwei Jahren gehen die Büsche ein: Sie dulden keine Gesellschaft und wollen allein wachsen – eine andere Erklärung habe ich dafür nicht. Herzgespann ist eine stattliche Staude, vor allem zur Blütezeit ist sie wunderschön und auffallend, eine wahre Bienenweide. Beim Ernten trägt man am besten Handschuhe, denn der Busch ist sehr stachelig. Bei den Führungen durch meinen Kräutergarten habe ich festgestellt, dass niemand das Herzgespann kennt.

Zur Herstellung von Tee schneide ich das oberirdische Kraut gleich klein und trockne es auf mit Küchenpapier ausgelegten großen Sieben. Eine Tinktur setze ich auch an. Herzgespann wird, wie schon der Name vermuten lässt, bei Herzklopfen, Herzzittern, Angstzuständen, Unruhe, aber auch Hitzewallungen und Atemnot eingesetzt. Wie bei allen Krankheiten sollte auch in diesem Fall unbedingt ein Arzt befragt werden.

Kleine Pflanz- und Pflegeanleitung

Herzgespann verträgt keinen Vollschatten. Es gedeiht an normal feuchtem Standort, wird 2 m hoch und ist mehrjährig sowie frosthart.

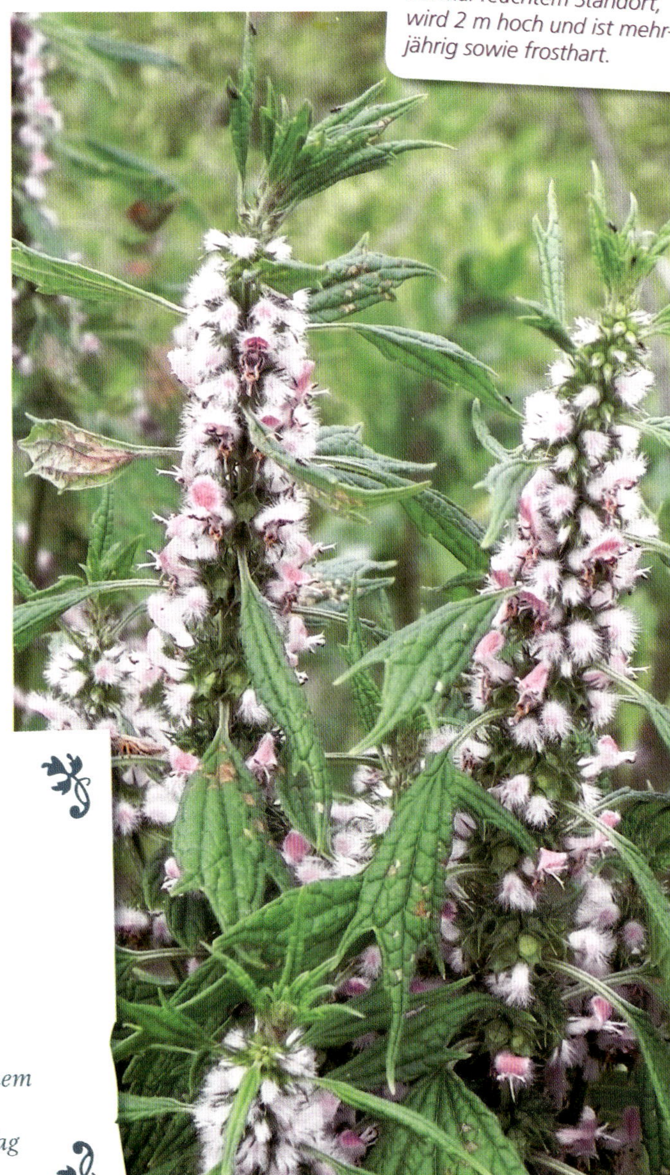

Eine Teemischung aus beruhigenden Kräutern mache ich so:

Jeweils 20 Gramm
getrocknetes Herzgespann
getrocknete Hopfenzapfen
getrocknete Melisse
getrockneter Weißdorn
getrockneter Baldrian

Einen Esslöffel der Kräutermischung mit einem Liter Wasser aufbrühen und zehn Minuten ziehen lassen. Mit Stevia gesüßt über den Tag verteilt trinken.

Hexenkraut *Circaea lutetiana*

Im Volksmund auch Waldklette

Hirschzunge *Asplenium scolopendrium*

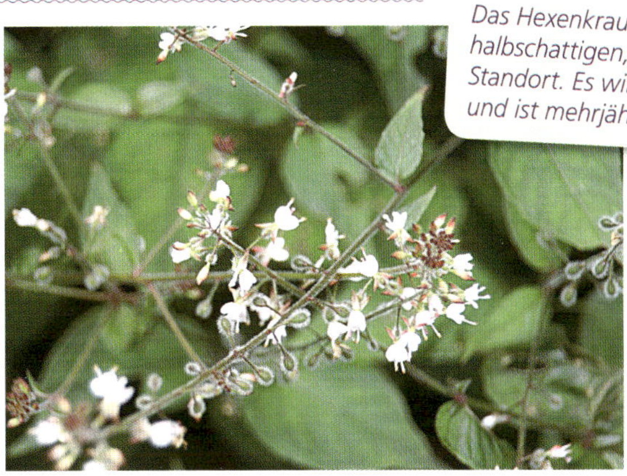

Kleine Pflanz- und Pflegeanleitung

Das Hexenkraut mag den halbschattigen, feuchten Standort. Es wird 1 m hoch und ist mehrjährig.

Das Hexenkraut kam von allein in meinen Garten. Von einer Freundin bekam ich ein Hirschzungenpflänzchen geschenkt – mit dieser Hirschzunge ist wohl das Hexenkraut bei mir eingewandert. Es hat schon einige Zeit gedauert, bis ich dahinter kam, dass es nur so gewesen sein kann. Dann wusste ich aber immer noch nicht, was es für eine Pflanze war, das Hexenkraut. Durch Zufall fand ich es in einem neuen Wildpflanzenbuch. Es gehört nicht einmal zu den Heilpflanzen, sondern ist eben nur eine Zauberpflanze und ganz einfach schön. Diese zarte Pflanze mit winzigen Blüten ist recht energisch. Sie hat sich sehr ausgebreitet und ihre starken schneeweißen Wurzeln scheuen sich nicht, unterirdisch in mein Gewächshaus hineinzuwachsen. Mitten im Hexenkraut steht mein schönster Hirschzungenbusch. Er liebt den Schatten; Büsche, die in der Sonne stehen, gedeihen nicht so üppig.

Die Hirschzunge zählt zu den Hildegardpflanzen. Hildegard von Bingen empfiehlt die Hirschzunge als Leberpflanze, bei Unterleibserkrankungen, Asthma, Diabetes, Stoffwechselstörungen und Husten. Bei diesen Krankheiten sollte auf jeden Fall auch ein Arzt konsultiert werden. Hildegard von Bingen empfiehlt ein Hirschzungenpulver aus den Blättern der Pflanze und ein Hirschzungenelixier, das aus Wein, Honig, Hirschzungenblättern, Zimtrinde und Pfeffer gemacht wird. Das Elixier und das Pulver gibt es in Hildegardläden und Apotheken zu kaufen. Ich habe selbst allerdings noch keine Medizin aus dem Hirschzungenfarn hergestellt, da ich mich scheue, meinen schönen Strauch so sehr zu schädigen, denn man braucht schon einige Zweige, um ein Elixier oder Pulver herzustellen. Man kann aber auch nur die Blätter trocknen und einen Tee davon aufbrühen.

Kleine Pflanz- und Pflegeanleitung

Die Hirschzunge wächst am schattigen, feuchten Standort. Sie wird 30 cm hoch und ist mehrjährig.

Mein Tipp: Die Hirschzunge ist in der Natur eine geschützte Pflanze. Das heißt: Bitte auf keinen Fall im Wald ausgraben, sondern unbedingt in der Gärtnerei kaufen.

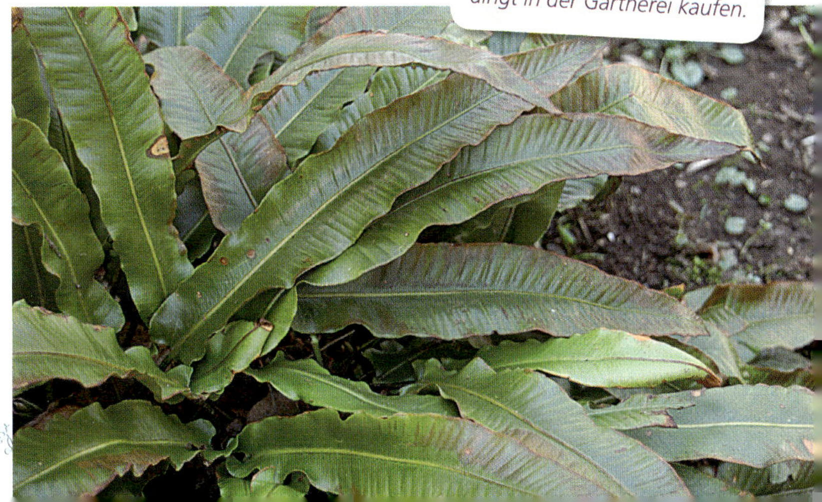

Hirtentäschel, gewöhnliches *Capsella bursa-pastoris*

Im Volksmund auch Hirtentäschelkraut

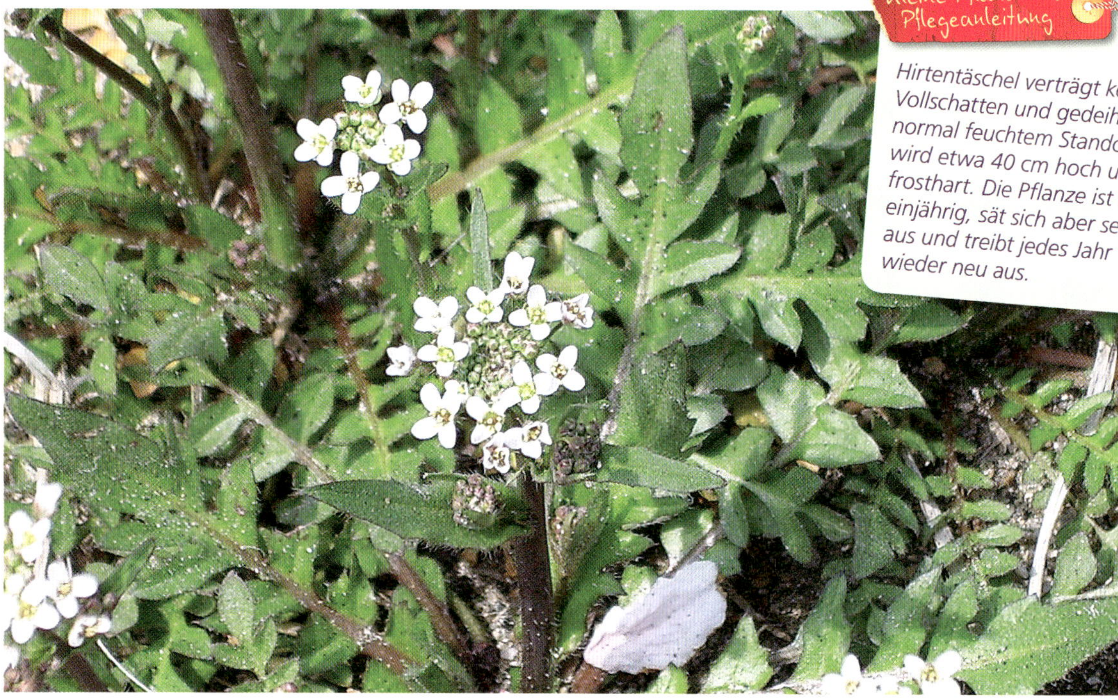

Kleine Pflanz- und Pflegeanleitung

Hirtentäschel verträgt keinen Vollschatten und gedeiht an normal feuchtem Standort. Es wird etwa 40 cm hoch und ist frosthart. Die Pflanze ist nur einjährig, sät sich aber selber aus und treibt jedes Jahr wieder neu aus.

Das Hirtentäschel „wandert" durch meinen ganzen Kräutergarten. Bei manchen Gärtnern ist es als „Unkraut" verschrien, bei mir aber darf es wachsen. Lediglich wenn es überhand nimmt, entferne ich einiges. Die Rosetten werfe ich aber nicht weg, ich putze sie und verwende sie zusammen mit Feldsalat und Löwenzahn in einem leckeren Salat. „Unkraut" gibt es bei mir nicht, sondern Begleitpflanzen. Keine Pflanze steht gern, allein; in Gesellschaft fühlen sich alle Pflanzen wohler, egal, ob Kräuter oder Gemüsepflanzen.

Das Hirtentäschel besitzt blutstillende Eigenschaften. Bei Menstruationsbeschwerden, Nasenbluten oder wenn ein Zahn gezogen wurde, hilft Hirtentäscheltee oder Hirtentäscheltinktur. Bei einer Verletzung verbindet man die Wunde mit einem Mullläppchen, das zuvor mit verdünnter Tinktur getränkt wurde.

Zur Herstellung von Tee wird die Pflanze gesammelt, wenn sie anfängt zu blühen. Ich schneide gleich alles klein, fülle das Gut in einen großen, flachen Korb, den ich zuvor mit Papier ausgelegt habe, und wende täglich, bis es raschelt. Später wird das Trockengut in Gläsern aufbewahrt.

Hirtentäscheltinktur mache ich so:
Eine Flasche halb mit geschnittenen Blättern füllen und mit 38 %igem Schnaps auffüllen. Sechs bis acht Wochen ziehen lassen und währenddessen öfter schütteln. Danach abfiltern und in kleine dunkle Fläschchen füllen.

Holunder *Sambucus nigra*

Im Volksmund auch Hollerbusch, schwarzer Flieder, Schwarzholder

Meinen alten Holunderbaum habe ich zu meinem Geburtsbaum erklärt. Er ist zwar nicht ganz so alt wie ich, aber er hat schon viele Jahre auf dem Buckel, und man sieht es ihm an. Im keltischen Baumkalender gibt es für jeden Mondzyklus einen Geburtsbaum, und zwar 13 an der Zahl, weil das Jahr auch 13 Vollmonde hat. Der 13. Geburtsbaum ist der Holunderbaum. Da ich nun im Dezember geboren bin, ist der Holunderbaum also mein Geburtsbaum, den ich sehr verehre und der mir heilig ist.

Auch den Kelten war der Holunderbaum heilig. Sie nahmen ihm in der Regel nichts weg, und wenn doch, dann baten sie ihn darum. Stillschweigend duldete der Baum dies (er konnte ja nicht anders), und die Kelten verneigten und bedankten sich. Für den angetanen Frevel ließen sie etwas Gutes zurück, meist eine Honigwabe. Da ich keine Honigwaben habe, gehe ich nicht an meinen alten Holunderbaum, sondern lasse ihm sogar seine dürren Äste. Manchmal ziehe ich den Strohhut, wenn ich vorbeigehe.

Der Holunderbaum hat einen narkotischen Geruch, darum halten sich in seiner Nähe keine Mücken auf. Außer Giersch, Waldweidenröschen und Veilchen wachsen Pflanzen nicht besonders prächtig unter ihm. Aber der Holunder soll „von Kopf bis Fuß“ heilkräftig sein: Wurzeln, Rinde, Blätter, Blüten und später die Früchte. Holunderblütentee hilft bei einer Erkältung, Holunderbeerensaft ergibt ein feines Gelee oder tut uns gesüßt mit Honig, einem Schuss Mineralwasser und durch einen Strohhalm geschlürft gut. Ein kleines Baumwollsäckchen mit getrockneten Holderblüten verhilft zu gesundem Schlaf.

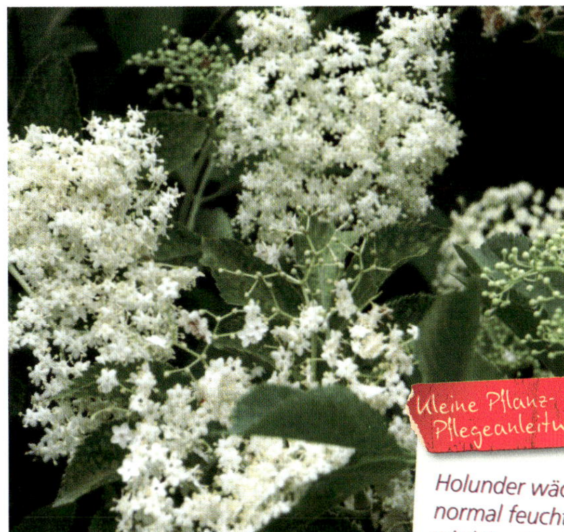

Kleine Pflanz- und Pflegeanleitung

Holunder wächst überall an normal feuchtem Standort. Er wird 2 m hoch, ist frosthart und mehrjährig.

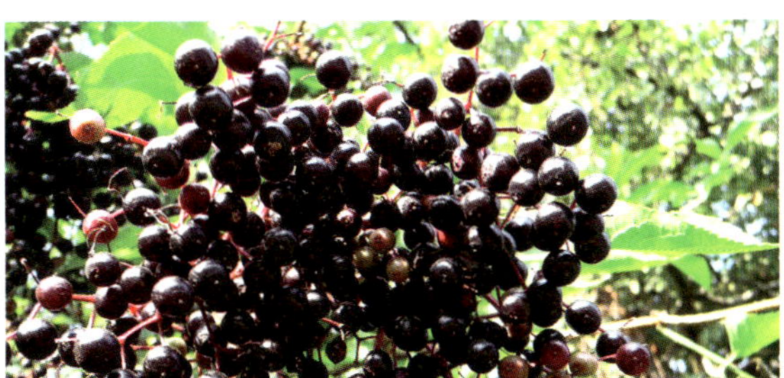

„Weimarer Lern- und Denktee“

Jeweils 20 Gramm
getrocknete Holunderblüten
getrocknete Ginkgoblätter
getrocknete Kamilleblüten
getrocknetes Zitronengras
Weid

Zum Aufbrühen für eine Tasse nehme ich zwei Teelöffel dieser Krautmischung. Diesen Tee gibt es im Apothekerladen zu kaufen.

Hopfen *Humulus lupulus*

Im Volksmund auch wilder Hopfen, Bierhopfen

In meinem Kräutergarten erklettert der Hopfen eine Pergola und wächst oben dicht zusammen. Vögel bauen gern ihre Nester in dieses Dickicht. Jahrelang habe ich viele Hopfenzapfen geerntet, aber mittlerweile traue ich mich nicht mehr auf die Leiter und kann mich an den Hopfenzapfen nur noch von unten erfreuen.

Hopfen ist eine langlebige rechtswindende Schlingpflanze. Von oben herunter betrachtet windet sich der Hopfen im Gegensatz zur Stangenbohne tatsächlich nach rechts. Er blüht erst im Spätsommer. Seine männlichen Blüten sind unscheinbar und nur die weiblichen Blüten, die sogenannten Hopfenzapfen, werden für Heilzwecke genutzt. Die Zapfen haben vor allem eine schlaffördernde Wirkung, sie sind aber auch nervenstärkend, appetitanregend, magenstärkend, krampfstillend, verdauungsfördernd und allgemein beruhigend.

Kleine Pflanz- und Pflegeanleitung

Hopfen gedeiht überall an normal feuchtem Standort. Er wird 4 m hoch, ist frosthart und mehrjährig.

Mein Tipp: Aus Hopfenzapfen habe ich mir auch gern ein Schlafkissen gemacht. Dafür habe ich eine Hülle von etwa 30 x 30 Zentimeter Größe genäht und sie mit getrockneten Hopfenzapfen gefüllt. Diese kleinen Kissen, auf das Kopfkissen gelegt, machen durch ihren Duft schläfrig.

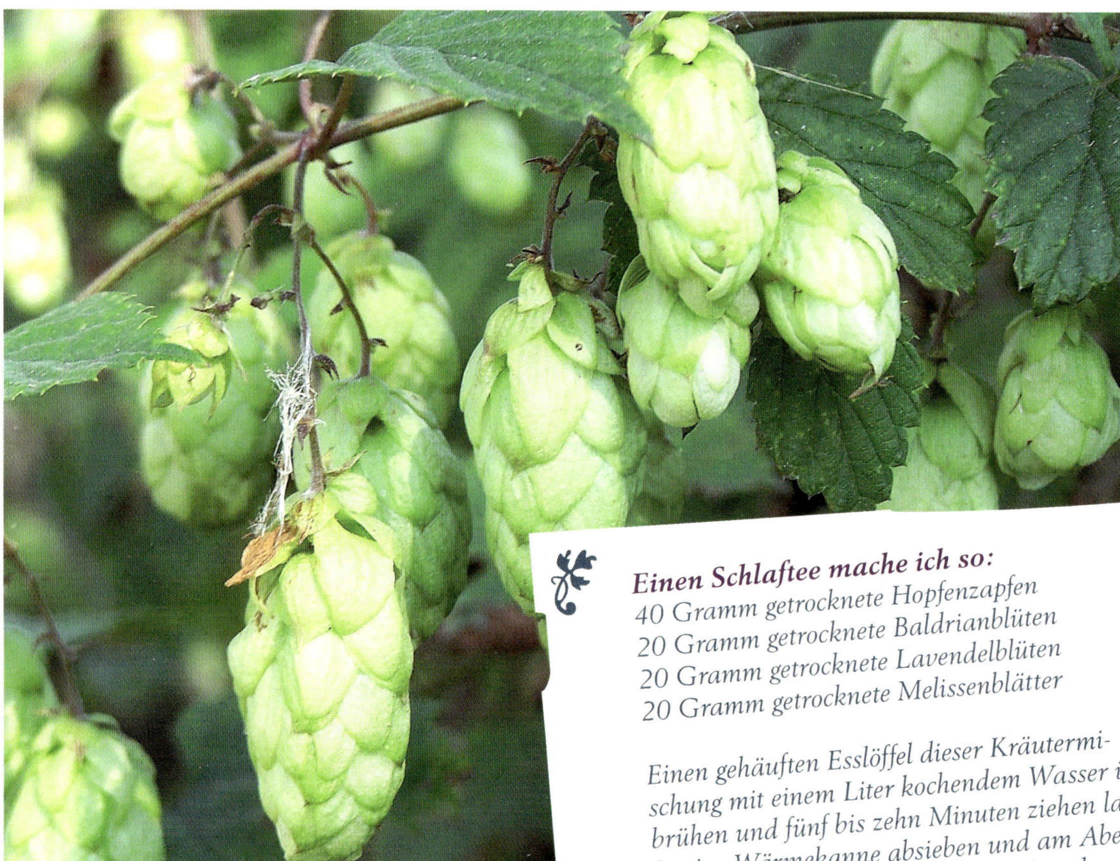

Hopfen mit weiblichen Zapfen

Einen Schlaftee mache ich so:

40 Gramm getrocknete Hopfenzapfen
20 Gramm getrocknete Baldrianblüten
20 Gramm getrocknete Lavendelblüten
20 Gramm getrocknete Melissenblätter

Einen gehäuften Esslöffel dieser Kräutermischung mit einem Liter kochendem Wasser überbrühen und fünf bis zehn Minuten ziehen lassen. In eine Wärmekanne absieben und am Abend zwei bis drei Tassen bis zum Schlafengehen trinken. Ein guter Schlaf ist gewiss!

Huflattich *Tussilago farfara*

Im Volksmund auch Brustlattich

In meinem Garten wächst der Huflattich nicht so überschwänglich, daran bin ich aber selber schuld. Im zeitigen Frühjahr, kurz nach der Schneeschmelze, strecken die kleinen goldgelben Blütenkörbchen ihre Gesichter der Sonne entgegen, bei Regenwetter „schlafen" sie. Später erst wachsen die grünen Blätter. Diese werden sehr groß und verdecken mir manche kostbaren Pflänzchen, die dann nur kümmerlich wachsen. Ich schneide dann die großen Huflattichblätter einfach ab, und das wird der Grund sein, weshalb sich die Pflanze nicht so sehr ausbreitet. Ein kleines Körbchen voll Blüten kann ich aber jedes Jahr pflücken. Ich pflücke die Blüten, wenn sie sich gerade öffnen wollen, denn weit geöffnete Blüten wachsen nach dem Pflücken noch weiter und man hat dann Samenstände im Körbchen.

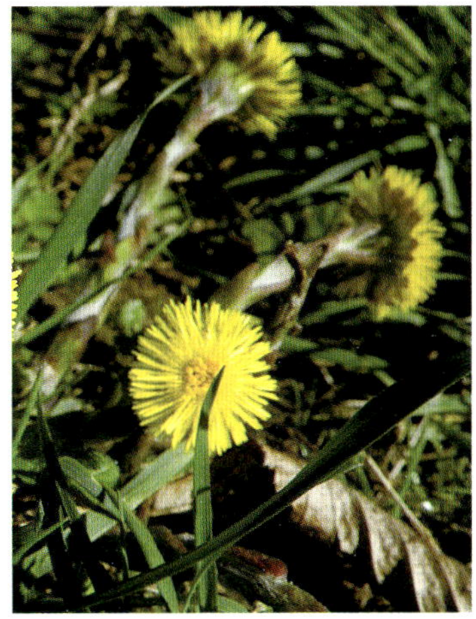

Huflattich blühend im Frühjahr

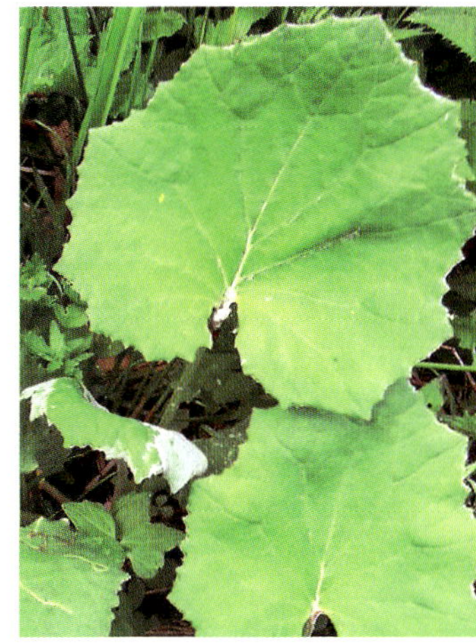

Huflattichblätter im Sommer

Huflattichtee ist hilfreich bei Husten. Ich gebe die getrockneten Blüten in eine Mischung, weil ich nicht so viel davon habe. Alle Blüten in den folgenden Rezepten habe ich getrocknet, indem ich sie in einem großen, zuvor mit Küchenpapier bedeckten Sieb zum Trocknen ausgelegt habe; die Kräuter habe ich zu Sträußen gebunden aufgehängt und getrocknet, bis sie raschelten.

Kleine Pflanz- und Pflegeanleitung

Huflattich wächst überall an normal feuchtem Standort. Er wird 20 cm hoch, ist frosthart und mehrjährig.

Einen Esslöffel Kräuter dieser Mischungen mit einem Liter kochendem Wasser übergießen, fünf bis zehn Minuten ziehen lassen, absieben, in eine Wärmekanne füllen und eine Prise Stevia dazugeben. Über den Tag verteilt trinken.

Hustentee Nr. 1

Zu jeweils gleichen Teilen
getrocknete Huflattichblätter
getrocknete Thymianblätter
getrocknete Spitzwegerichblätter
getrocknete Königskerzenblüten
getrocknete Malvenblüten

Hustentee Nr. 2

Zu jeweils gleichen Teilen
getrocknete Holunderblüten
getrocknete Königskerzenblüten
getrocknetes Ysopkraut
getrocknete Blüten des Wilden Stiefmütterchens
getrocknete Käsepappelblätter

Gute-Nacht-Tee Nr. 1

Zu jeweils gleichen Teilen
getrocknete Weißdornblüten
getrocknete Ringelblumenblüten
getrocknetes Frauenmantelkraut
getrockneter Frauenlein
getrocknete Schafgarbeblüten

Gute-Nacht-Tee Nr. 2

Zu jeweils gleichen Teilen
getrocknetes Majorankraut
getrocknetes Hirtentäschelkraut
getrocknete Lavendelblüten (hiervon wenig)
getrocknetes Johanniskraut
getrocknetes Melissenkraut

Jiaogulan *Gynostemma pentaphyllum*

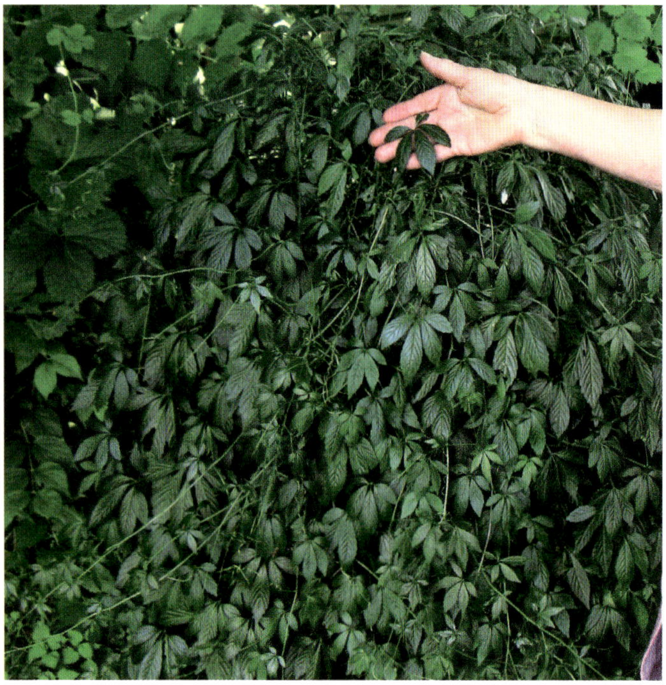

Kleine Pflanz- und Pflegeanleitung

Jiaogulan gedeiht überall an normal feuchtem Standort. Er wird 2 m hoch, ist frosthart und mehrjährig, muss aber im Winter geschützt werden.

Jiaogulan (sprich Dschiau-gu-lan) ist mittlerweile wohl überall bekannt. Drei verschiedene Arten Jiaogulan gibt es: eine dreiblättrige, eine fünfblättrige und eine siebenblättrige Art. Bei mir wächst der fünfblättrige Jiaogulan, es ist die am häufigsten vorkommende Art. Es gibt weibliche und männliche Pflanzen; hat man beide, dann stellen sich auch irgendwann Blüten und kleine schwarze Beerenfrüchte ein. Leider ist den Pflanzen das Geschlecht nicht anzusehen, deshalb heißt es, geduldig sein, man muss einfach abwarten.

In China heißt die Pflanze „Kraut der Unsterblichkeit“: In Regionen, in denen das Kraut verwendet wird, sei es als rohe Blätter im Salat oder als Tee, leben viele hundertjährige Menschen. Sie sprechen der Pflanze den Verdienst daran zu: „Jiaogulan ist besser als Ginseng.“

Der Pflanze werden viele gute Inhaltsstoffe zugesprochen, die sich auf unsere Gesundheit, Energie, Psyche und Widerstandskraft positiv auswirken. Naturmediziner sind überzeugt, dass die Wirkstoffe auch die freien Radikalen eindämmen und Krebskrankheiten zurückdrängen können. Die Pflanze ist es also wert, in unserem Garten zu sein. Sie ist eine Rankpflanze, deren Ranken wir mithilfe einer Stütze in die Höhe leiten, oder wir pflanzen sie in Ampeln und lassen sie nach unten ranken. Pralle Sonne verträgt sie weniger gut, trotzdem stelle ich die Pflanze immer in die Sonne, denn hier komme ich mit meinen Besuchergruppen vorbei, denen ich den Jiaogulan vorstelle. Wenn sie eingeht, stelle ich eine neue Pflanze hin. Die Besucher dürfen naschen – manche tun es, manche trauen sich nicht. Das grüne, frische Blatt schmeckt ein wenig bitter, aber denken wir an die heilsamen Kräfte, schmeckt es gut.

Zur Teeherstellung schneide ich die langen Ranken ab, bündele sie und hänge sie irgendwo zum Trocknen hin. Später schneide ich ganz einfach alles klein. Besonders fein wird der Tee, indem vor dem Trocknen die einzelnen Blätter abgezupft und auf einem Sieb getrocknet werden, bevor sie ungeschnitten gleich in Gläser gefüllt werden.

Eine Tinktur habe ich auch angesetzt und will sie ausprobieren, auch wenn ich noch nichts von einer Jiaogulantinktur gehört und sie noch nicht genutzt habe.

Johanniskraut *Hypericum perforatum*

Im Volksmund auch durchlöchertes Johanniskraut, Tüpfeljohanniskraut, Tüpfelhartheu

Es gibt einige Johanniskräuterarten, aber anders als das echte Johanniskraut sollen sie so gut wie nicht heilkräftig sein. Bei der Ernte muss man gut hinschauen: Das echte Johanniskraut hat wesentlich kleinere grüne Blättchen als die übrigen Arten. Gegen Licht betrachtet zeigen sich winzig kleine Punkte, die wie Löcher aussehen. Es sind aber Öldrüsen, die anderen Johanniskräuterarten fehlen. Seinen Namen verdankt das Johanniskraut der Blütezeit um Johannis (24.6.) herum. Bis Johannis sollte auch geerntet worden sein, denn später kommen gern Würmchen in die Blüten, und dann wird das Kraut wertlos.

Beim Ernten benutze ich eine Gartenschere. Ich muss vorsichtig sein, die Pflanze lässt sich leicht ausreißen, aber im nächsten Jahr will ich ja auch wieder ernten. Ich schneide das Kraut ganz unten ab und binde lockere Sträuße, die ich kopfüber zum Trocknen aufhänge, bis es raschelt. Zur Herstellung von Tinkturen und des sogenannten Rotöls pflücke ich nur Blüten, Knospen und die kleinsten Blättchen. Eine gute Handvoll fülle ich in eine Flasche, gebe gutes Olivenöl darüber – mindestens bis die Pflanzenteile bedeckt sind – und stelle die Flasche in die Sonne. Ich stelle nur Ölansätze in die Sonne, Tinkturen lasse ich immer bei Zimmerwärme ziehen. Nach etwa sechs bis acht Wochen filtere ich das Öl ab und fülle es in ungetönte Flaschen, damit man das hübsche rote Öl sehen kann. Es ist zwei Jahre haltbar und wirkt bei Verbrennungen – auch bei Sonnenbrand – oder Verletzungen wahre Wunder.

Als Tee getrunken wirkt Johanniskraut beruhigend. Dazu für eine Tasse einen bis zwei Teelöffel des getrockneten, klein geschnittenen Krauts aufbrühen. Sogar bei leichten Depressionen ist Johanniskrauttee hilfreich. Allerdings sollte der Tee nach etwa vier Wochen wieder abgesetzt werden, weil die Haut dann empfindlich gegen Sonnenlicht wird und es leichter zu einem Sonnenbrand kommt.

Kleine Pflanz- und Pflegeanleitung

Johanniskraut verträgt keinen Vollschatten. Es gedeiht an normal feuchtem Standort, wird 90 cm hoch, ist frosthart und mehrjährig.

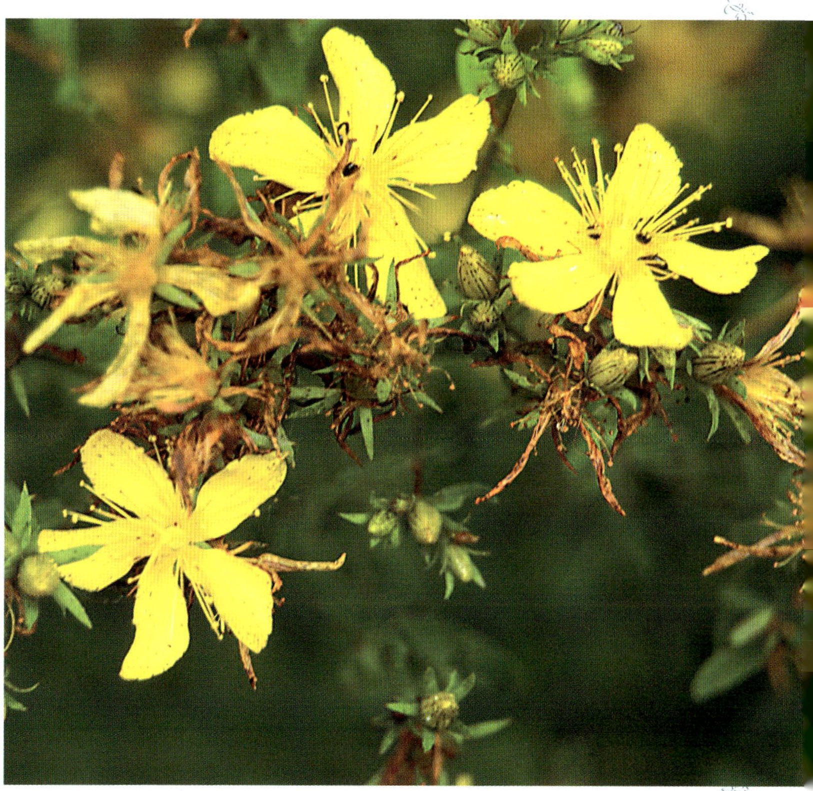

Kamille, echte *Matricaria chamomilla*

Im Volksmund auch Mutterkraut (hat aber tatsächlich nichts mit dem Mutterkraut zu tun)

Die Kamille stammt ursprünglich aus Asien, wächst aber heute fast überall auf der Welt. Sie gehört zu den Heilpflanzen, die am häufigsten verwendet werden, und jeder Mensch hat wohl schon einmal im Leben einen Kamillentee getrunken. Ja, viele Menschen kennen außer Kamille und Pfefferminze gar keine weiteren Teekräuter. Wer Kamille selbst sammeln will, muss sie gut kennen, denn außer der echten Kamille gibt es noch die Hundskamille und die strahlenlose Kamille. Vor dem Pflücken vorsichtig mit dem Fingernagel ein Blütenköpfchen öffnen: Ist es innen hohl, ist es die echte Kamille, die auch gut duftet. Die Hundskamille hat flache Blütenköpfchen und duftet nicht. Der strahlenlosen Kamille fehlen die weißen Zungen.

Kamille hat vor allem krampfstillende sowie entzündungs- und blähungshemmende Eigenschaften. So kann sie etwa gegen Magenschmerzen, Entzündungen der Haut oder bei Verbrennungen und kleinen Verletzungen helfen. Sie wirkt innerlich und äußerlich angewendet. Empfindliche Menschen, die allergisch auf Korbblütler reagieren, müssen allerdings vorsichtig mit der Anwendung sein. Aber es gibt ja genügend ähnlich wirkende Heilpflanzen, die die Kamille ersetzen können oder die man mit der Kamille mischen kann.

Kleine Pflanz- und Pflegeanleitung

Kamille benötigt einen vollsonnigen Standort auf normal feuchtem Boden. Sie wird 40 cm hoch und ist einjährig.

Eine Kamillenteemischung gegen Magenkrämpfe, Kopfschmerzen und Migräne mache ich so:

je 20 Gramm
getrocknete Kamillenblüten
Anserinenkraut
Melissenblätter
Pestwurzwurzeln
je 10 Gramm
getrocknete Mutterkrautblätter
Engelswurzsamen

Kräuter gut mischen, sie ergeben 100 Gramm Tee. Von dieser Mischung einen gehäuften Esslöffel voll mit einem Liter kochendem Wasser übergießen und fünf bis zehn Minuten ziehen lassen. In eine Wärmekanne absieben und über den Tag verteilt trinken.

Kamillentinktur mache ich so:

Ein Schraubglas zur Hälfte mit Kamillenblüten füllen und mit so viel 42 %igem guten Obstler auffüllen, dass die Blüten gut bedeckt sind. Das Glas bleibt sechs bis acht Wochen in der Wärme stehen, währenddessen wird öfter geschüttelt. Danach wird die Flüssigkeit gefiltert und in kleine Fläschchen gefüllt. Mit Etiketten versehen stehen die Fläschchen mit der wertvollen Tinktur im Regal und warten auf jemanden, den das Bauchweh plagt.

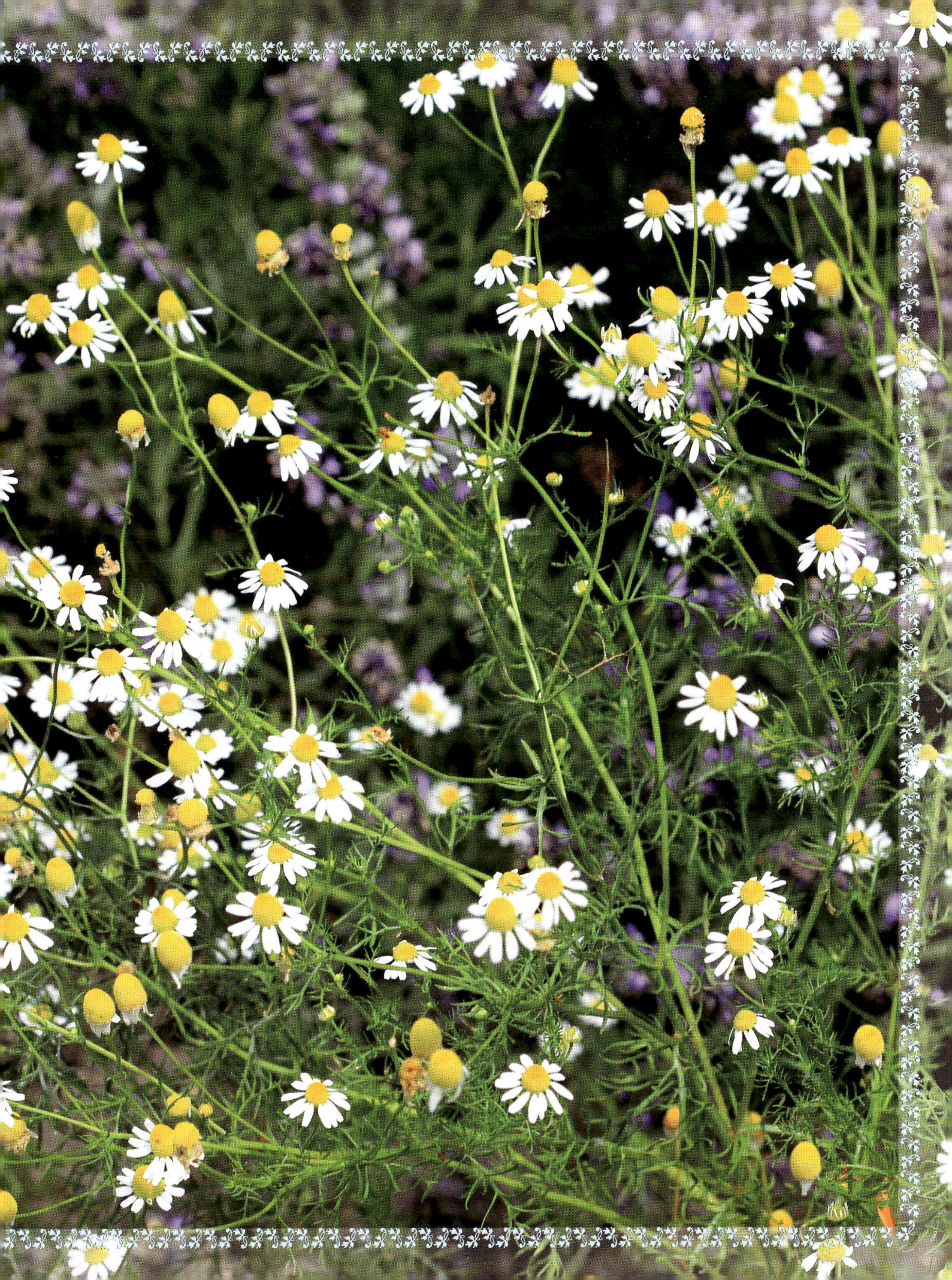

Kapuzinerkresse *Tropaeolum majus*

Im Volksmund auch Guck-über-den-Zaun

Die Kapuzinerkresse kommt aus Südamerika zu uns, bei uns ist sie allerdings nur einjährig. Sie ist sehr frostempfindlich und liebt einen sonnigen Platz im Garten – die Pflanze sollte wegen all ihrer Vorzüge in keinem Garten fehlen. Am besten gibt man ihr eine Stütze, sonst wächst sie bodendeckend, auch in einer Ampel sieht sie hübsch aus. Leider lässt sie sich allerdings nicht trocknen. Hauptsächlich ihre grünen Samen gehören zu den pflanzlichen Antibiotika und die Blätter und Blüten gebe ich frisch über den Salat. Der eine oder andere reagiert allergisch auf die Pflanze, deshalb möglichst zurückhaltend einsetzen.

Blütenknospen und frische grüne Samen lege ich als Kapern in Essig ein. Gern stelle ich einen Kapuzineressig her und verwende dazu dunkle Blüten, dann bekommt der Essig eine schöne Farbe. Helfen kann Kapuzinerkresse bei Entzündung der Harnwege, Erkrankungen der Atemwege, bei Immunschwäche und als Abführmittel.

Kapuzinerkressetee mache ich so:
Einige frische Kresseblüten
3 frische Steviablättchen

Für eine große Tasse Tee Blüten und Blättchen mit einem viertel Liter kochendem Wasser übergießen und zehn Minuten ziehen lassen.

Kapuzinerkressetinktur mache ich so:
Eine weithalsige Flasche zur Hälfte mit Kresseblüten und -blättern füllen und gut mit Wodka bedecken. Sechs bis acht Wochen bei Zimmerwärme stehen lassen und währenddessen öfter schütteln. In dunkle Fläschchen abfiltern.

Kleine Pflanz- und Pflegeanleitung

Kapuzinerkresse verträgt keinen Vollschatten. Sie benötigt einen normal feuchten Standort, wird 40 cm hoch und ist einjährig.

Mein Tipp: Kapuzinerkresse wird im Frühjahr ausgesät. Immer auf Schnecken achten!

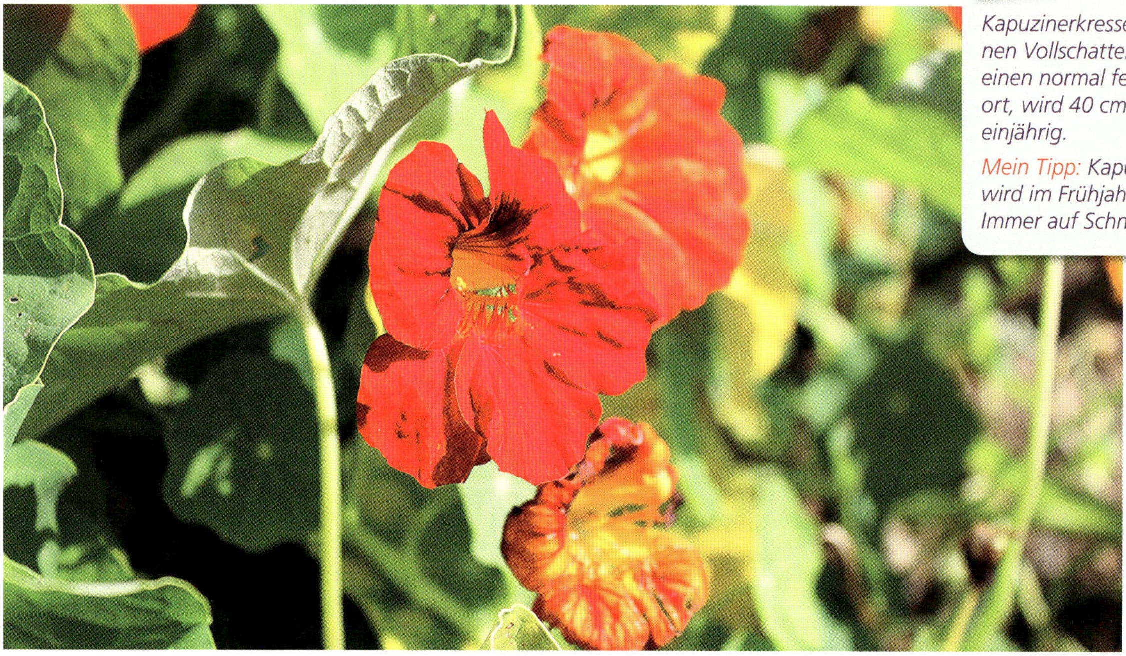

Karde, wilde *Dipsacus fullonum*

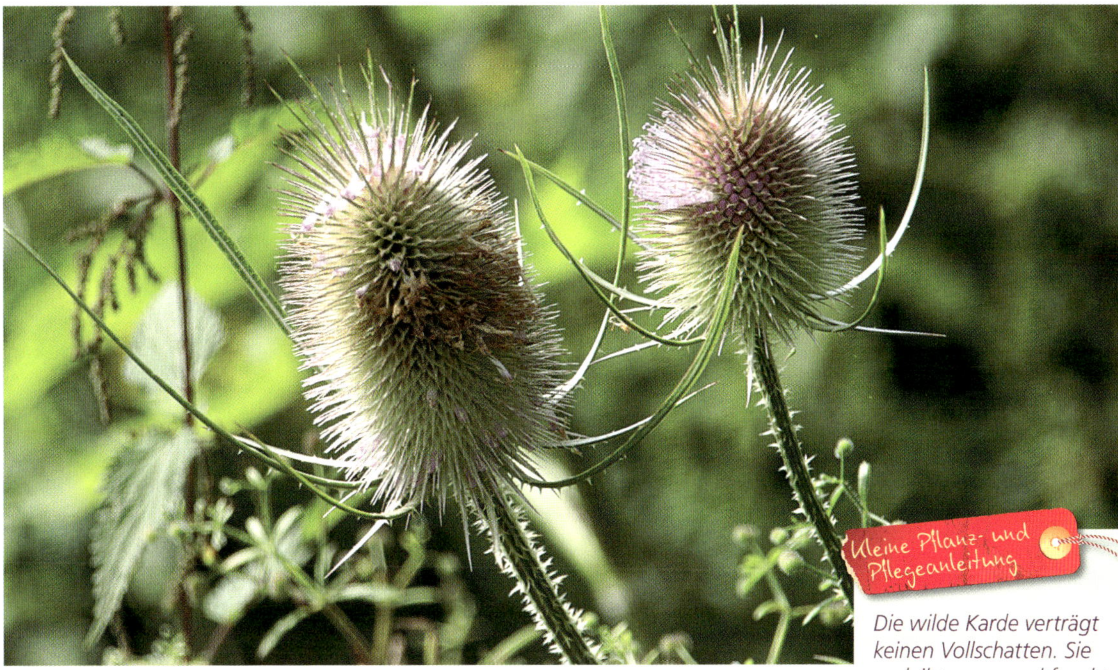

Kleine Pflanz- und Pflegeanleitung

Die wilde Karde verträgt keinen Vollschatten. Sie gedeiht an normal feuchtem Standort, wird 2 m hoch, ist frosthart und zweijährig.

Mein Tipp: Die wilde Karde sät sich selber aus, und zwar so reichlich, dass ich im Frühjahr immer einige Pflänzchen entfernen muss.

Die wilde Karde, sie gehört zu den wichtigsten Pflanzen in meinem Garten, kann zwei Meter hoch werden. Ihre gegenständig zusammengewachsenen großen stacheligen Blätter dienen als natürliche Vogeltränke – auch wenn es nicht geregnet hat, steht immer Nachttau in diesen Vertiefungen. Zur Blütezeit sieht die Pflanze wunderschön aus, doch man darf ihr nicht zu nahe kommen, denn alles an ihr ist spitz und stachelig und sticht, sogar der Blütenstand. Dieser fängt in der Mitte kreisförmig an zu blühen, er blüht gleichzeitig nach oben und unten, während die Blüten in der Mitte zu welken beginnen. Nur Schmetterlinge und Hummeln besuchen die Blütenstände, Bienen kommen wahrscheinlich nicht an den Nektar.

Noch viel wichtiger ist mir die wilde Karde, weil sie mir eine Medizin gegen Borreliose liefert. Aus den Frühjahrspflanzen – hochgewachsene Pflanzen verwende ich nicht – bereite ich eine Tinktur. Einige lange Pfahlwurzeln habe ich ausgegraben, gesäubert, klein geschnitten und in eine Flasche gefüllt. Zu den Wurzeln habe ich nach Alfred Vogel noch Pflanzengrün geschnitten, um die gesamtmögliche Wirkung zu erzielen. Mit einem guten Wodka aufgefüllt entsteht, obwohl die Wurzeln weiß sind, eine schwarze Tinktur. Sechs bis acht Wochen bleibt der Ansatz stehen, ehe er abgefiltert wird. Sollte ich einmal Borreliose bekommen, würde ich die Kardentinktur ausprobieren. Wie bei allen Krankheiten ist aber auch bei einer Borreliose der Arztbesuch unbedingt anzuraten.

Katzenminze *Nepeta cataria*

Im Volksmund auch große Bienenpflanze

Die Katzenminze ist eine mehrjährige winterharte Staude. Sie wächst leicht einen Meter hoch und hat weißliche Blüten mit einem rosafarbenen Hauch. Es gibt auch blau blühende Unterarten der Katzenminze. Ihre Samen säen sich selber aus. Das ist auch gut so, denn ältere Pflanzen entwickeln sich zurück und gehen schließlich ein. Katzen lieben die Pflanzen sehr, sie fressen gelegentlich ihre Blätter und legen sich in die Büsche zum Schlafen. Weil die Pflanze darunter leidet, ist es sinnvoll, mehrere Katzenminzepflanzen wachsen zu lassen, und zwar im Hintergrund eines Kräuterbeets.

Für die Teeherstellung schneide ich die langen Wedel kurz über dem Boden ab, binde sie zu lockeren Sträußen und hänge sie kopfüber zum Trocknen auf. Sobald die Blätter rascheln, schneide ich alle mit der Gartenschere klein und verwahre sie in großen Gläsern.

Gern mische ich Katzenminze mit anderen ähnlich wirkenden getrockneten Kräutern:

20 Gramm Zitronenmelisse
20 Gramm Lindenblüten
20 Gramm Holunderblüten
10 Gramm Schlüsselblumen
10 Gramm Weidenrinde
20 Gramm Katzenminze

Von dieser Mischung überbrühe ich einen gehäuften Esslöffel voll mit einem Liter kochendem Wasser. Fünf bis zehn Minuten ziehen lassen, in eine Wärmekanne absieben und den Tee über den Tag verteilt trinken.

Die Katzenminze ist ein etwas bitteres Kraut mit einer kampferartigen Note, man muss sie mögen. Die Minze wirkt fiebersenkend, krampflösend, schweißtreibend und beruhigend. Mit der Süßpflanze Stevia nimmt man dem Katzenminztee die Bitterkeit.

Kleine Pflanz- und Pflegeanleitung

Katzenminze gedeiht in absonnigen bis schattigen Bereichen. Sie benötigt einen normal feuchten Standort, wird 1,20 m hoch, isf frosthart und mehrjährig.

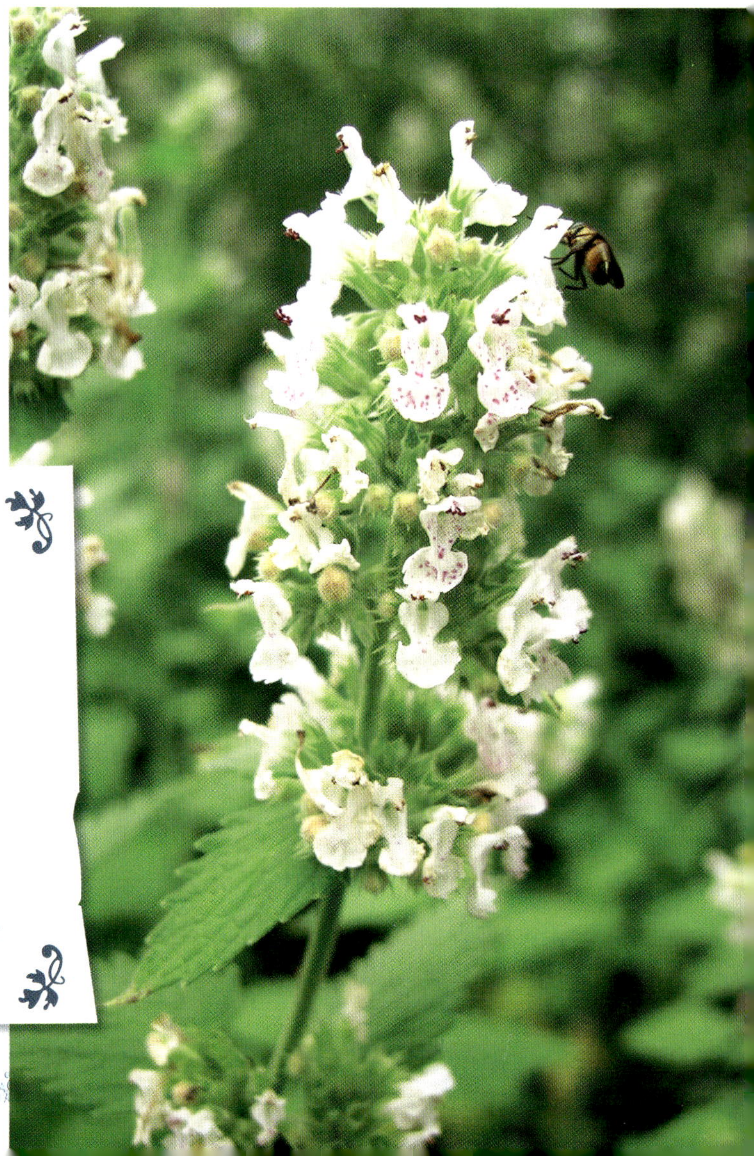

Klette, große *Arctium lappa*

Die große Klette ist eine stattliche Pflanze, die zweijährig wächst und nach der Blüte stirbt. Bleiben abgestorbene Pflanzen über den Winter stehen, sät sie sich selber aus, und dann freuen sich auch die Vögel über den Samen. Im Frühjahr kann ich die vielen Jungpflanzen nicht alle stehen lassen. Die jungen Blätter verwende ich als Gemüse, das zusammen mit Lauch wunderbar schmeckt. Klein geschnittene Blätter unter den Salat gemischt sind auch sehr lecker. Von den jungen Wurzeln setze ich eine Tinktur zum Einreiben bei rheumatischen Beschwerden und ein Öl zum Einreiben der Kopfhaut gegen schütter werdendes Haar an.

„Essiac" heißt eine Kräutermedizin, mit der eine amerikanische Krankenschwester namens Rene M. Caisse (ihr Name rückwärts gelesen ergibt „Essiac") Krebspatienten behandelt hat. Diese Kräutermedizin habe ich selber hergestellt, aber noch nie benutzt. Ich bewahre sie für den Notfall auf.

Kleine Pflanz- und Pflegeanleitung

Die große Klette verträgt keinen Vollschatten. Sie gedeiht an normal feuchtem Standort, wird 1,60 m hoch, ist frosthart und zweijährig.

Mein Tipp: Die große Klette sät sich selber aus, Überschuss entferne ich im Frühjahr. Die Wurzeln sammle und trockne ich und stelle später ein Pulver daraus her.

„Essiac"-Tinktur mache ich so:

2 Teile Wurzeln der großen Klette (von einjährigen Pflanzen)
1 Teil Wurzeln des Medizinalrhabarbers
1 Teil frische Blätter des kleinen Sauerampfers
1 Teil Rinde der amerikanischen Rotulme

Außer der Rotulme, die ich mir in der Apotheke besorgt habe, wächst alles in meinem Garten. Alle Zutaten kommen kleing eschnitten in eine weithalsige Flasche und werden mit 38 %igem Doppelkorn übergossen. Nach sechs bis acht Wochen in der Wärme wird die Flüssigkeit abgesiebt und in braune Flaschen gefüllt .

Klettenpulver mache ich so:

Frische Wurzeln werden klein geschnitten, getrocknet und zu Pulver vermahlen. Später kann man das Pulver so verwenden: Zwei Esslöffel voll in eine braune Flasche geben, mit Doppelkorn übergießen, einige Wochen ziehen lassen und abfiltern. Bei rheumatischen Beschwerden damit einreiben.

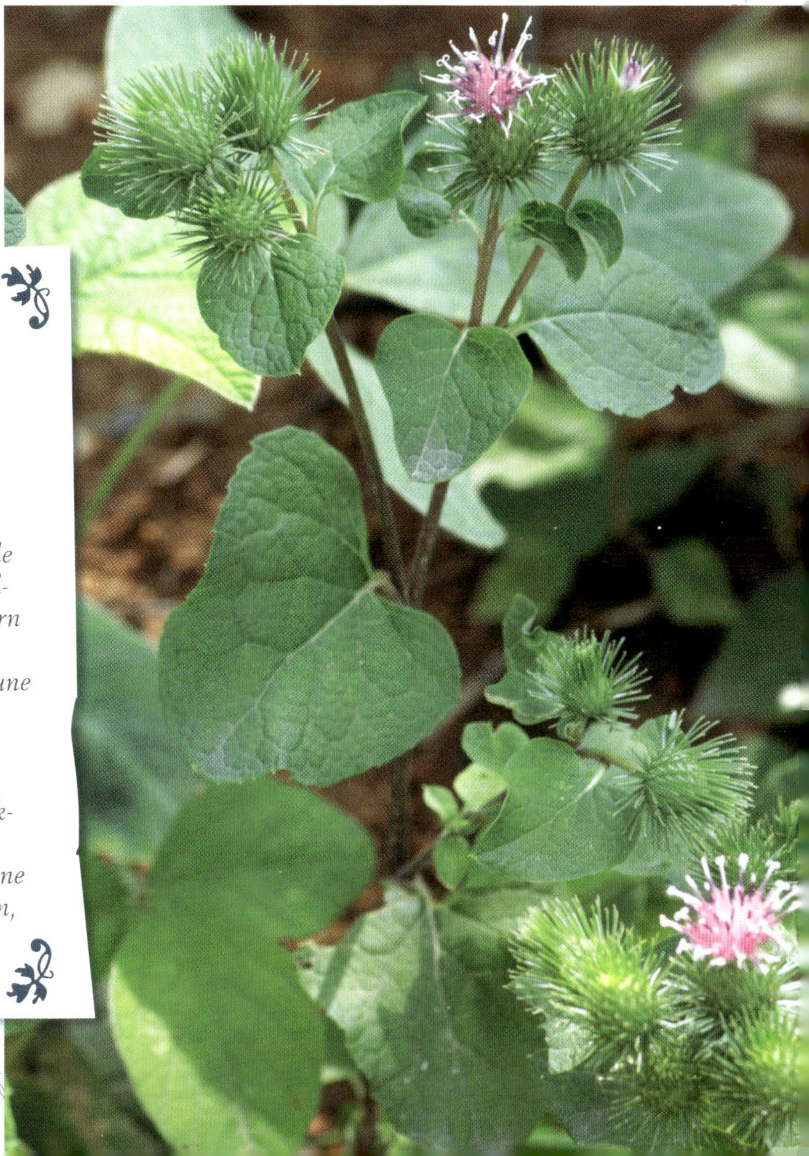

Königskerze *Verbascum thapsiforme*

Im Volksmund auch Wollblume, Himmelbrand

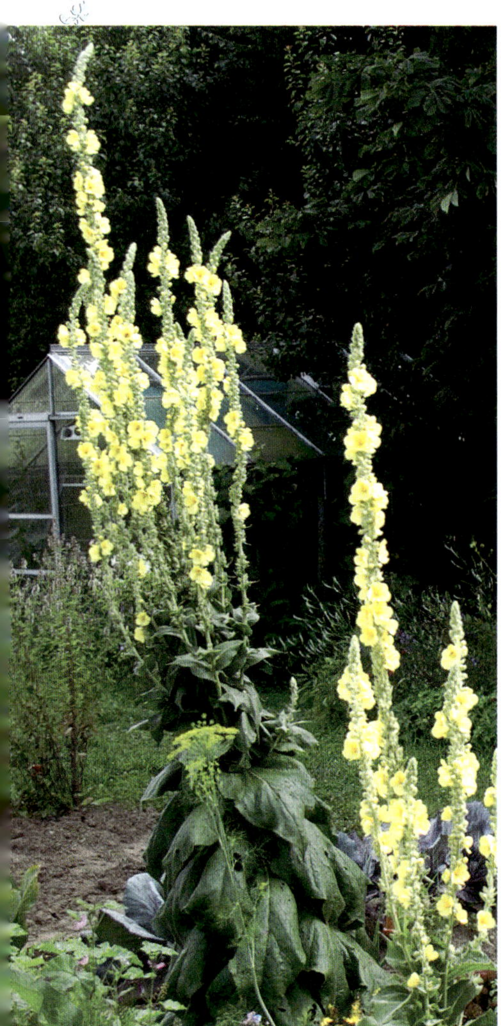

Die Königskerze kann sich am besten als Solitärpflanze entfalten, und das geht nur im Gemüsegarten. Im Kräutergartendschungel fühlt sie sich nicht so wohl und wächst nicht so stattlich. Ich lasse sie möglichst nur am Rand wachsen, um besser ernten zu können. Außerdem gedeiht um die Königskerze herum nichts anderes besonders gut.

Am 15. August, zu Mariä Himmelfahrt, werden im Festgottesdienst Kräuter geweiht. Ich binde mir dann immer einen besonders dicken Strauß mit einer Königskerze in der Mitte. Nach der Segnung hänge ich meinen „Würzwisch", wie er hier genannt wird, in der Wohnung auf – solange, bis es wieder einen neuen gibt.

Obwohl ihre Blüten und ihre Blätter heilkräftig sind, ernte ich nur Blüten, und das bei sonnigem Wetter am Vormittag, denn ab Mittag schließen sich die Blüten und fallen bis zum Abend ab. Das Trocknen muss sehr sorgfältig geschehen: Einen Tag lasse ich die Blüten auf einem Sieb liegen, bevor ich sie nochmals für kurze Zeit in einen Trockner und anschließend in luftdichte Gläser gebe. Königskerzentee wirkt schleimlösend, beruhigend, fiebersenkend und auswurffördernd.

Ich setze auch ein Wollblumenöl an: In gutes Olivenöl gebe ich dazu eine Handvoll Blüten, stelle das Glas in die Sonne und schüttle es jeden Tag, damit die frischen Blüten im Öl nicht schimmeln. Alle Blüten müssen immer gut mit Öl bedeckt sein. Dieses Öl wird als Einreibemittel bei Nervenschmerzen, bei Hämorrhoiden und Sonnenbrand verwendet.

Kleine Pflanz- und Pflegeanleitung

Die Königskerze verträgt keinen Vollschatten. Sie gedeiht an normal feuchtem Standort, wird 2 m hoch, ist frosthart und zweijährig.

Mein Tipp: Die Königskerzen werden gern von der Wollblumeneule, einem Nachtfalter, heimgesucht. Er legt seine Eier unter die Blätter, in die die Raupen beachtliche Löcher fressen. Zwei Tage lasse ich die Raupen in der Hoffnung fressen, dass sie von den Vögeln entdeckt werden. Danach sammle ich sie ab.

Meinen Lieblingstee mit feinem Zitronengeschmack mache ich so:

Getrocknete Königskerzenblüten zu gleichen Teilen mit Zitronenverbeneblättern mischen: Königskerzen haben keinen Geschmack, geben aber eine schöne gelbe Farbe. Zitronenverbene hat keine Farbe, gibt aber einen feinen zitronigen Geschmack.

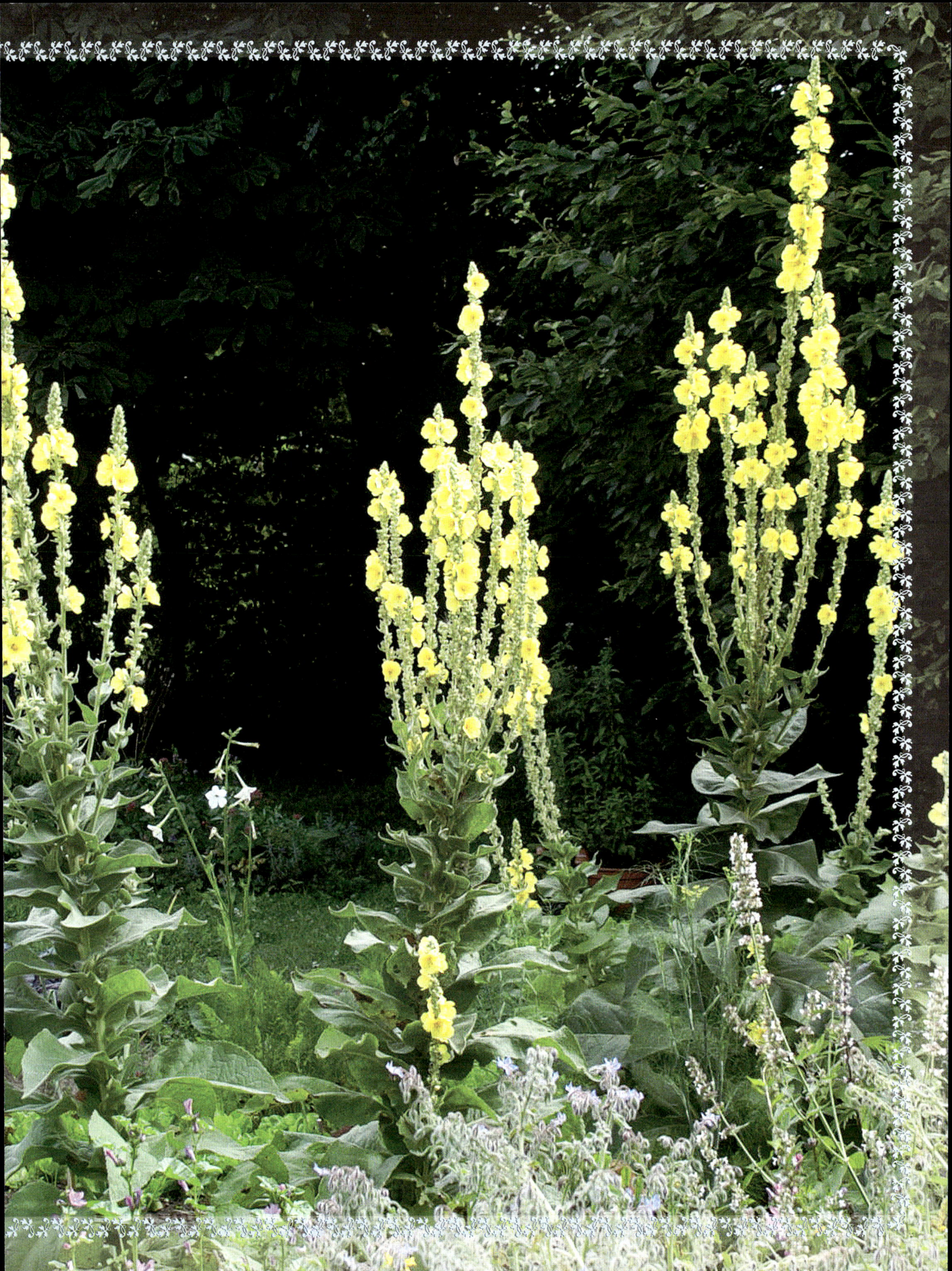

Koriander *Coriandrum sativum*

Im Volksmund auch Wanzenkraut, Cilantro, chinesische Petersilie

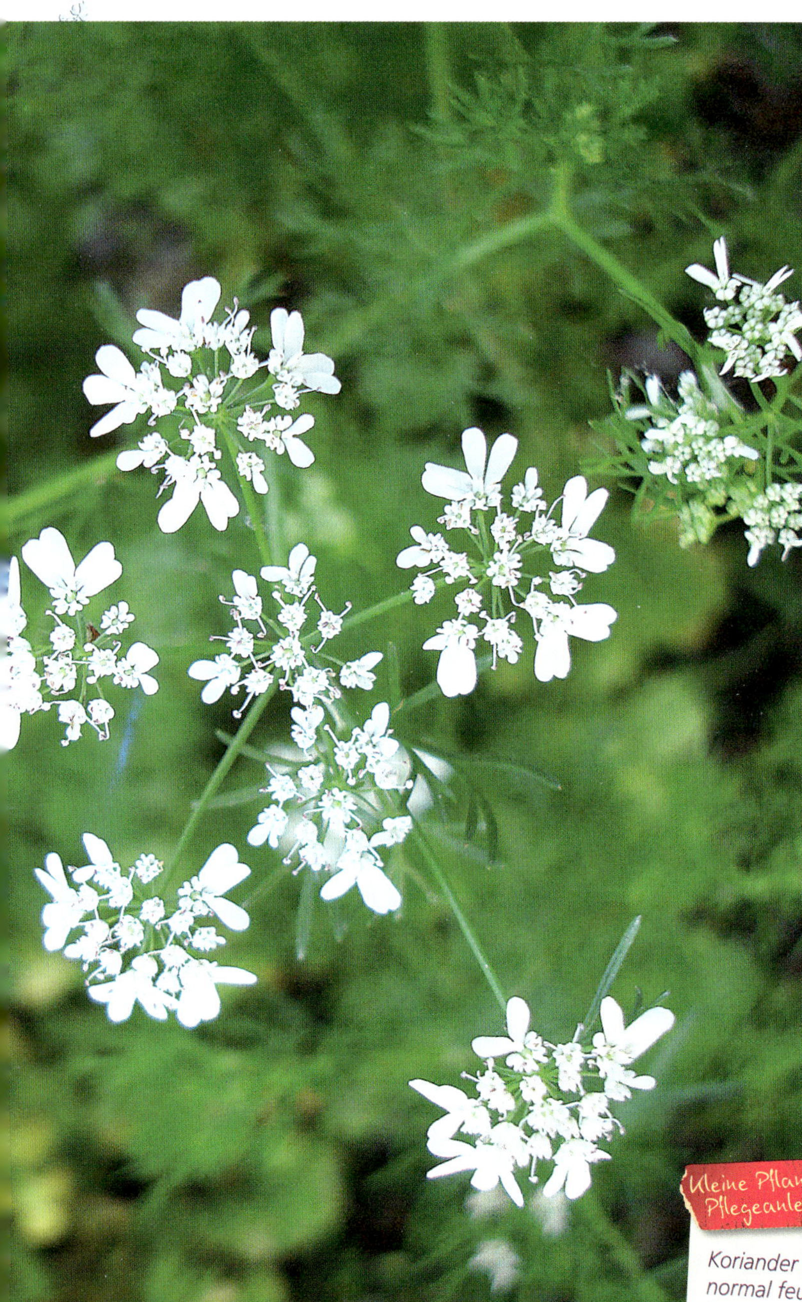

Die Blätter des Korianderkrauts sind in Bodennähe breiter gefächert als die filigranen Blätter des oberen Pflanzenbereichs. Der Koriander zählt zu meinen liebsten Küchenkräutern. Ich säe etwa im Mai ein zweites Mal eine Reihe Koriander aus. Bis dahin habe ich den früh gewachsenen Koriander, der sich im Herbst ausgesät hatte, verbraucht. Eine ganze Menge Pflanzen lasse ich unberührt, damit ich auch reichlich Korianderkörner ernten kann. Diese gehören zu meinen liebsten Brotgewürzen. Die zarten weißen Blütendolden sind ebenfalls essbar, ich streue sie gelegentlich über meinen Salat. Manch einer mag absolut kein Korianderkraut, ich höre oft die Bemerkung: „Das schmeckt ja nach Seife" – was ich wirklich nicht nachvollziehen kann. Ich verwende das Kraut überall, wo es möglich ist.

Korianderkraut soll, so der Heilpraktiker und Ernährungsberater Uwe Karstädt, die einzige Pflanze sein, die Schwermetalle wie etwa Quecksilber aus dem Körper schwemmen kann, ganz besonders in Verbindung mit der Chlorella-Alge. Eine von mir angesetzte Tinktur aus Korianderkraut hat nachweislich Salmonellen im Darm abgetötet. Koriander zu trocknen ist nicht sinnvoll, er verliert seine Wirkung. Er sollte auch niemals im Essen mitgekocht werden.

Kleine Pflanz- und Pflegeanleitung

Koriander wächst überall auf normal feuchtem Standort. Er wird 80 cm hoch, ist halbfrosthart.

Mein Tipp: Koriander immer an Ort und Stelle aussäen. Er ist nur einjährig und lässt sich nicht verpflanzen.

Kornelkirsche *Cornus mas*

Im Volksmund auch Dirlitze

Die Kornelkirsche wird als Baum bezeichnet, aber sie gleicht mit ihren weit ausladenden Zweigen eher einem Strauch. Sie blüht im zeitigen Frühjahr, noch ehe die Blätter austreiben, ihre Früchte reifen aber erst im Oktober. Ich pflücke keine Früchte vom Strauch, dann schmecken sie sauer, sondern lasse sie abfallen, erst dann sind sie reif und schmecken gut. Ich darf dann nur nicht versäumen, jeden Morgen die abgefallenen Früchte aufzulesen, bevor die Mäuse sie entdecken.

Die Kornelkirsche ist nicht giftig, wie oft gemeint wird. Wer Probleme mit der Verdauung hat, sollte – am besten bereits vorbeugend – Kornelkirschen essen. Die Früchte können in rohem Zustand oder zu Mus gekocht genossen werden. Das Mus vermische ich mit Honig (Mischungsverhältnis eins zu eins) zu einem leckeren Brotaufstrich.

Kleine Pflanz- und Pflegeanleitung

Die Kornelkirsche ist ein Großstrauch, der im Alter 4 bis 5 m groß werden kann. Er benötigt einen sonnigen, normal feuchten Standort.

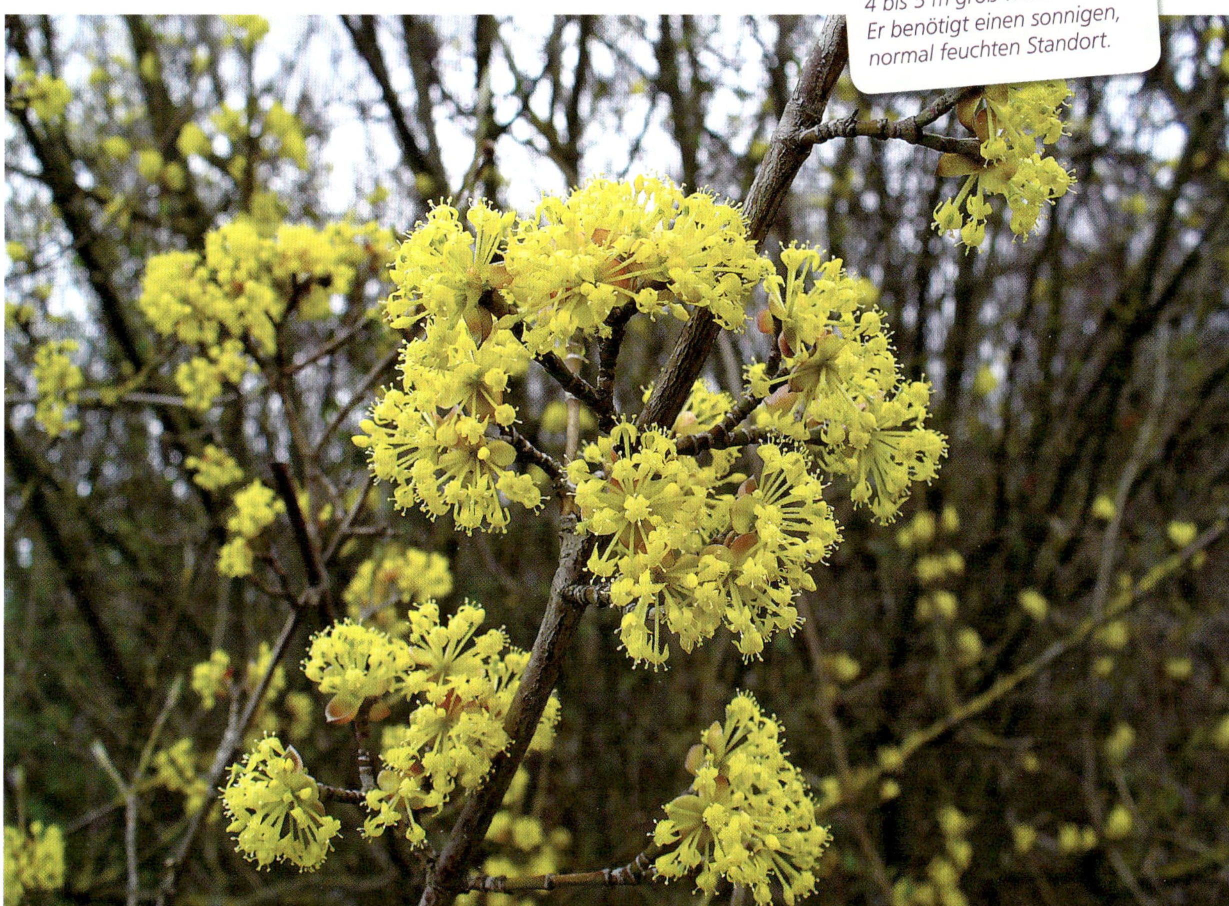

Labkraut, echtes *Galium verum*

Im Volksmund auch Liebkraut, Liebfrauenbettstroh

Oft wird das echte Labkraut mit dem Klettenlabkraut (*Galium aparine*) verwechselt. Selbst Apotheker verwechseln beide häufig, deshalb empfiehlt sich, beim Kauf den botanischen Namen zu erwähnen. Echtes Labkraut hat andere Eigenschaften als Klettenlabkraut: In erster Linie ist es ein Krampfkraut und wird bei Magen- und Darmkrämpfen eingesetzt. Es soll sogar bei Epilepsie helfen oder, so sieht es manch einer, Erdstrahlen abhalten, weshalb es auch häufig „Strahlenkraut" genannt wird. Das echte Labkraut gehört nicht zu den geschützten Pflanzen, das bedeutet, wer es in der Natur findet, darf es pflücken. Man sollte aber darauf achten, der Abgase wegen nicht am Straßenrand zu pflücken.

Kleine Pflanz- und Pflegeanleitung

Das echte Labkraut verträgt keinen Vollschatten und gedeiht an normal feuchtem Standort. Es wird 1 m hoch, ist frosthart und mehrjährig.

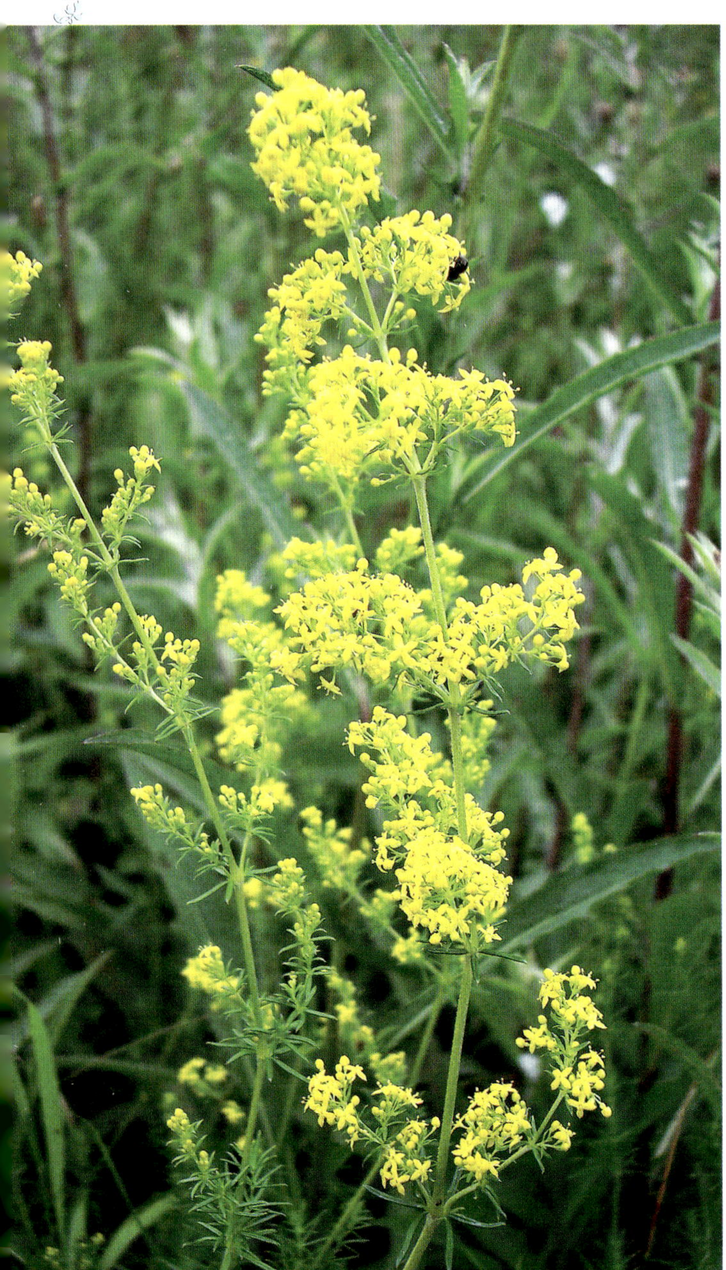

Ich muss nicht in der Natur nach dem Labkraut suchen, denn es wächst in meinem Kräutergarten, mitten auf der Wiese – es kam von ganz allein. Als Schutz habe ich es mit einem niedrigen Zaun eingerahmt, damit es nicht aus Versehen abgemäht wird. Jedes Jahr fertige ich mir ein neues Labkrautkissen. Dafür trockne ich das Kraut, gebe es in ein kleineres, etwa 30 x 30 Zentimeter großes Kissen und lege nachts mein müdes Haupt darauf. Das Kissen duftet sehr stark, ich habe das aber gern. Wem der Duft zu stark sein sollte, kann das Kisschen auch unters Kopfkissen legen oder gar unters Bett. Dort hält es die Erdstrahlen immer noch ab, die oft Kopfschmerzen verursachen. Das Labkrautkissen kann da sehr hilfreich sein.

Zur Teeherstellung sammle ich das ganze oberirdische Kraut.

Labkraut, Kletten- *Galium aparine*

Im Volksmund auch Haftkraut, Zaunkleber

Eine der wichtigsten Pflanzen in meinem Garten ist das Klettenlabkraut. Es wird oft verwechselt mit dem echten Labkraut (*Galium verum*). Klettenlabkraut wächst als „Unkraut" in vielen Gärten, am Waldesrand oder in Gebüschen. Es gedeiht in nährstoffreicher Erde, am besten gedeiht es um meinen Kompost herum. Ich ernte, solange es grün und frisch ist und auch noch, wenn die winzigen weißen Blüten erscheinen oder sogar, wenn sich die kugeligen grünen Früchte bilden. Sobald aber die Früchte braun werden, ist es vorbei mit der Ernte. Man könnte die reifen Früchte rösten und zu Kaffeepulver mahlen – das ist aber recht mühselig.

Klettenlabkraut reinigt die Lymphgefäße und stärkt das Immunsystem, dadurch werden wir mit Krankheiten leichter fertig. Zur Teeherstellung schneide ich die langen Triebe ab und winde sie zu einem Kranz, den ich zum Trocknen aufhänge.

Mit dem Tee mache ich vier bis sechs Wochen lang eine Frühjahrskur: Täglich trinke ich verteilt über den Tag eine Kanne Tee, für den ich etwa vier bis fünf Esslöffel des getrockneten, klein geschnittenen Krautes aufgebrüht habe. Nach dieser Kur fühle ich mich wohler.

Aber noch viel wertvoller ist der Genuss der frischen Pflanze. Klettenlabkraut soll das beste Heilmittel für das lymphatische System sein, das u. a. für den Wasserhaushalt im Körper zuständig ist. Bei Ödemen, etwa geschwollenen Füßen oder Beinen, fließt die Lymphe nicht ab – Zeit für ein Getränk aus reichlich Klettenlabkraut.

Kleine Pflanz- und Pflegeanleitung

Das Klettenlabkraut wächst überall an normal feuchtem Standort. Es wird 1,50 m hoch und ist einjährig.

Klettenlabsud mache ich so:

Zwei Handvoll frisches, klein geschnittenes Kraut gebe ich in einen kleinen Topf, bedecke es mit kaltem Wasser und lasse es eine halbe Stunde ziehen. Auf dem Herd lasse ich es auf kleinster Flamme weiter ziehen, bis es heiß wird. Nicht kochen! Zugedeckt und abgeschaltet zieht es noch einige Minuten, bevor ich es abseihe. Das ist ein feiner hellgrüner Sud, den ich dann in meinem Lieblingssessel sitzend ganz langsam und genüsslich trinke. Und ich weiß dann, dass ich mir etwas Gutes getan habe!

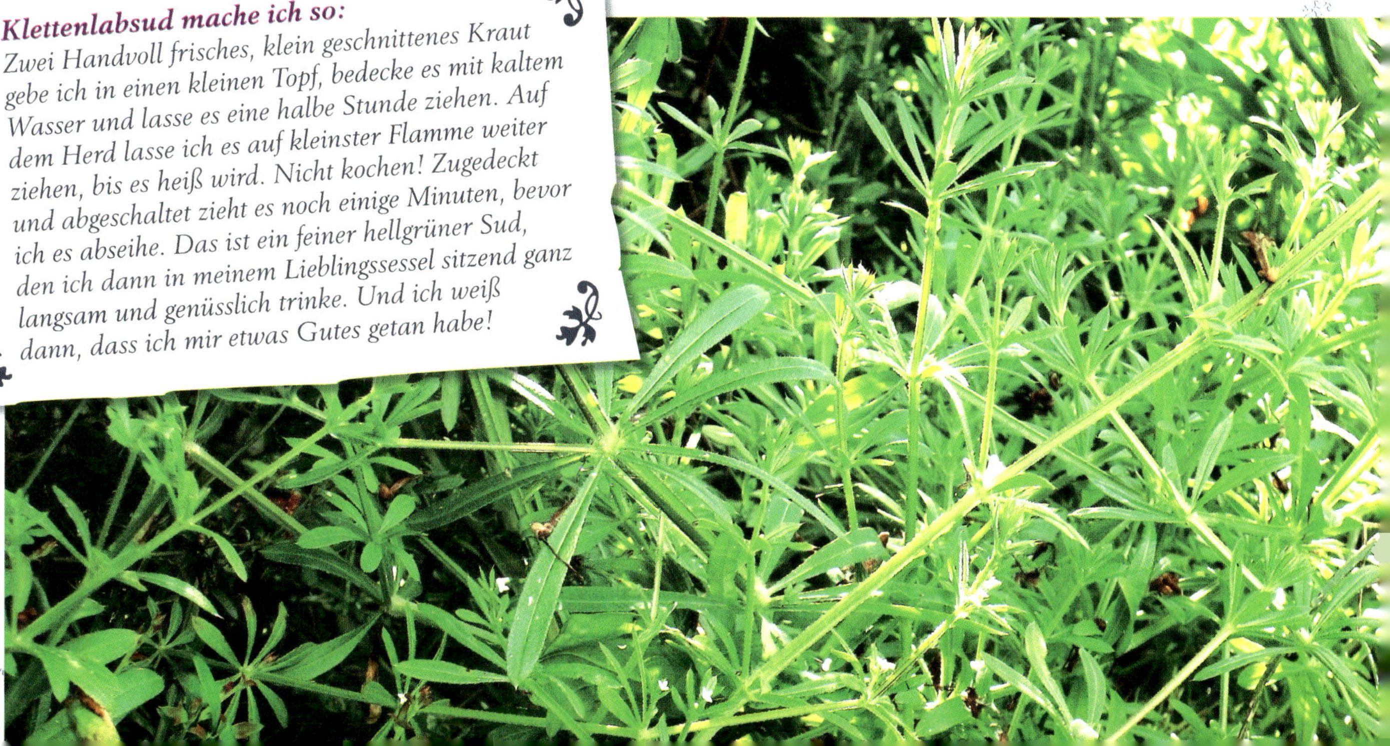

Lavendel, echter *Lavandula angustifolia*

Im Volksmund auch Speik, Nervenkräutlein

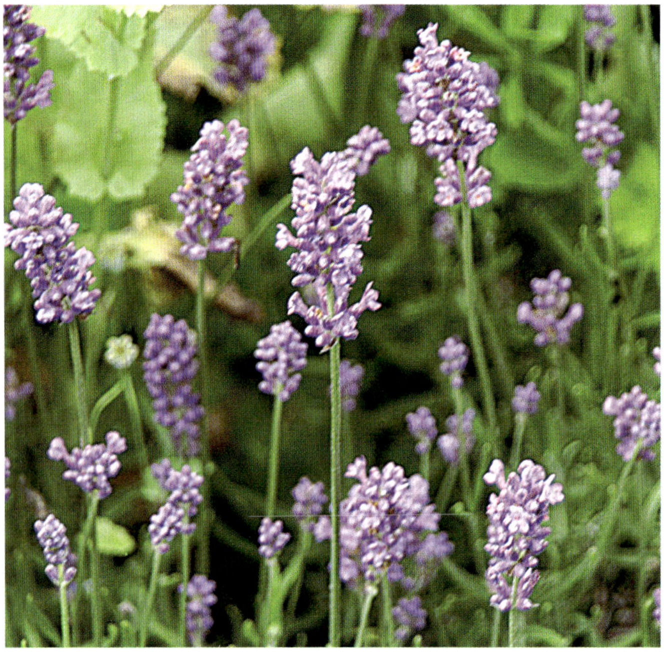

Der Lavendel ist ein kleiner, recht langlebiger Halbstrauch. Es gibt viele verschiedene in allen Blautönen bis hin ins Weiße blühende Arten. Die kleinen Büsche verholzen von unten her. Schneidet man nach der Blüte gleich zurück, jedoch nicht bis in den verholzten Stamm hinein, gibt es einen zweiten Blütenflor. In einem strengen Winter können Lavendelbüsche schon einmal oberirdisch abfrieren, dann schneide ich das Kraut ebenerdig ab. Man braucht ein wenig Geduld, aber die Pflanzen schlagen wieder aus. Zwischen Rosen gepflanzt schlägt Lavendel mit seinem Duft manchmal Blattläuse in die Flucht.

Kleine Pflanz- und Pflegeanleitung

Lavendel mag den vollsonnigen Standort mit normal feuchtem Boden. Er wird 50 cm hoch, ist frosthart und mehrjährig.

Lavendel wird in Südfrankreich auf großen Feldern angebaut. Beruhigende, antirheumatische Heilmittel enthalten oft Lavendelzusätze. Den größten Lavendelölbedarf hat jedoch die kosmetische Industrie, auch Kölnisch Wasser kommt nicht ohne Lavendelduft aus. Für Heilzwecke wird das Kraut mit den Blüten geerntet und am besten auf ein großes Sieb oder in einen flachen Karton zum Trocknen gelegt. Nach dem Trocknen werden Blüten und Blätter getrennt, weil sie gesondert Verwendung finden. Die Droge duftet angenehm, schmeckt aber bitter. Blüten verwende ich in Teemischungen, Blätter eher in beruhigenden Bädern. Hatte ich eine reiche Ernte, nähe ich Duftsäckchen und fülle sie mit Lavendelblüten. Ein solches Mitbringsel hat noch jeden Beschenkten erfreut. Lavendelsäckchen im Wäscheschrank halten die Motten fern.

Einen beruhigenden Kräutertee gegen Kopfschmerzen mache ich so:

20 Gramm getrocknete Lavendelblüten
20 Gramm getrocknete Zitronenmelisseblätter
20 Gramm Weidenrinde

Alle Zutaten mischen und einen gehäuften Esslöffel davon mit einem Liter kochendem Wasser übergießen. Fünf bis zehn Minuten ziehen lassen, abfiltern und schluckweise trinken.

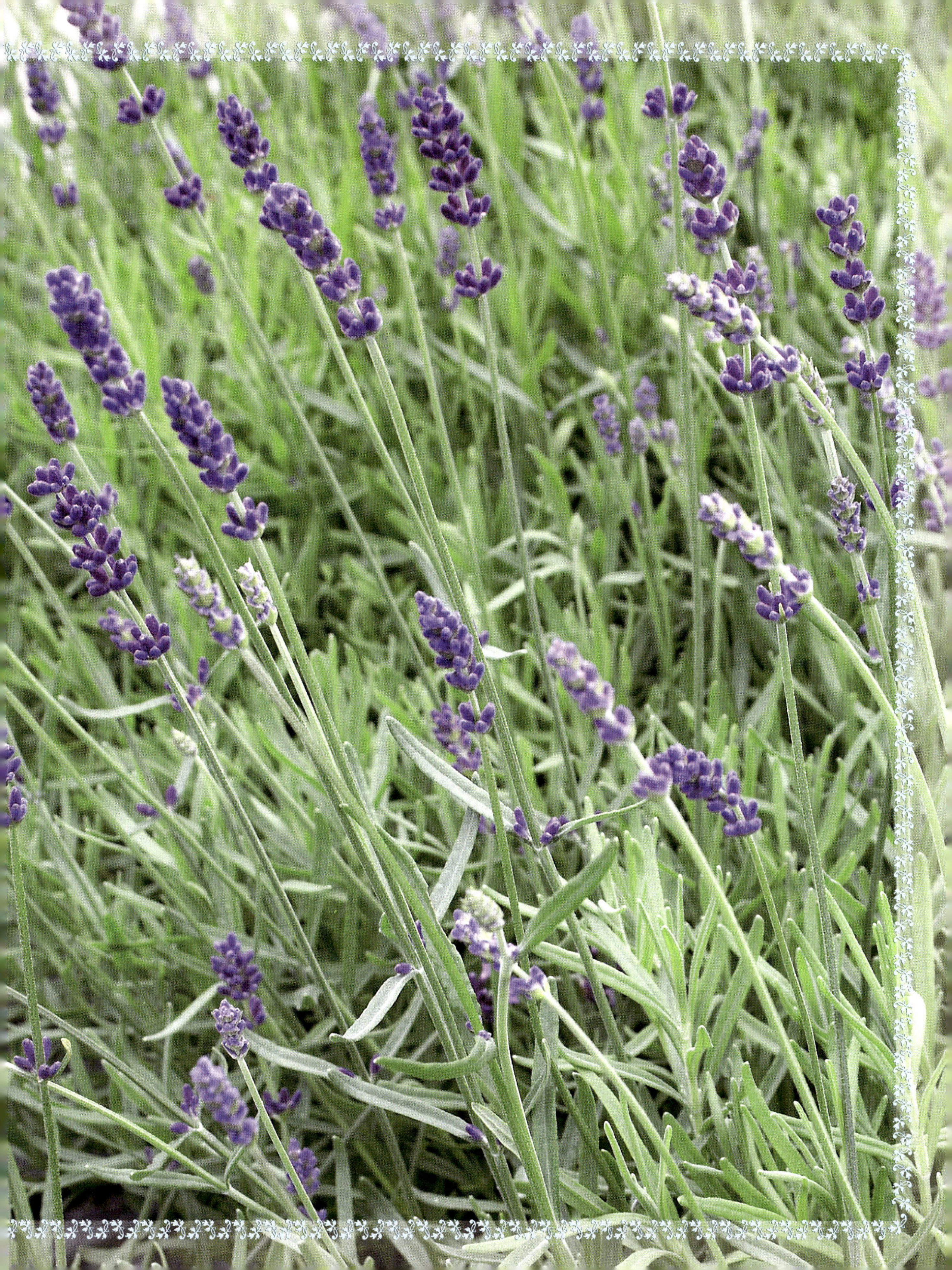

Liebstöckel *Levisticum officinale*

Im Volksmund auch Maggikraut, Nervenkräutel

Liebstöckel kann zu einer bis zu zwei Meter hohen majestätischen Staude heranwachsen. Am liebsten steht er im Halbschatten in tiefgründigem, humosem Boden, da hält er es länger als zehn Jahre am selben Ort aus; in voller Sonne entwickelt er sich nicht so prächtig. Liebstöckelblätter ernte ich den ganzen Sommer über und schneide dazu die langen Blattstiele kurz über dem Boden ab – immer wieder wachsen neue Triebe. Wer keine Samen ernten möchte, schneidet die Blütentriebe rechtzeitig ab, dann wächst die Pflanze auch buschiger. Ich lasse die Pflanze aber gern blühen, um später die reifen Samen zu ernten.

Ich verwende Liebstöckel vorwiegend in der Küche als Gewürz in Suppen oder streue ihn über eine Gemüsepizza. Beim Trocknen verlieren Liebstöckelblätter sehr an Aroma, deswegen friere ich sie gern ein. Dazu schneide ich die Blätter recht klein, fülle sie in eine Eiswürfelform, gebe Wasser hinzu und stelle die Form in den Gefrierschrank. Nach ein paar Tagen fülle ich die Eiswürfel in eine Gefriertüte um und gebe die Tüte wieder in den Gefrierschrank. So kann ich mit dem Vorrat an feinem Liebstöckel auch im Winter Suppen oder Saucen bereichern.

Liebstöckel ist aber auch eine Heilpflanze, wie schon der Namenspartikel „*officinale*“ verrät. Ein Liebstöckeltee fördert die Verdauung: Als Tee getrunken oder roh geschnitten als Salatzutat wirkt die Pflanze sehr harntreibend. Eine Abkochung kann zum Desinfizieren von Wunden verwendet werden, etwa einen Liter starken Liebstöckeltees dem Badewasser zugegeben wirkt gegen Entzündungen der Haut.

Kleine Pflanz- und Pflegeanleitung

Liebstöckel wächst überall an normal feuchtem Standort. Es wird 2 m groß, ist frosthart und mehrjährig.

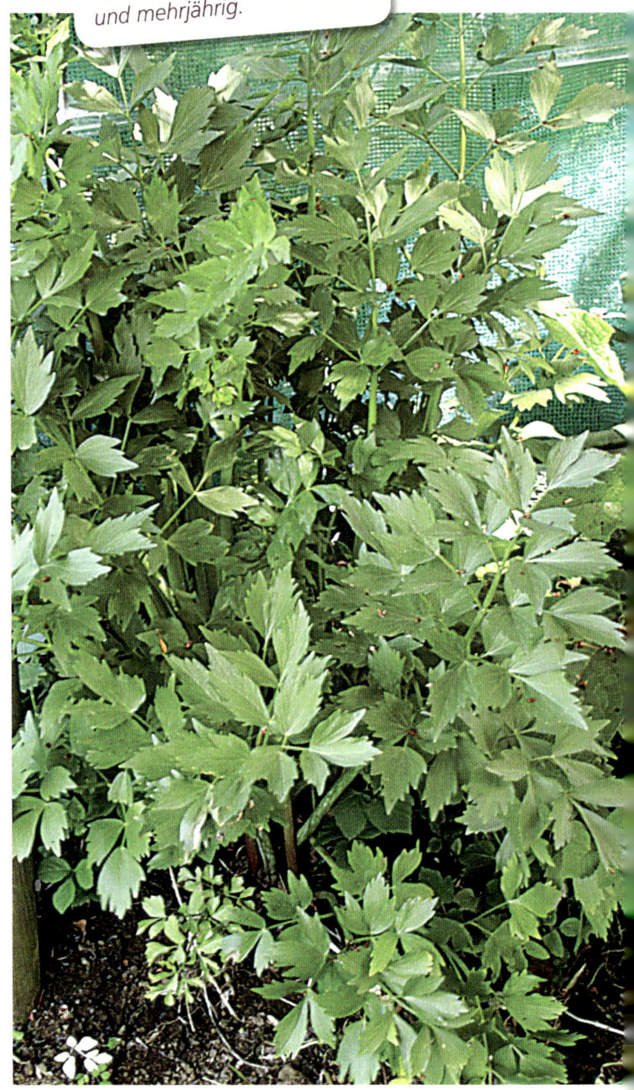

Lungenkraut, echtes *Pulmonaria officinalis*

Im Volksmund auch Lungenwurz, Hirschkohl, Fleckenkraut

Das Lungenkraut kommt im zeitigen Frühjahr als allererstes Kräutlein aus dem Boden. Zuerst erscheinen wie bei den Schlüsselblumen die Blütenstände, hier mit rötlichen Blütchen. Die Blüten sind sehr lange am Stiel und verfärben sich mit der Zeit ins Blaue, dann sind an einem Stiel gleichzeitig rötliche und blaue Blüten. In älteren Büchern heißt die Pflanze deswegen auch „Hänsel und Gretel". Später erscheinen dann die gefleckten Blätter, die aber nicht sehr heilkräftig sind. Für Tee sammle ich nur die Blütenstiele, diese schneide ich mit einer Gartenschere klein und lege sie auf einem großen, mit Küchenpapier bedeckten Sieb zum Trocknen aus. Grundsätzlich stelle ich das Sieb nicht in die Sonne, sondern in einen trockenen, luftigen Raum. Das Trocknen dauert, es muss rascheln, bevor in Gläser gefüllt wird. Auch die Teegläser dürfen nicht dem Sonnenlicht ausgesetzt werden.

Wie schon der Name „Lungenkraut" sagt, wird die Pflanze bei Lungenproblemen, bei Husten, Heiserkeit, rauer Stimme eingesetzt und vielen anderen Beschwerden.

Kleine Pflanz- und Pflegeanleitung

Lungenkraut gedeiht am besten im Schatten an normal feuchtem Standort. Es wird 25 cm hoch, ist frosthart und mehrjährig.

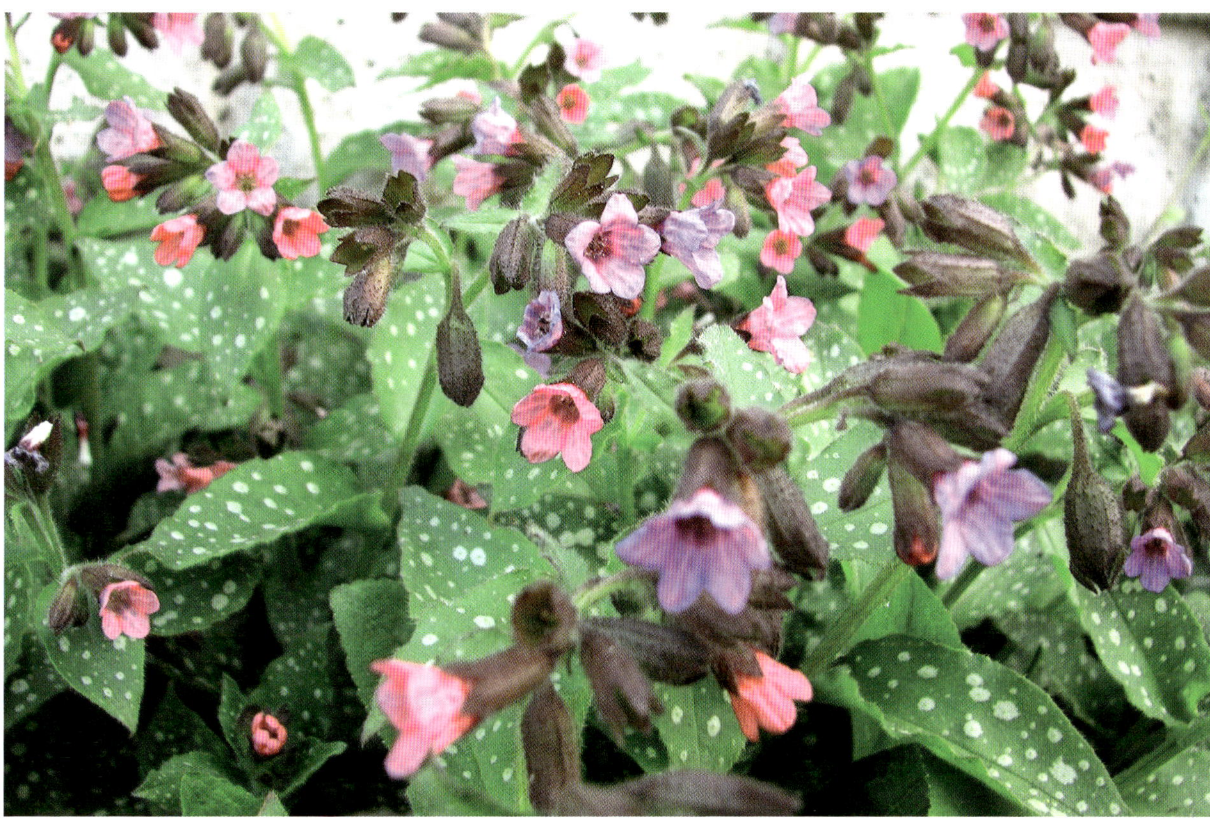

Löwenzahn *Taraxacum officinale*

Im Volksmund auch Pusteblume, Kuhblume, Butterblume

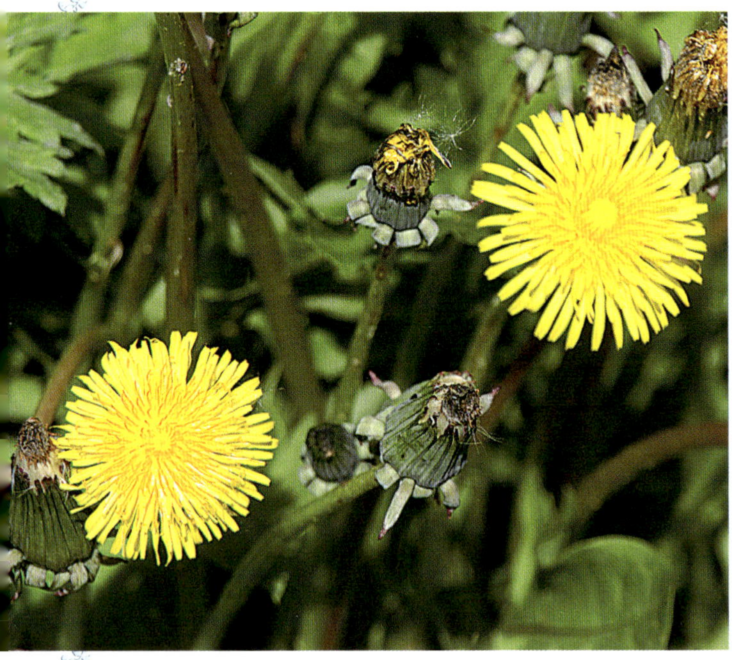

Kleine Pflanz- und Pflegeanleitung

Löwenzahn verträgt keinen Vollschatten. Er gedeiht an normal feuchtem Standort, wird 40 cm hoch, ist frosthart und mehrjährig.

Oft wird der Löwenzahn als giftig bezeichnet. Er ist aber nicht giftig, sondern sein weißer Milchsaft hinterlässt auf Haut und Kleidung Flecken. Bei mir in der Wiese und auch im Gemüsegarten wächst viel Löwenzahn, sogar hier und da im Kräutergarten. Dort entdecke ich ihn aber erst, wenn er blüht, und dann entferne ich ihn, ansonsten darf er überall wachsen. Im Frühjahr steche ich ihn mit einem kleinen Küchenmesser erst einmal aus, denn nach dem langen Winter sind die Rosetten sehr bitter. Es dauert aber nicht lange, dann schlagen die Wurzeln wieder aus, viel schöner und buschiger als vorher. Dann sind die Blätter auch kaum noch bitter, sie sind sogar recht zart. So mache ich es dann den ganzen Sommer über und habe darum immer frische zarte Löwenzahnbüsche. Der Löwenzahn soll achtmal mehr feine Inhaltstoffe haben als der Kopfsalat. Löwenzahnblätter esse ich pur als Salat, Löwenzahnwurzeln verwende ich als Zutat für einen Magenbitter.

Magenbitter mache ich so:

Je eine Handvoll
Löwenzahnwurzeln
Blätter der schwarzen Edelraute
Kalmuswurzeln
Süßholzwurzeln
brauner Kandis

und je einen Teelöffel
Engelwurzsamen
Ingwerscheibchen
Kümmel
Korianderkörner

1 Zimtstange

Eine weithalsige Flasche mit den Zutaten füllen, randvoll mit 38 %igem Doppelkorn auffüllen. Sechs bis acht Wochen bei Zimmertemperatur stehen lassen, abfiltern und in schöne Flaschen füllen. Mit Etikett und feinem Schleifchen ist das ein tolles Mitbringsel.

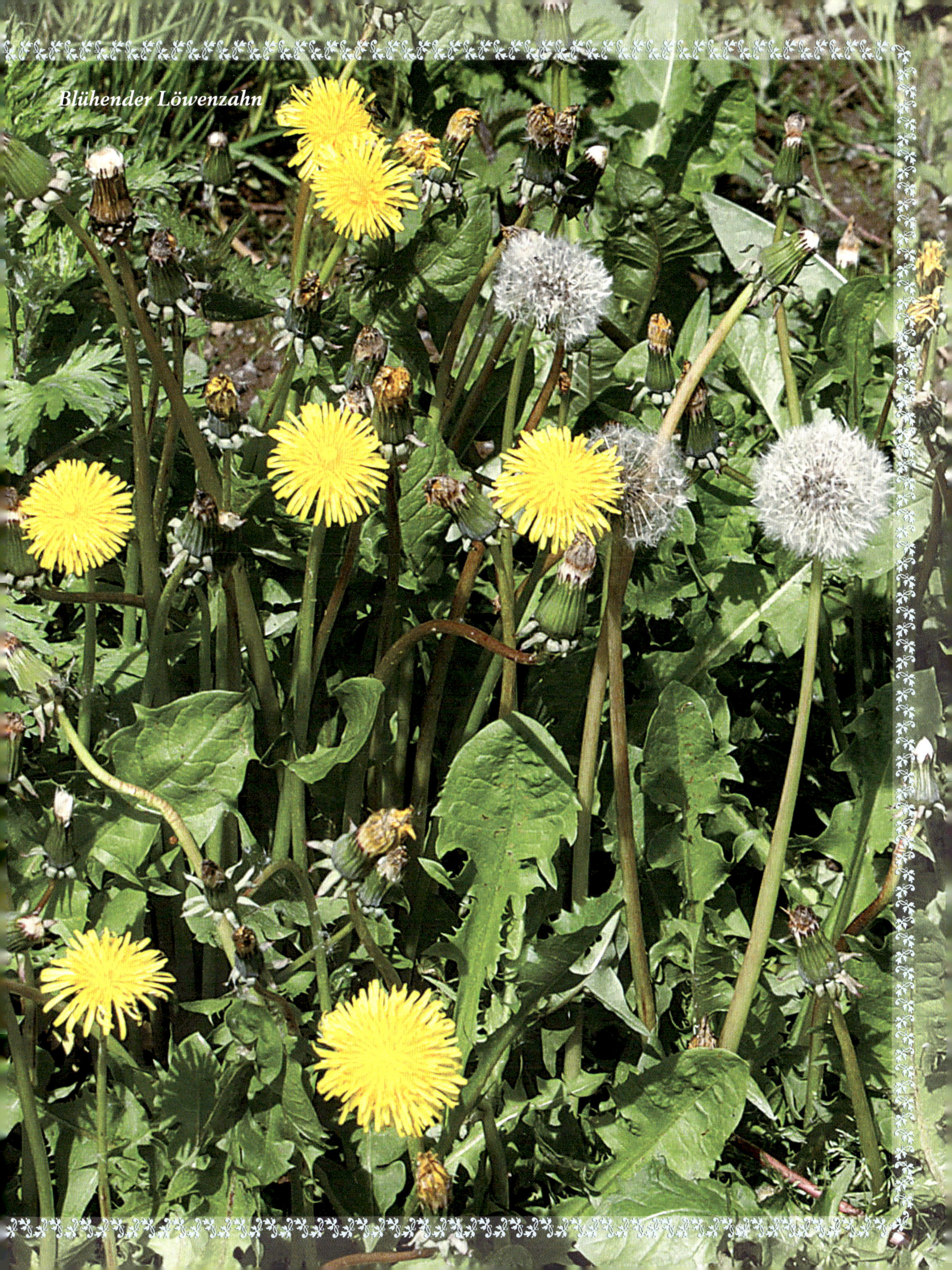

Blühender Löwenzahn

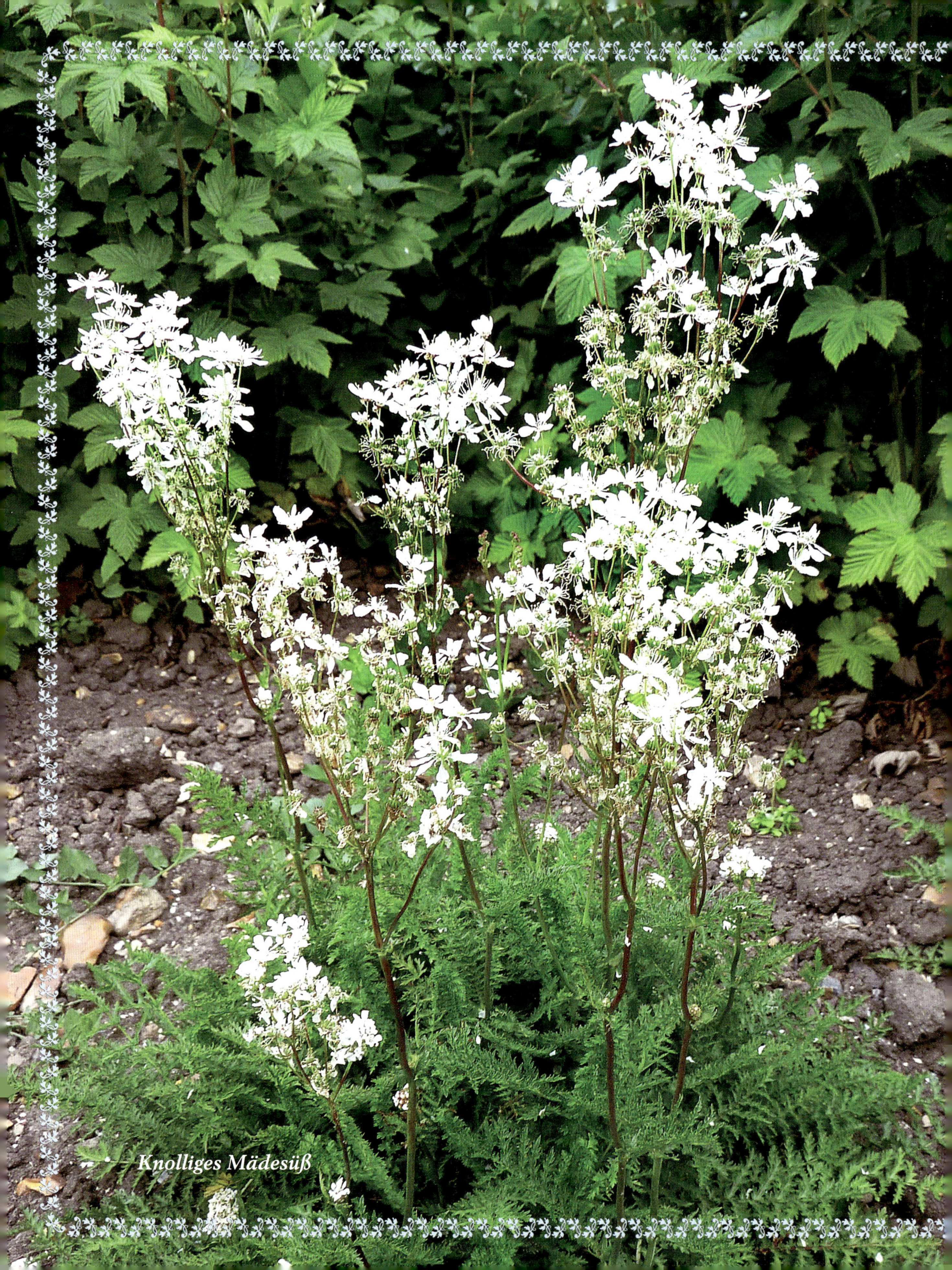

Knolliges Mädesüß

Mädesüß, echtes *Filipendula ulmaria*
Mädesüß, knolliges *Filipendula vulgaris*

Beide Pflanzenarten wachsen in meinem Kräutergarten. Dem echten Mädesüß gefällt es bei mir nicht so besonders gut, da es im Trockenen stehen muss, obwohl es eher nasse Füße liebt. Das knollige Mädesüß dagegen gedeiht prächtig (Bild linke Seite). Es wandert nicht und treibt in jedem Frühjahr neu aus. Die Pflanzen sind zur Zeit der Blüte etwa einen Meter hoch. Das echte Mädesüß blüht nicht jedes Jahr, dafür ihre knollige Schwester in langen doldigen Trauben umso üppiger. Die Blüten sind flaumig, schmutzig weiß und duften stark nach Vanille und Honig. Die Blätter der Pflanzenarten sind sehr unterschiedlich, die des echten Mädesüß sind grob gezähnt, die des knolligen sehr stark gefiedert. Im Mädesüß sind ganz ähnliche Wirkstoffe wie in der Weidenrinde, u. a. Salicylsäure, aus der Aspirin entwickelt wurde. Ich trockne jedes Jahr einen Teil der Blüten zur Herstellung von Tee und setze mit Blüten und einem kleinen Teil junger Blätter auch eine Tinktur an. Mädesüß wirkt harntreibend, fiebersenkend, es hilft gegen Sodbrennen, Magenverstimmung, Hautunreinheiten und Erkältungen, vor allem aber gegen Kopfschmerzen.

Nicht weit von meinem Garten wächst in einem feuchten Graben sehr viel echtes Mädesüß. Dort ernte ich, um mir ein Schlafkissen zu nähen. Von dicht gewebtem Nesselstoff nähe ich eine etwa 30 x 30 Zentimeter große Kissenhülle. Die gut getrockneten Mädesüßblüten fülle ich hinein, ohne sie vorher kleinzuschnippeln, denn sie stauben sonst zu sehr. Das zugenähte Kissen lege ich ohne Bezug auf mein Kopfkissen. Bei Kopfschmerzen ist es sehr hilfreich.

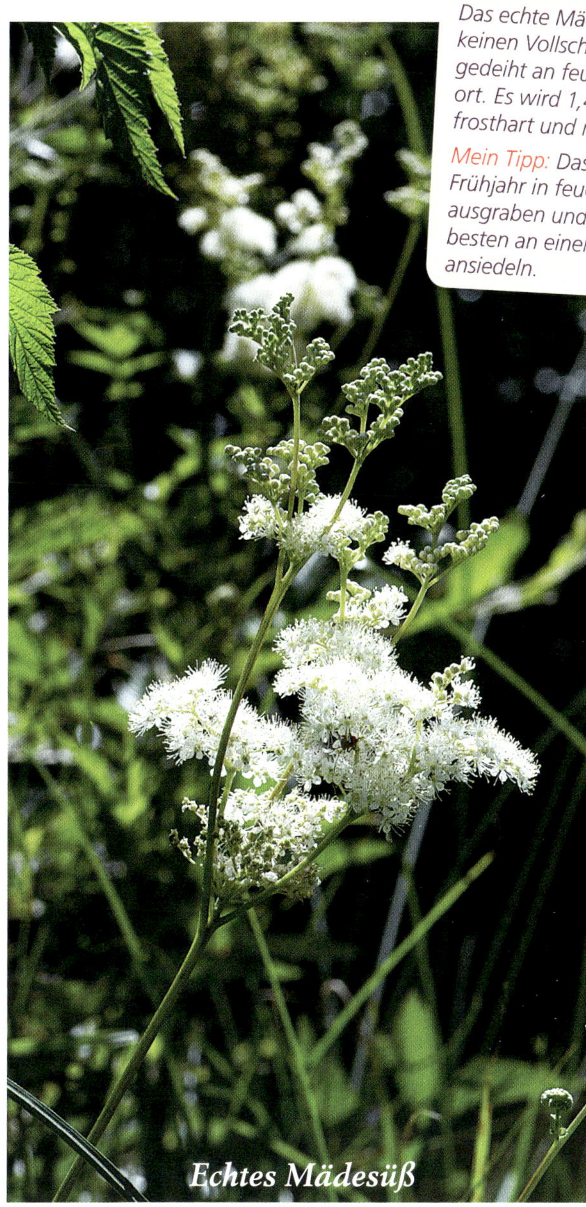

Echtes Mädesüß

Kleine Pflanz- und Pflegeanleitung

Das echte Mädesüß verträgt keinen Vollschatten und gedeiht an feuchtem Standort. Es wird 1,40 m hoch, ist frosthart und mehrjährig.

Mein Tipp: Das Mädesüß im Frühjahr in feuchten Gräben ausgraben und im Garten am besten an einem Teichrand ansiedeln.

Malve, wilde *Malva sylvestris*

Im Volksmund auch Käsepappel

Es gibt viele verschiedene Malvengewächse. Sie sind grundsätzlich alle mehr oder weniger heilkräftig, sogar Stockrosen. Die beste Malve ist natürlich die echte, auch wilde Malve genannt. Sie wächst zweijährig, sät sich selber aus, und das gern im Gemüsegarten. Sie liebt einen nahrhaften Boden, in dem sie auch keinen Malvenrost bekommt. Sollte sich der Malvenrost doch einmal breitmachen, ist das nicht ganz so tragisch, denn Blüten werden nicht befallen, man kann sie getrost ernten. Zu erwähnen wäre auch die mauretanische Malve (*Malva sylvestris L. subsp. Mauritiana*). Sie kann so hoch werden wie Stockrosen und hat etwas größere, dunklere Blüten als die echte Malve. Sie sät sich kaum selber aus. Ich säe sie im zeitigen Frühjahr im Gewächshaus in kleine Töpfe und pflanze sie dann später an den endgültigen Standort. Um die Pflanzen herum streue ich reichlich Kompost, dann gibt es eine gute Ernte.

Ich sammle sehr viele Malvenblüten, vorwiegend von der echten Malve und vom Siegmarskraut (*Malva alcea*). Malvenblüten geben jedem Tee eine schöne Farbe. Sie sind schleimlösend und gehören in jeden Hustentee, aber auch in einen Nieren- und Blasentee oder in einen Magentee.

Kleine Pflanz- und Pflegeanleitung

Die echte Malve wächst überall und benötigt einen feuchten bis trockenen Standort. Sie wird mehr als 1 m hoch und ist frosthart.

Mein Tipp: Die echte oder wilde Malve sät sich selber aus, alle anderen Arten müssen im zeitigen Frühjahr ausgesät und später ausgepflanzt werden. Kompost nur um die Pflanzen herum streuen, nicht ins Pflanzloch.

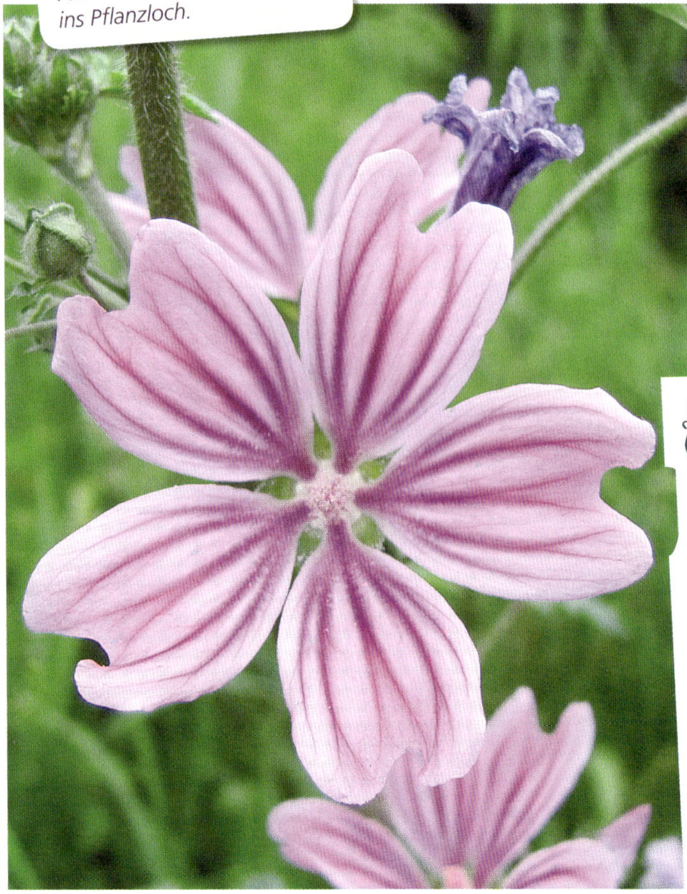

Meinen Wohlfühltee mache ich so:

Jeweils 20 Gramm
getrocknete Malvenblüten
getrocknete Monardablüten
getrocknete Königskerzenblüten
getrocknete Minze (etwas)
getrocknete Ringelblumenblüten
getrocknete Rotkleeblüten
getrocknetes Zitronengras
getrocknete Zitronenverbeneblätter

Ein gehäufter Esslöffel dieser Mischung mit einer Prise Stevia zum Süßen reicht für einen Liter Tee.

Mariendistel *Silybum marianum*

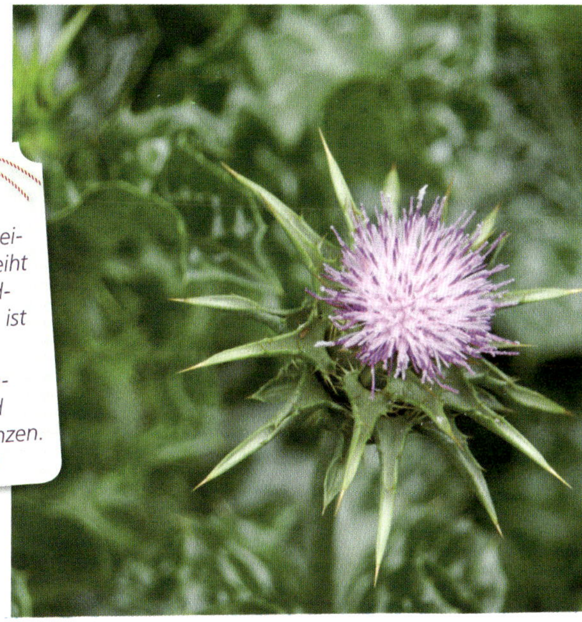

Kleine Pflanz- und Pflegeanleitung

Die Mariendistel verträgt keinen Vollschatten und gedeiht an normal feuchtem Standort. Sie wird 1,20 m hoch, ist frosthart und zweijährig.

Mein Tipp: Mariendistelsamen im Topf aussäen und später im Garten auspflanzen. Vor Schnecken schützen!

Die Mariendistel ist die Antidotpflanze, also das Gegenmittel, zum giftigen grünen Knollenblätterpilz. Oft handelt es sich bei Gegenmitteln auch um Giftpflanzen, was aber hier nicht der Fall ist.

Früher wurde die Mariendistel gern als undurchdringliche Schutzhecke für Kräutergärten angebaut, denn sie hat überall viele spitze Stacheln. Die zweijährige Pflanze bildet im ersten Jahr eine große Rosette, erst im zweiten Jahr wächst sie zu einer stattlichen Pflanze heran und entwickelt schöne pinkfarbene Blüten. Ihre Blätter sind stark weißgefleckt. Sät man die Mariendistel zeitig im Frühjahr im Gewächshaus aus, blüht sie mit etwas Glück schon im ersten Jahr.

Schon Hildegard von Bingen empfiehlt das frische oder getrocknete Kraut der Mariendistel in Verbindung mit Salbei als Leberpflanze. Heute weiß man, dass die Samen wesentlich wertvoller sind als die übrigen Pflanzenteile. Die reifen Samen zu ernten ist sehr mühevoll; ich ziehe dazu dicke Handschuhe an und kratze mit einer Gabel die Samen aus der stacheligen Blüte in eine Schüssel. Jedes Samenkörnchen hat einen weißen Haarschopf, der mühevoll entfernt werden muss. Die Mariendistel hilft als Tee, Tinktur und Saft gegen Leberentzündung, Leberschmerzen, Krampfadern, Venenstauungen, Herzschmerzen und Seitenstechen.

Mariendistelsaft mache ich so:

1 Esslöffel Mariendistelkraut
1 Esslöffel Salbeikraut
1 Glas Wasser

Die Kräuter klein schneiden, mit Wasser im Mixer pürieren und durch ein Sieb geben, denn es könnten Stacheln enthalten sein. Vorsichtig schluckweise trinken.

Mariendisteltinktur mache ich so:

½ Tasse Mariendistelsamen, am besten noch nicht ganz reif und trocken, mit dem Mörser zerstoßen und in ein Schraubglas füllen. Mit einem guten Obstler bedecken und öfter schütteln. Sechs bis acht Wochen in der Wärme reifen lassen und in eine dunkle Flasche absieben.

Bei Beschwerden dreimal täglich einen Teelöffel voll in etwas Wasser vor den Mahlzeiten einnehmen.

Eine Mariendisteltinkturmischung mache ich so:

Mariendisteltinktur
Erdrauchtinktur
Ringelblumentinktur
Löwenzahntinktur

Die Tinkturen zu gleichen Teilen mischen und dreimal täglich einen Teelöffel davon vor den Mahlzeiten einnehmen.

Meerrettich *Armoracia rusticana*

Im Volksmund auch Kren, Bauernsenf

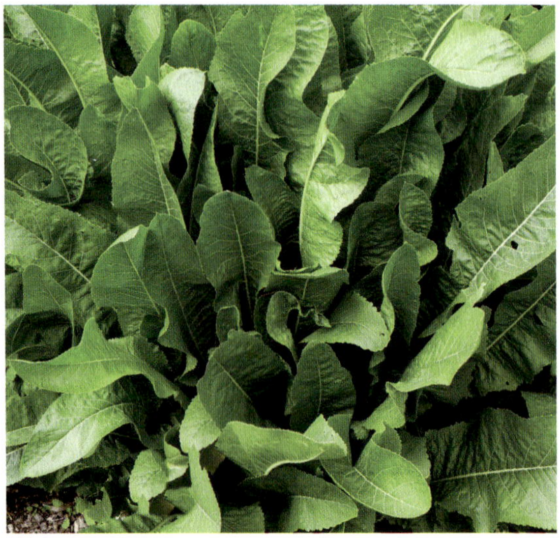

Wo der Meerrettich einmal Fuß gefasst hat, ist er nicht mehr zu vertreiben. Geerntet werden die Wurzeln kurz vor dem Winter oder im zeitigen Frühjahr, wenn sich die Pflanze noch nicht zeigt – dann sind die Heilkräfte in der Wurzel versammelt. Ich grabe dann reichlich Wurzeln aus. Im Frühjahr ernte ich die zarten hellgrünen Blätter, trockne sie und zermahle sie zu Pulver, das ich als Gewürz verwende. Die gesamte Pflanze wird als „pflanzliches Penizillin" bezeichnet, aus diesem Grund sollte man für den Winter einen Vorrat haben. Es heißt, Meerrettich und Knoblauch töteten noch 80 Prozent der Darmbakterien, gegen die Penizillin nichts ausrichtet.

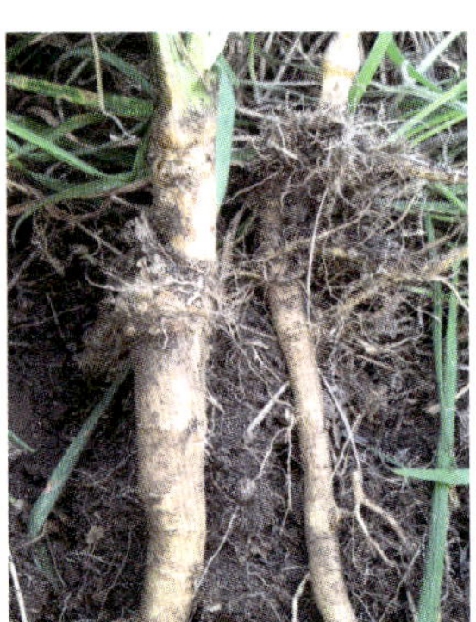

Die ausgegrabenen Meerrettichwurzeln bürste ich unter fließendem Wasser und schneide unschöne Stellen weg, geschält werden sie nicht. Danach schneide ich alles in kleine Stücke. Zur weiteren Verarbeitung gehe ich mit meiner Küchenmaschine und dem Meerrettich in die Garage, denn die scharfen Senföle würden mir die Tränen in die Augen treiben. Bei weit geöffnetem Garagentor stelle ich alle Utensilien griffbereit, denn es muss rasch gehen, gehackter Meerrettich oxidiert sehr schnell. Portionsweise hacke ich klein, fülle in kleine Deckeldöschen und bringe sie sofort in den Gefrierschrank.

Im Winter fülle ich den Inhalt eines Döschens in ein leeres Honigglas und gebe gutes Olivenöl darüber. So hält sich das Ganze noch einige Zeit im Kühlschrank. In jede Salatsauce, über jeden Suppenteller gebe ich einen Esslöffel Meerrettich, der mir hilft, gut über den Winter zu kommen.

Kleine Pflanz- und Pflegeanleitung

Meerrettich wächst überall an normal feuchtem Standort. Er wird 1 m hoch, ist frosthart und mehrjährig.

Mein Tipp: *Wer Meerrettich im Garten ansiedeln möchte, sollte einfach zwei bis drei Fechser (Stecklinge) schräg in die Erde stecken, sie wachsen gut an.*

Meerrettichquark mache ich so:

250 Gramm Quark
¼ Teelöffel Kräutersalz
1 Esslöffel Meerrettich
½ Esslöffel geriebener Apfel
1 Messerspitze Natron

Alles gut mischen, eventuell noch etwas Milch zugeben.

Melisse *Melissa officinalis*

Kleine Pflanz- und Pflegeanleitung

Die Melisse gedeiht überall an normal feuchtem Standort. Sie wird 90 cm hoch und ist mehrjährig.

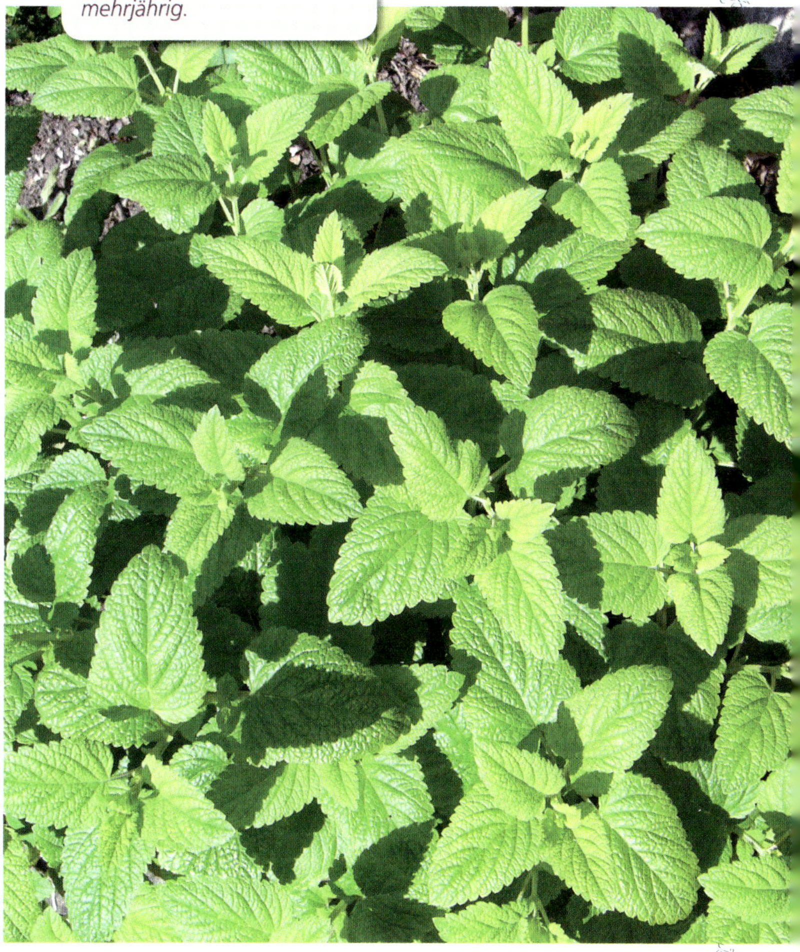

Die Melisse wird auch Zitronenmelisse genannt, weil die zerriebenen Blätter fein nach Zitrone duften. Viele Melissenbüsche wachsen in meinem Garten. Ich lasse sie auch wachsen, denn nach fünf bis sechs Jahren gehen die Büsche nach und nach ein. In der Zwischenzeit haben sich aber wieder genügend neue Büsche entwickelt. Melisse sät sich selbst aus, solange die Büsche nicht komplett abgeerntet sind. Sollte sich ein Melissenbusch direkt neben einer *Monarda* angesiedelt haben, muss ich ihn leider ausgraben, denn beide Pflanzen vertragen sich nicht: Die Melisse würde munter weiter wachsen, während die *Monarda* einginge.

Melissentee wirkt sehr beruhigend. Eine Tasse Tee kurz vor dem Schlafengehen getrunken, und man schläft gewiss. Das Kochwasser aber nicht sofort über einige weiche Melissenblätter gießen, sondern warten, bis es nicht mehr sprudelt, und zehn Minuten ziehen lassen.

Melissengeist mache ich so:

2 Handvoll klein geschnittene Melissenblätter
1 Esslöffel Engelwurzsamen
1 Esslöffel zerstoßene Wacholderbeeren

Die Zutaten in eine Flasche geben und mit einem guten 42 %igen Obstler auffüllen. Die Flasche lasse ich bei Zimmerwärme sechs bis acht Wochen ruhen. In hübsche kleine Flaschen gesiebt und mit Bändchen und Etikett versehen ist der Melissengeist ein schönes Geschenk.

Melissensalbe mache ich so:

500 Gramm gutes Melkfett in einem ausreichend großen Topf schmelzen lassen, zwei Handvoll sehr klein geschnittene Melissenblätter dazugeben, die Herdplatte ausschalten und etwa zehn Minuten mit einem Holzlöffel rühren. Den Topf von der Platte nehmen und mit locker aufgelegtem Deckel (den Holzlöffel im Topf lassen) über Nacht ruhen lassen. Am nächsten Morgen nochmal erwärmen, danach durch ein sauberes Tuch in einen Topf filtern. Sofort, noch heiß, in kleine Salbentiegel füllen. Wenn die Salbe erstarrt und kalt ist, mit Deckelchen verschließen. Etikett nicht vergessen!

Melissensalbe hilft bei Lippenherpes und ähnlichen Hautproblemen gut.

Mohn, Feldmohn *Papaver rhoeas*

Im Volksmund auch Klatschmohn oder einfach roter Mohn

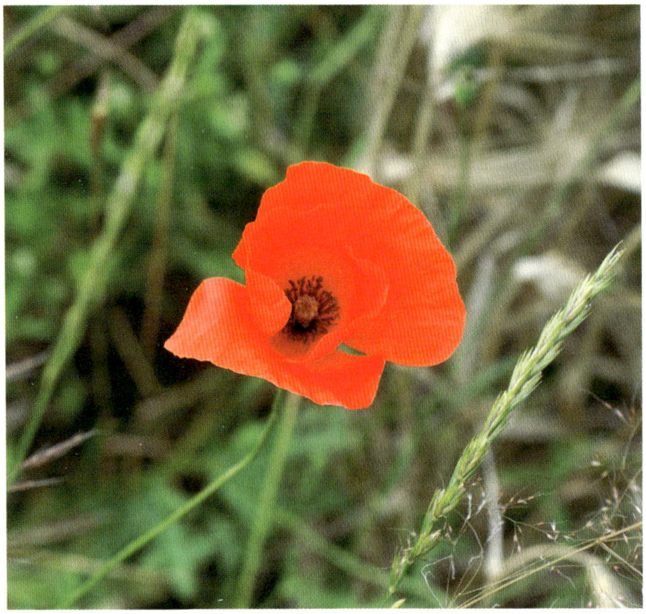

Kleine Pflanz- und Pflegeanleitung

Der Klatschmohn verträgt keinen Vollschatten und benötigt einen normal feuchten Standort. Er wird 60 – 80 cm hoch, ist frosthart und einjährig.

Der Klatschmohn ist in der Natur selten geworden. Früher, als die Bauern noch kleinere Felder hatten, wuchsen in jedem Getreidefeld Klatschmohn, blaue Kornblumen und lilafarbene, trichterförmige Kornrade. Als Kind pflückte ich auf dem Heimweg von der Schule oft einen bunten Feldblumenstrauß, Klatschmohn und Getreideähren durften nicht fehlen. Schon damals faszinierten mich Wildblumen und Wildkräuter mehr als manche hochgezüchteten und gefüllten Blumen im Garten, in denen keine Biene an den Nektar gelangt. Im Klatschmohn finden sich keine Opiumalkoloide wie im Schlafmohn. Seine Blüten und Samen wurden früher als Arznei verwendet, das ist heute nicht mehr gebräuchlich. Mohnblütenöl hingegen wird gern als Massageöl verwendet. Ich gehe sehr sparsam damit um. Eine leichte Massage mit nur ein paar Tropfen dieses feinen roten Öls hilft gegen Muskelkater und schmerzende Gelenke.

Im Sommer blühen in meinem Kräutergarten immer einige Mohnblumen. Habe ich Glück und es sind einige mehr, setze ich ein Mohnblütenöl an: Eine weithalsige Flasche fülle ich bis zur Hälfte mit feinstem Olivenöl aus dem Reformhaus. Diese Flasche stelle ich auf ein kleines Stühlchen so mitten in die Mohnblumenecke, dass sie voll von der Sonne beschienen wird. Sobald sich am Morgen Mohnblüten geöffnet haben, pflücke ich die zarten Blütenblätter vorsichtig und gebe sie in die Flasche zu dem Öl, bis ich nach einigen Tagen genügend eingefüllt habe. Die einzelnen Blüten blühen ja nur von morgens bis mittags, danach fallen die Blätter ab. Nachts stelle ich die Flasche ins Gewächshaus, es könnte ja regnen. Finde ich viele Mohnblüten, trockne ich die zarten Blütenblätter vorsichtig. Sie dürfen nicht aufeinanderliegen, sonst kleben sie zusammen und schimmeln. Später gebe ich sie als Schmuck in eine bunte Teemischung.

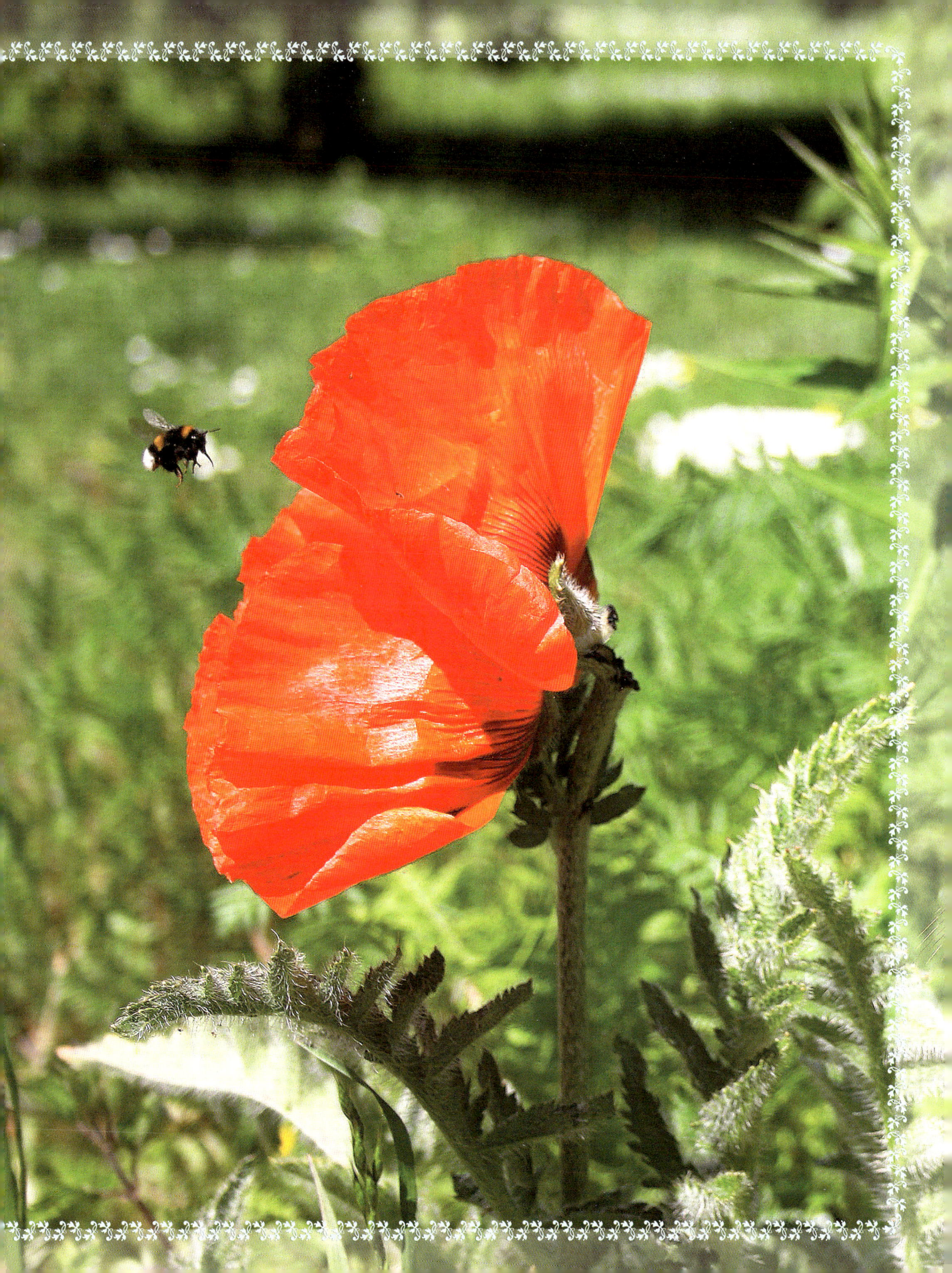

Möhre, wilde *Daucus carota*

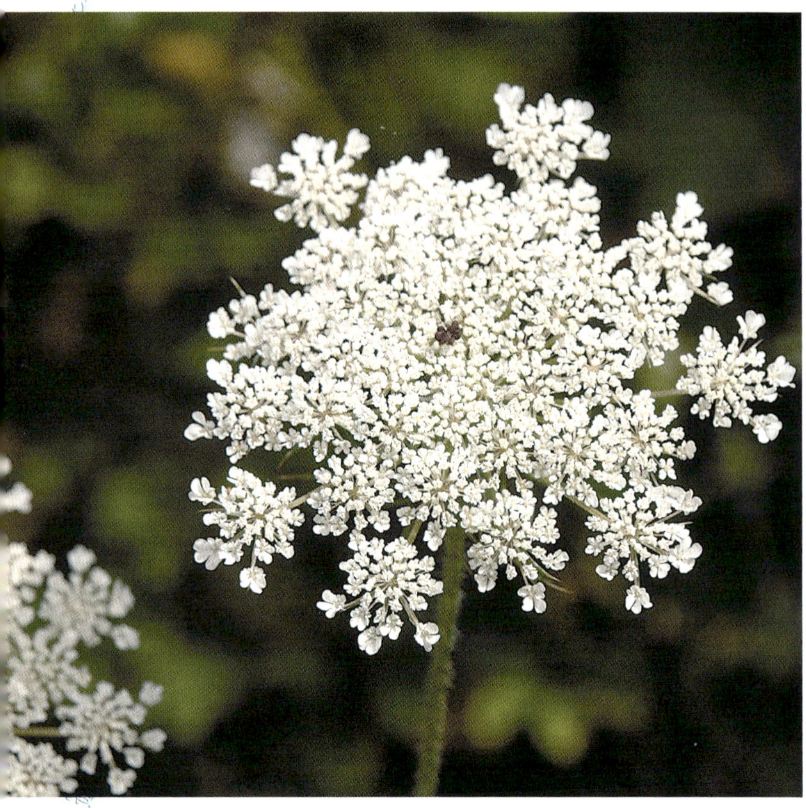

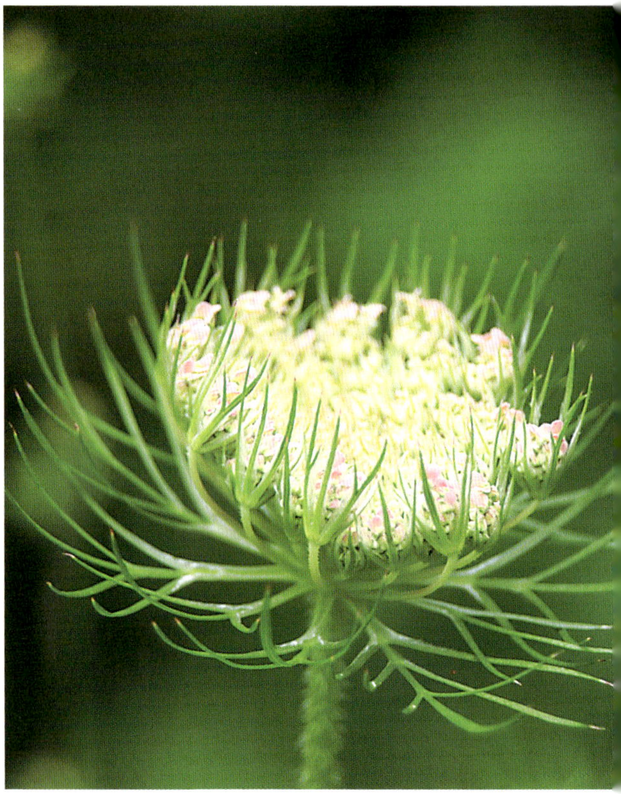

Die wilde Möhre wächst in unserer Region sehr häufig und ist an Wegrainen, Dämmen und am Waldesrand zu finden. Ich ernte die wilde Möhre in meinem Kräutergarten. Wer in der Natur ernten will, muss sich gut auskennen und die vielen Doldenblütler voneinander unterscheiden können: Doldenblütler stehen gern in Gemeinschaft und einige von ihnen sind sehr giftig. Das Erkennungsmerkmal der wilden Möhre ist die winzige, schwarz-lilafarbige Blüte in der Mitte ihrer Dolde. Außerdem trägt sie unter der Dolde ein Bärtchen, das ich bei anderen Doldenblütlern noch nicht gesehen habe. Wenn die Blüte der Möhre sich zum Samenstand entwickelt, bildet sie ein richtiges Nest – auch das ist ein Merkmal der wilden Möhre. Das ganze Doldengewächs ist essbar, Wurzeln, Blätter und Blüten. Die Wurzel ist weiß und recht dünn, kann aber wie eine Gartenmöhre verwendet werden. Die Blätter sind sehr zart, ich verwende sie wie Petersilie, und die jungen Blüten nehme ich gelegentlich als Dekoration. Der Saft der wilden Möhrenwurzel sowie der Gartenmöhre kann gegen Darmparasiten eingesetzt werden. Getrocknete Wurzelstückchen werden Teemischungen beigegeben, die den gleichen Zweck erfüllen.

Kleine Pflanz- und Pflegeanleitung

Die wilde Möhre verträgt keinen Vollschatten. Sie gedeiht an normal feuchtem Standort, wird 1 m hoch, ist frosthart und zweijährig.

Mutterkraut *Tanacetum parthenium*

Kleine Pflanz- und Pflegeanleitung

Mutterkraut verträgt keinen Vollschatten und gedeiht an normal feuchtem Standort. Es wird 80 cm hoch, ist frosthart und zweijährig.

Mein Tipp: Mutterkraut sät sich selber aus; alternativ den Samen ernten und im Frühjahr aussäen. Blüten erscheinen erst im Folgejahr.

Ich kenne drei verschiedene Mutterkrautarten, die gleichermaßen heilkräftig sind: das grünblättrige Kraut mit einfachen Blütenkörbchen, das grünblättrige Kraut mit gefüllten Blüten sowie das Kraut mit goldgelben Blättern und halbgefüllten Blüten.

Nicht in jedem Jahr erscheinen alle drei Arten in meinem Kräutergarten. Manchmal verschwindet eine Art, ist aber im nächsten Jahr wieder da. Meine Lieblingspflanze ist das goldgelbe Mutterkraut. Ich ernte nicht so sehr viel, weil der Tee recht bitter schmeckt, eher gebe ich die getrockneten Blütenköpfchen als Schmuck in eine Teemischung. Ein durchsichtiges Tütchen mit Tee, gemischt mit bunten Blüten, Mutterkrautblüten und -blättern und mit einer hübschen Schleife gebunden ist ein schönes Geschenk, über das sich noch jeder gefreut hat. Mutterkrautblätter können auch fein gewiegt auf einem Butterbrot gegessen werden. Mutterkraut senkt Fieber, lindert Kopfschmerzen und wird sogar bei Migräneanfällen eingesetzt.

Migränetee mache ich so:
Etwa fünf bis sechs Mutterkrautblätter klein schneiden, mit einem Viertelliter kochendem Wasser übergießen und zugedeckt zehn Minuten ziehen lassen. Mit Honig gesüßt schluckweise trinken. Als Kur sollte man täglich eine große Tasse Tee trinken.

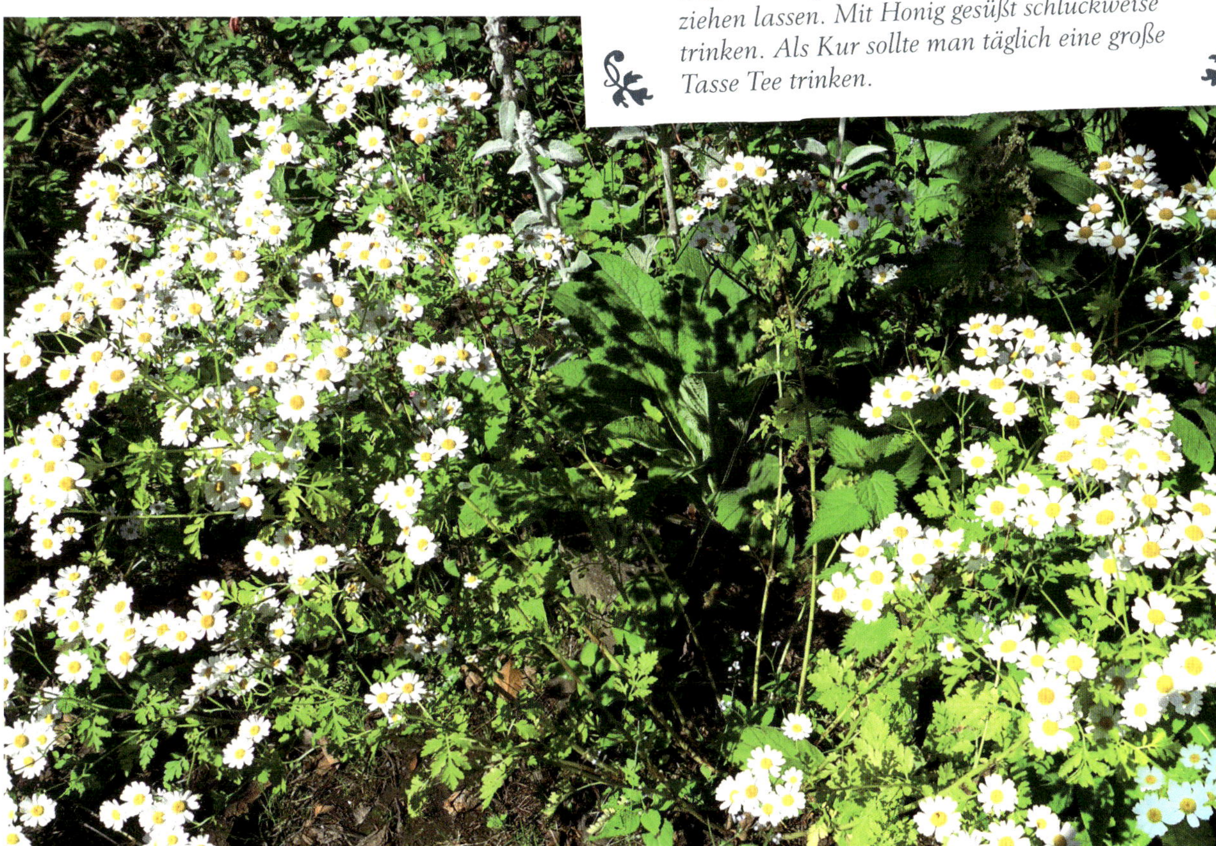

Odermennig *Agrimonia eupatoria*

Im Volksmund auch Heidnisch-Wundkraut, Zahnwehkraut

Kleine Pflanz- und Pflegeanleitung

Odermennig gedeiht überall an normal feuchtem Standort. Er wird 1,20 m hoch, ist frosthart und mehrjährig.

Odermennig ist ein Rosengewächs, das in der Bachblütentherapie die Bezeichnung Agrimony Nr. 1 trägt. Die meisten der 38 Bachblüten wachsen verstreut zwischen den Bäumen in meinem Garten. Der Odermennig wächst bei mir in trauter Zweisamkeit mit der echten Nelkenwurz, die beiden Pflanzen mögen sich offenbar. Sie werden beide gleich hoch, etwa 1 bis 1,20 Meter, und blühen beide leuchtend gelb. Ich muss schon genau hinsehen, um sie nicht zu verwechseln, vor allem vor der Blüte, denn die grünen Blätter ähneln sich sehr. Zur Herstellung von Tee sammle ich die blühenden Sprossenspitzen und jungen Blätter des Odermennigs. Blüten und Blätter lege ich zum Trocknen getrennt aus. Bevor ich das Trockengut in Gläser fülle, mische ich beides und schnippele es klein.

Der Tee lindert Beschwerden wie Gliederschmerzen, Hexenschuss, Magen-Darm-Störungen, Hautkrankheiten (dazu die Hautstellen mit Tee betupfen), Halsentzündungen (mit Tee gurgeln) und Husten. Gern mische ich den Odermennig auch in andere Hustentees.

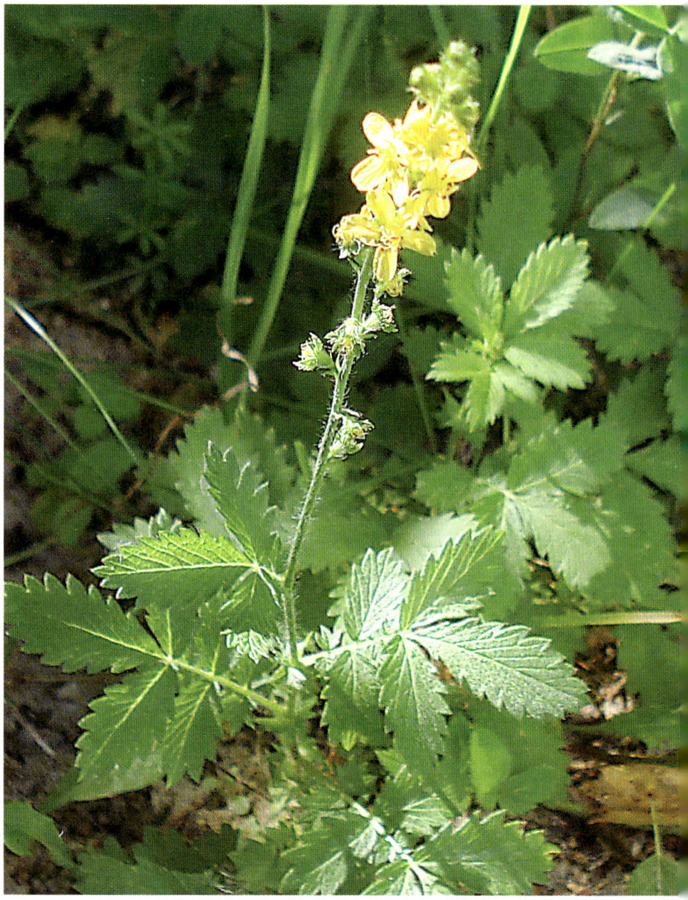

Odermennigtee mache ich so:

Jeweils 1 Handvoll
getrocknete Odermennigblätter mit Triebspitzen
getrockneter Thymian
getrockneter Spitzwegerich
getrockneter Ysop

Von dieser Mischung einen gehäuften Esslöffel mit einem Liter siedendem Wasser übergießen und fünf bis zehn Minuten ziehen lassen. Bei Bedarf drei Tassen am Tag trinken.
Hilft sehr gut bei Husten.

Oregano *Origanum vulgare*

Im Volksmund auch wilder Majoran, Dost

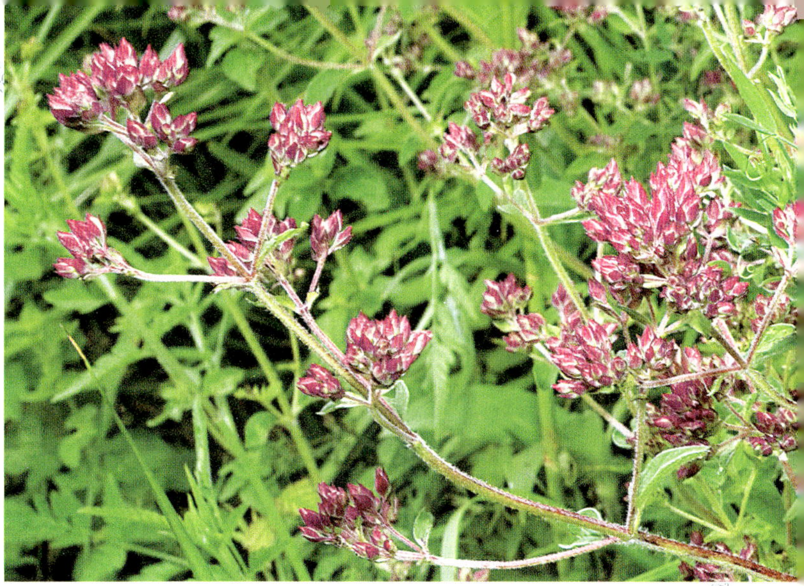

Der wilde Majoran wird oft mit Wasserdost verwechselt, obwohl er nicht das Geringste mit ihm zu tun hat. Wilder Majoran ist ein Lippenblütler, Wasserdost ist ein Korbblütler. Wilder Majoran wächst nicht nur in meinem Kräutergarten, in unserer Gegend ist er häufig auf brachliegenden Wiesen oder an sonnigen Straßenrändern anzutreffen, die schönen großen Büsche sind wahre Bienenweiden. Es gibt blassblühende und kräftig-lila blühende Pflanzen. Ich nenne den wilden Majoran lieber „Oregano", denn es gibt auch einen echten Majoran (*Majorana hortensis*), der etwas schwieriger anzubauen ist; er ist einjährig und nicht jedes Jahr in meinem Kräutergarten zu sehen. Bei der Ernte schneide ich nie den ganzen Busch ab, sondern schneide nur außen herum. So haben Bienen und Hummeln immer noch genügend Blüten zum Nektarsammeln.

Der wilde Majoran wird hauptsächlich als Küchengewürz verwendet. Eine Pizza ohne Majoran ist undenkbar, eine Tomatensauce ist ohne Majoran keine Tomatensauce. Ich verwende ihn außerdem in einer Gemüsesuppe und in meiner vegetarischen „Leberwurst" (siehe Seite 190). Als Heilpflanze wird der wilde Majoran gegen Erkältung, Husten, Magen- und Darmbeschwerden, Nervenschwäche und Erschöpfungszustände eingesetzt. Eine längere Anwendung, etwa eine vierwöchige Kur, stärkt das Immunsystem und verhindert Erkältungskrankheiten.

Für Heilzwecke sammle ich das ganze Kraut: Zu Beginn der Blüte schneide ich einen Teil der langen Wedel ab, binde lockere Sträuße und hänge sie zum Trocknen auf. Später rebele ich das trockene Kraut zwischen beiden Handflächen so fein wie möglich und gebe es durch mein Salatsieb. Den feinen Majoran, der durchrieselt, fülle ich in ein leeres Honigglas und verwende ihn als Gewürz. Den groben Majoran, der im Sieb zurückbleibt, verwende ich als Tee. Wilder Majoran hat insgesamt beruhigende Eigenschaften. Der Tee schmeckt ein wenig bitter, deswegen mische ich ihn gern mit anderen beruhigenden Kräutern.

Kleine Pflanz- und Pflegeanleitung

Oregano verträgt keinen Vollschatten. Er gedeiht an normal feuchtem Standort, wird 60 cm hoch, ist frosthart und mehrjährig.

Mein Tipp: Einen Majoranbusch darf man in der Natur ausgraben, denn man schadet der Umwelt nicht, weil er häufig vorkommt.

Einen Entspannungstee mache ich so:

20 Gramm getrocknetes wildes Majorankraut
20 Gramm getrocknetes Frauenmantelkraut
20 Gramm getrocknete Schafgarbenblüten
20 Gramm getrocknete Hopfenzapfen
20 Gramm getrocknete Kamilleblüten

Alle Kräuter gut mischen und zwei Esslöffel dieser Mischung mit einem Liter kochendem Wasser übergießen. Fünf bis zehn Minuten ziehen lassen und in eine Wärmekanne absieben. Mit Stevia nach Belieben süßen und über den Tag verteilt trinken.

Passionsblume *Passiflora caerulea*

Kleine Pflanz- und Pflegeanleitung

Die Passionsblume gedeiht in warmen, geschützten Bereichen. Sie benötigt einen normal feuchten Standort, wird 1,50 m hoch, ist mehrjährig, muss aber im Winter ins Haus.

Mein Tipp: Es ist ratsam, eine Pflanze zu kaufen, denn eine Pflanze kann nach zwei Jahren schon beerntet werden. Nach einer Aussaat dagegen muss man einige Jahre auf eine Ernte warten.

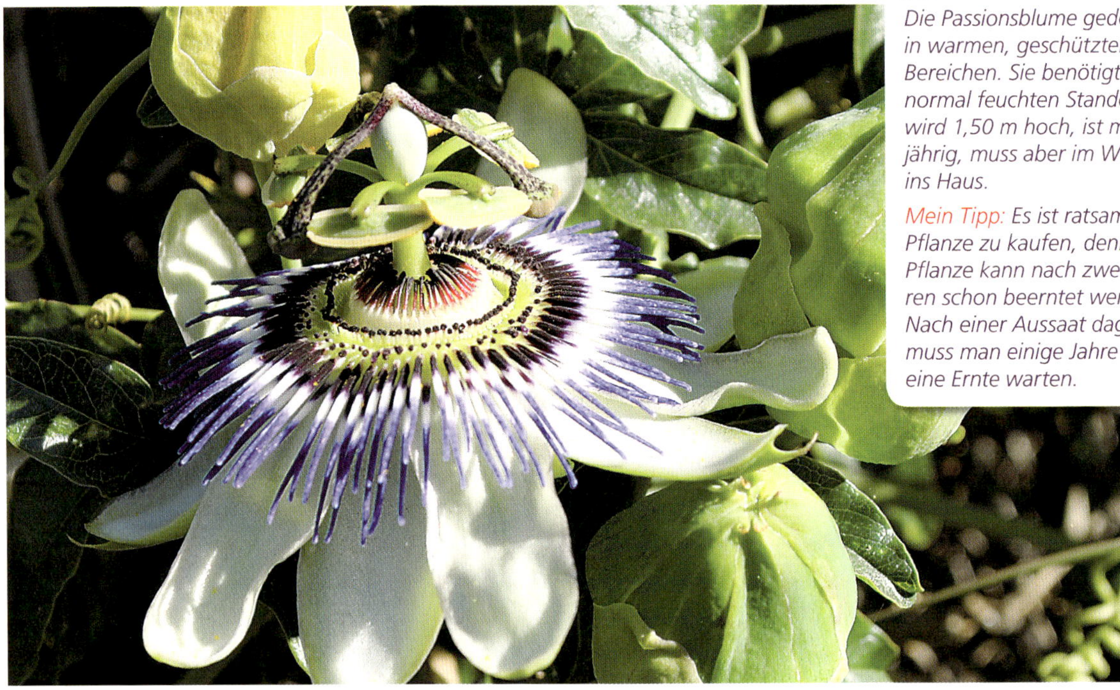

Meine wunderschöne Passionsblume kletterte nach allen Seiten und bildete sogar einige Früchte aus, bevor sie in einem kalten Winter erfror. Im Frühjahr sieht eine Passionsblume immer recht erbärmlich aus, aber sobald die Sonne scheint, erholt sie sich sehr schnell. Einer großen Pflanze schadet es nicht, wenn man ihr einige Triebe mit Blättern und Blüten für die Tee- oder Tinkturherstellung abschneidet. Passionsblumenkraut (Blätter und Blüten) hilft gegen Nervosität, Einschlafstörungen, leichte Depressionen und Magen- und Darmbeschwerden.

Zur Herstellung einer Tinktur schneidet man eine Handvoll Blätter und Blüten klein und füllt sie in ein Schraubglas. Gut mit Wodka bedecken und das Glas bei Zimmerwärme, nicht jedoch am Fenster, sechs bis acht Wochen stehen lassen, währenddessen öfter schütteln. Danach die Flüssigkeit in kleine braune Fläschchen abfüllen, die Etiketten nicht vergessen! Bei Bedarf nimmt man ein- bis dreimal täglich 15 bis 25 Tropfen in etwas Wasser.

Zur Teeherstellung trockne ich Blätter und Blüten in einem mit Küchenrolle ausgelegten Körbchen. Hinterher schneide ich sie mit der Gartenschere recht klein und verwahre sie in einem luftdichten Glas, das aber nicht der Sonne ausgesetzt werden darf.

Der Tee ist bei den gleichen Beschwerden anzuwenden wie die Tinktur. Für eine große Tasse Tee nimmt man einen gehäuften Teelöffel Kraut, überbrüht es mit kochendem Wasser und lässt den Tee fünf bis zehn Minuten zugedeckt ziehen. Abseihen, und der Tee ist genussfertig. Er kann mit Honig gesüßt werden.

Pelargonie *Pelargonium echinatum Syn. Pelargonium reniforme*

Im Volksmund auch Kapland-Pelargonie

Die Pelargonie ist eine schöne Ampelpflanze mit graubelaubten langen Trieben. Sie hängt mit ihren langgestielten zarten roten Blüten am Ende eines jeden Triebes bei mir im Gewächshaus. Im Gegensatz zu anderen Pelargonienarten hat die Pflanze braune verdickte Wurzeln, aus denen Heilmittel gegen Erkältungskrankheiten hergestellt werden. Sie helfen bei Wehwehchen wie Erkältungen, Grippe, Schnupfen, Ohrenleiden, Husten oder Halsentzündungen.

Zur Herstellung eines eigenen Erkältungsmittels musste ich eine schöne Pflanze opfern. Im Herbst, nach der Blüte, habe ich eine Ampel geleert und die Wurzeln gesäubert, gewaschen, aber nicht geschält, nur klein gewürfelt. Die Würfel habe ich in ein größeres Schraubglas gefüllt und es mit Gin bis etwa zwei Finger breit über den Wurzelstückchen aufgegossen. Sechs bis acht Wochen blieb das verschlossene Glas in der Wärme stehen, bevor ich eine dunkelbraune Tinktur abfiltern konnte.

Die Kapland-Pelargonie hat noch eine Schwester, die Pelargonienart *Pelargonium sidoides*. Sie wächst ebenfalls in meinem Gewächshaus, allerdings wesentlich gedrungener. Auch ihre Wurzeln können zur Herstellung eines Erkältungsmittels verwendet werden. Laub und Blüten beider Pflanzen enthalten ähnliche Wirkstoffe wie die Wurzeln und können ebenfalls zur Herstellung von Medizin verwendet werden. Die fertige Medizin heißt „Umckaloabo“, das heißt soviel wie „starker Husten“.

Kleine Pflanz- und Pflegeanleitung

Die Pelargonie gedeiht überall an normal feuchtem Standort. Sie wird 50 cm hoch und ist mehrjährig.

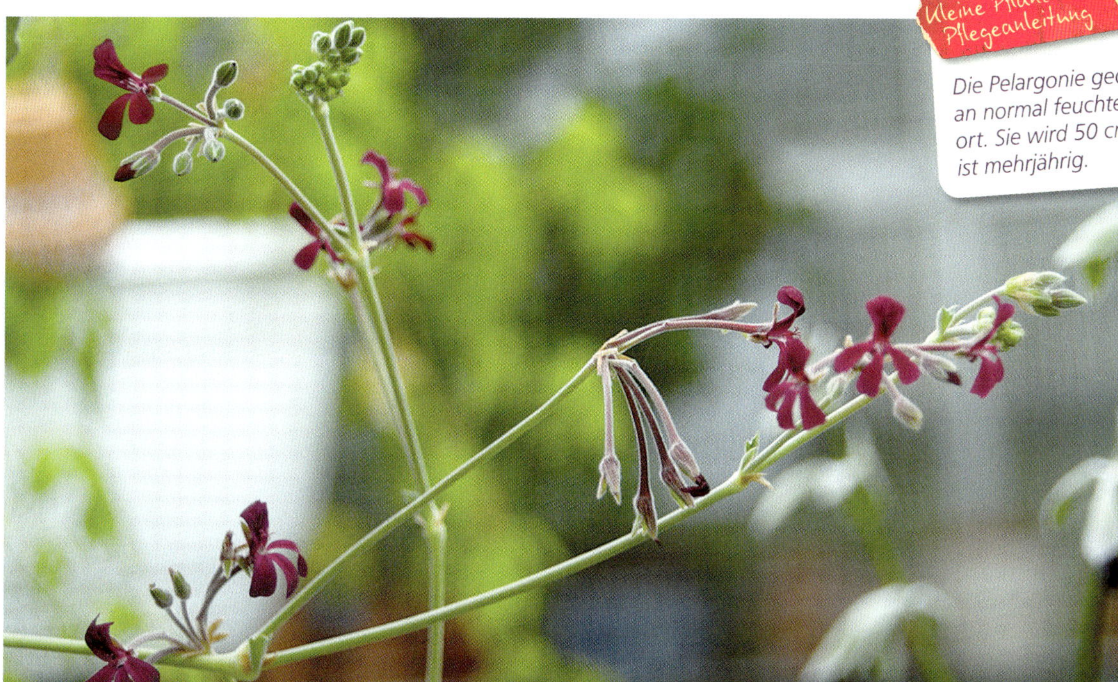

Pestwurz, gewöhnliche *Petasites hybridus*

Im Volksmund auch rote Pestwurz

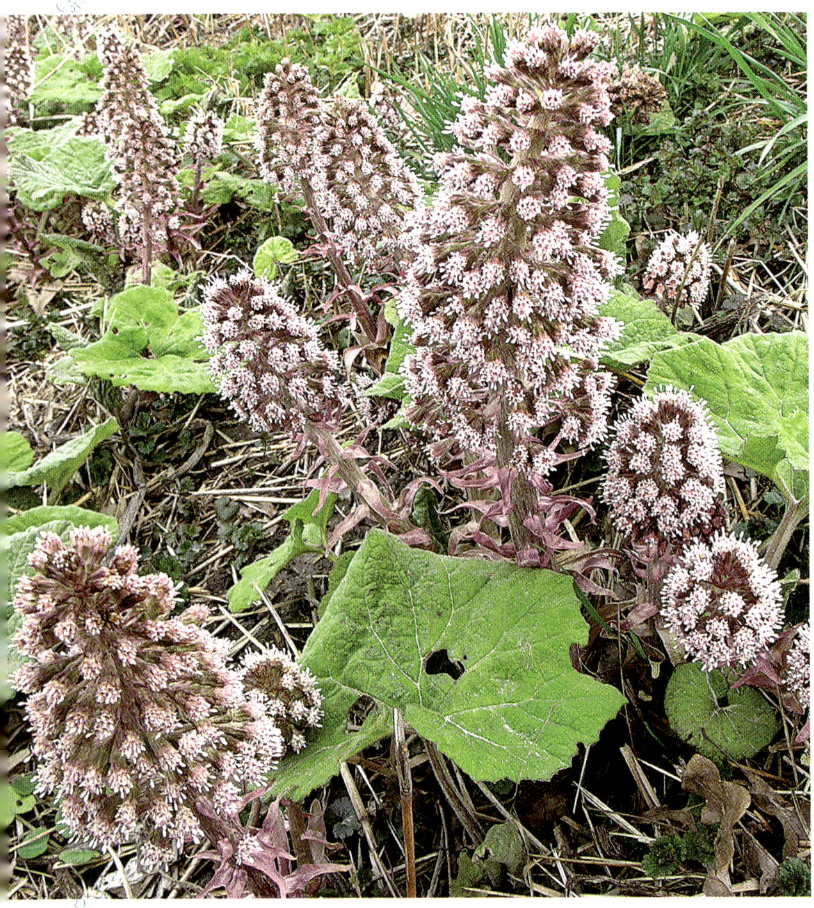

Kleine Pflanz- und Pflegeanleitung

Die Pestwurz gedeiht an feuchtem Standort. Sie wird 80 cm hoch, ist frosthart und mehrjährig.

Die Pestwurz habe ich in meinem Garten nicht angesiedelt, denn sie würde zu viel Platz wegnehmen. Ich kenne aber eine Stelle, an der sie reichlich wächst und wo ich sie mir im Bedarfsfall holen kann. Sie hat es verdient, von ihr zu erzählen, denn sie hat sich sehr bewährt. Meine Tochter Margret hatte schlimme Migräneanfälle und ich habe hin und her überlegt, wie ich ihr helfen könne. Da las ich in einem Buch des Kräuterpfarrers Hermann-Josef Weidinger über die Pestwurz: „Das in der Pestwurz in hohem Maße enthaltene Petasin erweist sich als antispastisch, das heißt krampflösend, befreiend, auflockernd, entspannend. Auf dieser Eigenschaft beruht die breitfächrige Wirkung der Pestwurzwurzeln."

Nun ging ich ans Werk. Ausgegrabene Wurzeln säuberte ich unter fließendem Wasser, schälte sie aber nicht, sondern schnitt sie nur in kleine Stücke. Dann füllte ich eine Flasche bis zur Hälfte damit und bedeckte die Wurzelstücke mit Alkohol. Einige Wochen ließ ich sie ziehen, dann seihte ich die mittlerweile schwarze Tinktur ab.

Die Pestwurz wird hin und wieder als ***giftig*** bezeichnet. Meine Tochter hat die Tropfen in niedriger Dosierung jedoch gut vertragen. Und heute hat sie zwar manchmal noch Kopfschmerzen, aber nicht mehr diese schlimmen Migräneanfälle.

Pestwurztropfen nach Kräuterpfarrer Weidinger mache ich so:

250 Gramm in Stücke geschnittene Pestwurzwurzeln
1 Liter Obstbrand oder Kornbranntwein

Die Wurzelstücke in eine Flasche füllen und mit dem Branntwein bedecken. 14 Tage in die Sonne stellen und währenddessen täglich schütteln. In Fläschchen abfiltern und dunkel und kühl aufbewahren. Bei Migräne täglich 10 bis 15 Pestwurztropfen mit Honig einnehmen.

Petersilie *Petroselinum crispum*

Es gibt viele verschiedene Petersilienarten. Meine Lieblingspetersilie aber ist die krausblättrige Art – glattblättrige Petersilie hat zwar ein stärkeres Aroma, aber zum Garnieren sieht krause Petersilie einfach schöner aus. Mit der Anzucht kann es manchmal Probleme geben: Gefällt es der Petersilie an einem Ort nicht, kränkelt sie den ganzen Sommer über. Sie möchte jedes Jahr ein neues Beet, und fünf Jahre darf dort keine Petersilie gewachsen sein. Zudem wird sie leicht von Wurzelälchen befallen – diesem Missstand kann aber durch die Pflanzung einiger kleiner Tagetes rund ums Beet und, weniger, mitten in die Petersilie abgeholfen werden. Außerdem steht Petersilie am liebsten in der Sonne und hat dabei gern feuchte Füße. Sind alle Ansprüche erfüllt, wächst und gedeiht die Petersilie prächtig. Nach der Blüte im zweiten Jahr stirbt sie ab.

Hauptsächlich wird die Pflanze in der Küche verwendet, aber sie gehört auch zu den Heilpflanzen und kann bei Herzschwäche, Altersherz, Ödemen, Schlaflosigkeit, bei hohem und niedrigem Blutdruck eingesetzt werden. Zur Herstellung eines Tees immer frische Petersilie verwenden, getrocknet ist sie wertlos!

Kleine Pflanz- und Pflegeanleitung

Gartenpetersilie verträgt keinen Vollschatten. Sie gedeiht an normal feuchtem Standort, wird 40 cm hoch, ist frosthart und zweijährig.

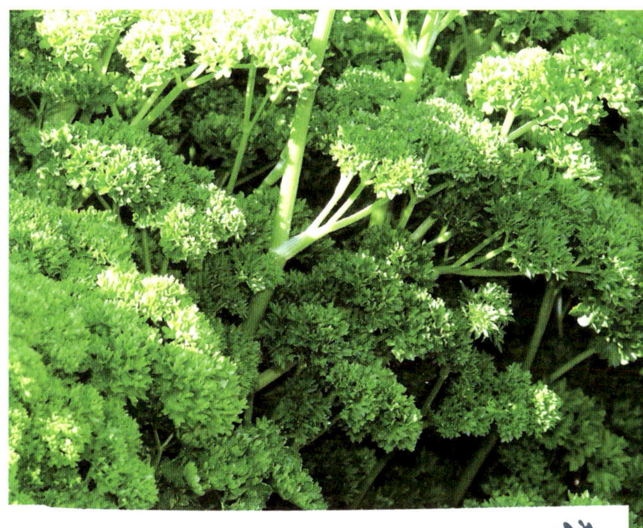

Petersilientee mache ich so:
Zehn frische Wedel in einen Topf geben und einen Liter kochendes Wasser darübergießen. Fünf bis zehn Minuten ziehen lassen und in eine Wärmekanne abfiltern. Das sind vier große Tassen Tee, von denen ich morgens, mittags, nachmittags und abends vor dem Schlafengehen eine Tasse trinke.

Hildegard von Bingen schreibt über die Petersilie: „… aber wer im Herzen oder in der Milz oder in der Seite Schmerzen hat, der koche Petersilie in Wein und füge etwas Essig und genug Honig bei und dann siebe er es durch ein Tuch und so trinke er oft und es heilt ihn."

Petersilien-Honig-Herzwein mache ich im Sommer so:
In einen Emailtopf einen Liter guten Wein und zehn große Petersilienwedel geben. Mit zwei Esslöffeln Essig und 100 Gramm Akazienhonig fünf Minuten leise köcheln lassen, dabei ständig mit einem Holzlöffel rühren, es schäumt. Vom Herd nehmen und abgekühlt in zwei kleinere Flaschen füllen. Es empfiehlt sich, täglich ein bis zwei Likörgläschen voll zu trinken. Nicht im Kühlschrank aufbewahren.

Pfefferminze *Mentha piperita*

Kleine Pflanz- und Pflegeanleitung

Pfefferminze gedeiht überall an normal feuchtem Standort. Sie wird 1,20 m hoch, ist frosthart und mehrjährig.

Mein Tipp: Pfefferminze und alle anderen Minzen vermehre ich erfolgreich durch Ausläufer, nicht durch Aussaat.

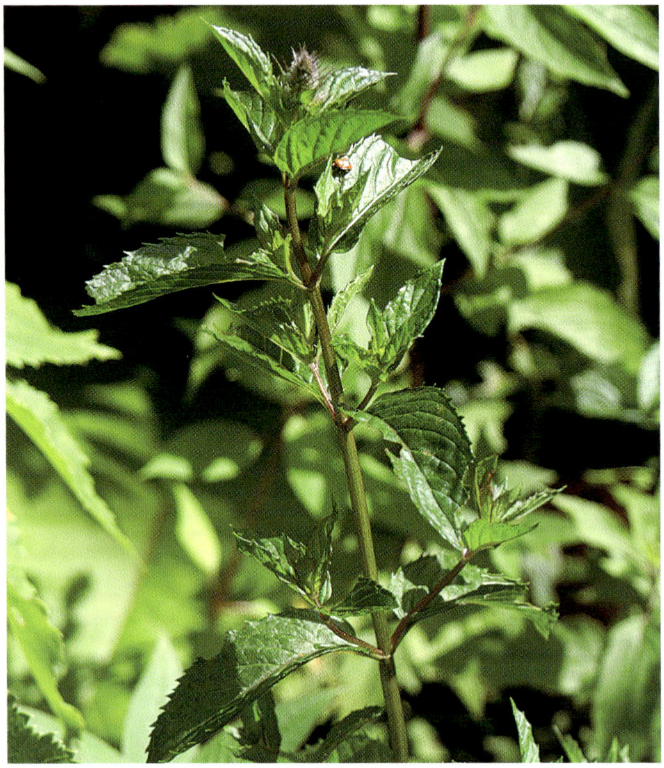

Es gibt unendlich viele Minzearten. Bei mir im Kräutergarten wachsen ca. 20 verschiedene von ihnen. Minzen sind, bis auf wenige Ausnahmen, sehr robust. Sie wachsen nicht nur dort, wo ich sie hingepflanzt habe, sie wandern durch den ganzen Garten. Haben sie sich einmal zu sehr ausgebreitet, nehme ich ganz einfach einige Wurzeln aus der Erde und verschenke sie an liebe Leute.

Meine Lieblingsminze ist die russische Pfefferminze (*Mentha species Polymentha*). Sie ist robust und starkwüchsig mit angenehmem „Pfefferminzbonbon"-Aroma. Ich liebe aber auch die marokkanische Minze (*Mentha spicata var. crispa*). Sie hat leicht gekräuselte Blätter und wächst sehr kräftig. Eigentlich liebe ich alle meine Minzen. Wenn ich an ihnen vorbeigehe, streiche ich über die Pflanzen, und als Dankeschön verströmen sie ihren wunderbaren Duft.

Zur Herstellung von Tee schneide ich die Pflanzen, wenn sie gerade anfangen zu blühen. Ich schneide aber nie alle ab, sondern lasse immer genügend stehen, um sie meinen Gartenbesuchern zeigen zu können, aber auch, damit Bienen und Hummeln genügend Nektar finden. Ich binde lockere Sträuße, die ich in meiner Diele kopfüber an die Deckenbalken hänge. – Alle Pflanzen, die ich zu Sträußen binden kann, hängen bei mir an der Decke. Das Trocknen dauert vier bis sechs Wochen. Sobald alles schön raschelt, nehme ich die Sträuße ab. Mit einer Gartenschere schneide ich alles bis auf die dicken Stiele klein und fülle das Material in Gläser. Pfefferminze gebe ich in viele Teemischungen, trinke aber auch Pfefferminztee pur.

An heißen Tagen mache ich mir ein Minzewasser. Dazu fülle ich eine Glaskaraffe mit kaltem Leitungswasser – wir haben gutes Wasser – und stecke zwei Stängel Minze hinein, das schmeckt sehr erfrischend.

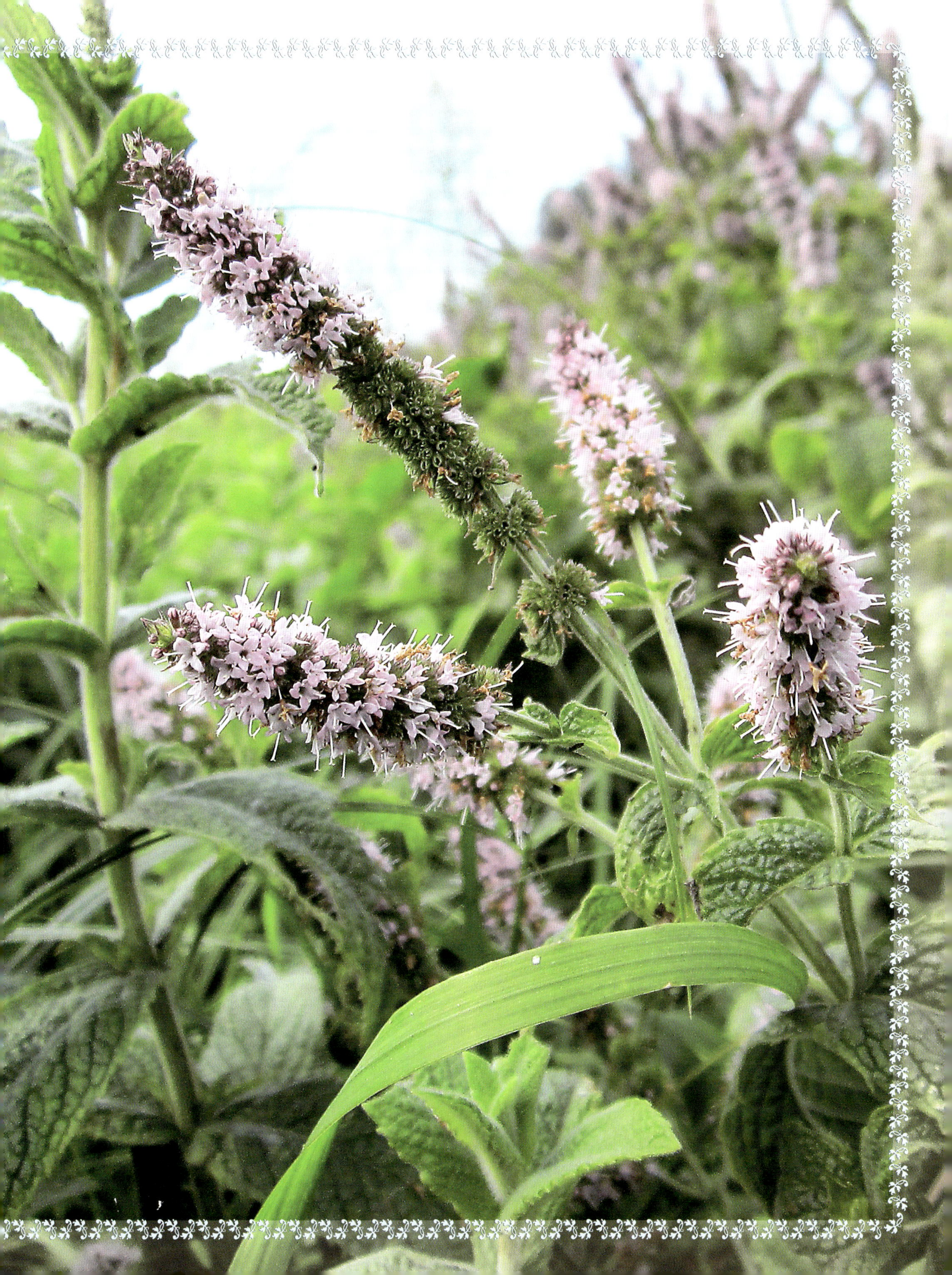

Quitte *Cydonia oblonga*

Kleine Pflanz- und Pflegeanleitung

Die Quitte gedeiht an warmen Bereichen. Sie benötigt einen normal feuchten Standort, wird 6 m hoch, ist winterhart und mehrjährig.

Mein Tipp: Ich empfehle, eine Apfelquitte zu pflanzen, da diese keinen Birnenrost bekommen kann.

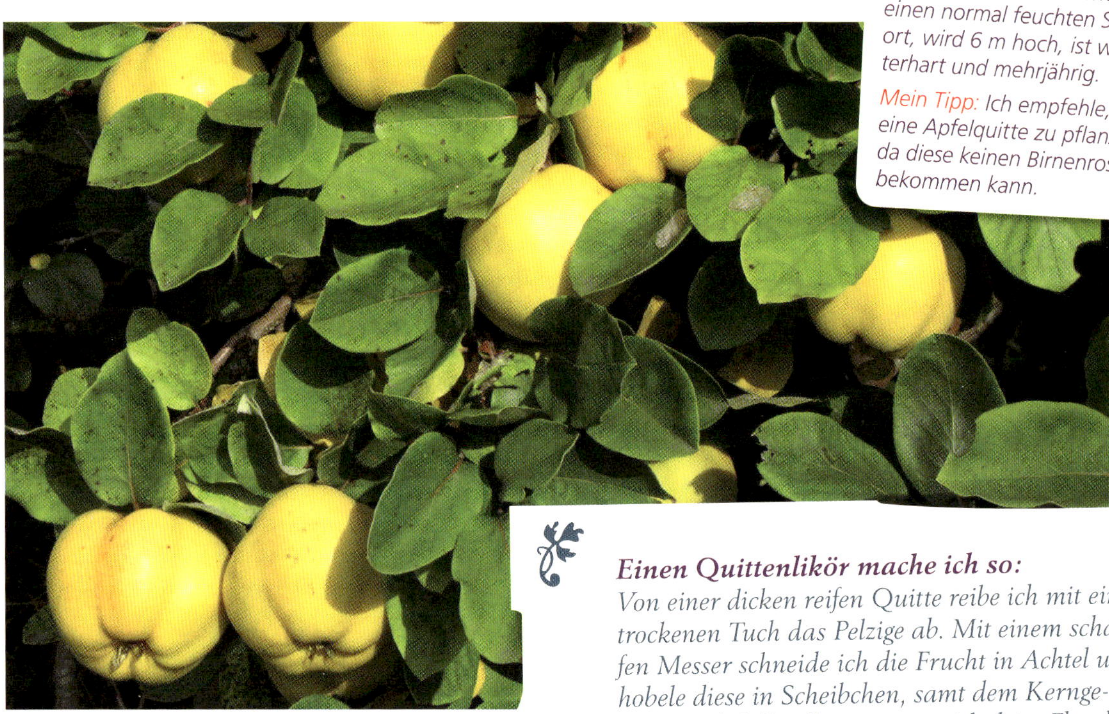

Der Quittenbaum gehört zur Familie der Rosengewächse. Zur Blütezeit sieht der Baum aus wie ein riesiger Rosenbusch: Seine Blüten sind weiß mit einem Hauch Rosa und sie sind wesentlich größer als Apfelblüten. Man sagt dem Quittenbaum nach, er sei so klug, erst zu blühen, wenn es keine Fröste mehr gäbe. Vor ein paar Jahren hat mein Quittenbaum gekränkelt und des Rätsels Lösung waren Wacholderbüsche mitten in meinem Kräutergarten. Sie sind die Wirtspflanze des Birnenrostes, der meinen Birnenquittenbaum befallen hatte. Nachdem ich die Wacholderbüsche entfernt hatte, ging es meinem Quittenbaum langsam wieder besser. Es hat dann ein paar Jahre gedauert, bis ich wieder gesunde, dicke gelbe Quitten ernten konnte.

Einen Quittenlikör mache ich so:
Von einer dicken reifen Quitte reibe ich mit einem trockenen Tuch das Pelzige ab. Mit einem scharfen Messer schneide ich die Frucht in Achtel und hobele diese in Scheibchen, samt dem Kerngehäuse. Ich fülle alles in eine weithalsige Flasche und gebe ein paar Scheibchen Ingwer, eine halbe Zimtstange, eine in kleine Stückchen geschnittene Vanillestange, drei Nelken und eine Handvoll braunen Kandis dazu. Ich fülle mit 38 %igem Doppelkorn bis an den Rand auf. Sechs bis acht Wochen lasse ich den Likör reifen und schüttele öfter. Gefiltert und in eine hübsche Flasche gefüllt, mit Etikett und Schleifchen verziert, ist das ein schönes Geschenk.

Quittenfrüchte enthalten vor allem Schleim- und Gerbstoffe, die bei Entzündungen von Magen und Darm eingesetzt werden können. Auch Lunge, Bronchien und Rachenraum können bei Beschwerden Erleichterung durch die Wirkstoffe der Quitte erfahren. Sogar ihre Kerne helfen, schleimig in Wasser aufgequollen, das gefiltert gegen Husten und Halsentzündung getrunken wird.

Rainfarn *Tanacetum vulgare*

Der Rainfarn ist eine robuste Wildpflanze, die sich durch Wurzelausläufer ausbreitet und aussät. Rainfarn wird als der „Doktor im Garten" bezeichnet – wäre das nicht so, hätte ich ihn schon längst aus meinem Garten verbannt. Im Frühjahr reiße ich viele Jungpflanzen aus und verkleinere große Büsche mit dem Spaten. Aber mit seinen schönen gelben Trugdolden erfreut mich die Pflanze im Sommer dann doch. Und Pflanzen, die um den Rainfarn herum wachsen, sehen immer sehr gesund aus; kränkeln Pflanzen, gieße ich entweder mit Rainfarntee oder lege einen Blätterkranz um die kränkelnde Pflanze herum. Da der Geruch der Rainfarnblätter Ungeziefer fernhält, hänge ich im Sommer an jede Seite meines Schlafzimmerfensters einen Rainfarnstrauß. Da wagt sich keine Mücke vorbei!

Der Rainfarn ist insgesamt ***giftig***, besonders die Blüten sollte man niemals verwenden. Die Blätter sollen getrocknet und als Tee verwendet wohl hilfreich bei Harnverhalten und Halsentzündung sein, aber ich gebe sie höchstens in sehr geringer Dosis in eine Mischung. Nach Hildegard von Bingen helfen auch in Pfannkuchenteig getauchte und ausgebackene Blätter, eine Halsentzündung zu kurieren. Ein Rainfarnwein versieht den gleichen Dienst. Dafür Blätter sehr fein schneiden und durch ein dünnes Tuch pressen, um so einen Frischpflanzensaft zu erhalten. Um sich das mühsame Auspressen des Saftes zu sparen, kann man auch in der Apotheke 100 Milliliter Rainfarnurtinktur kaufen.

Kleine Pflanz- und Pflegeanleitung

Rainfarn gedeiht an normal feuchtem Standort. Er wird 1 m hoch und ist mehrjährig.

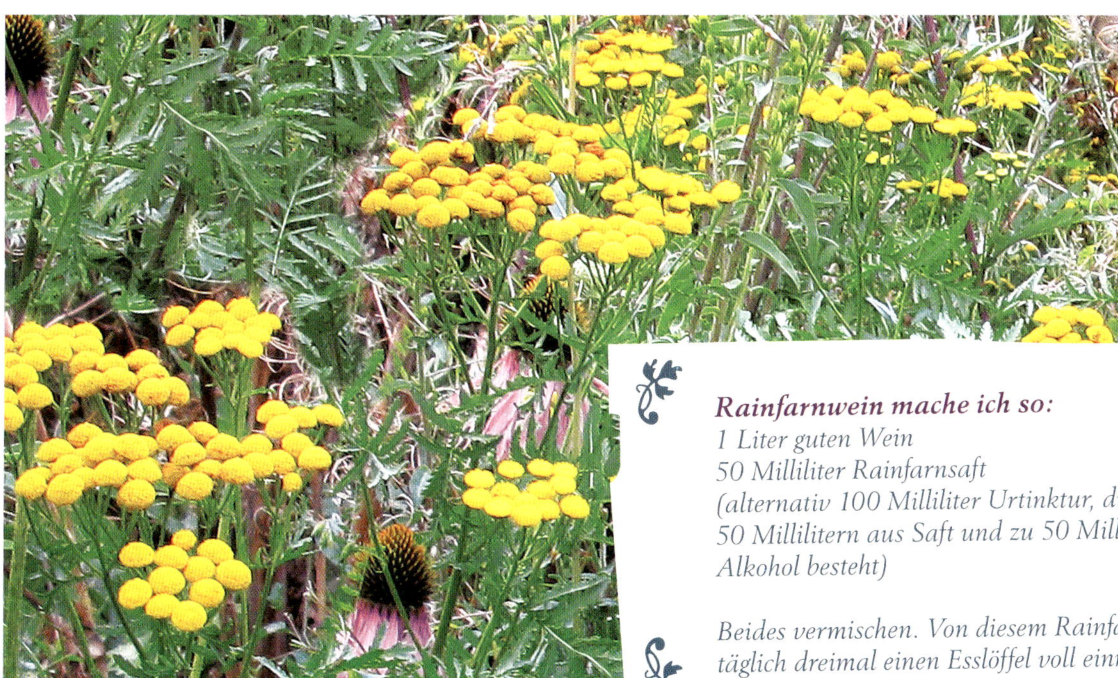

Rainfarnwein mache ich so:

1 Liter guten Wein
50 Milliliter Rainfarnsaft
(alternativ 100 Milliliter Urtinktur, die zu 50 Millilitern aus Saft und zu 50 Millilitern aus Alkohol besteht)

Beides vermischen. Von diesem Rainfarnwein täglich dreimal einen Esslöffel voll einnehmen.

Kleine Pflanz- und Pflegeanleitung

Die Ringelblume verträgt keinen Vollschatten. Sie gedeiht an normal feuchtem Standort, wird 50 cm hoch und ist einjährig.

Ringelblume *Calendula officinalis*

Im Volksmund auch Ringelrose, Goldblume, Totenblume

Die Ringelblume wird meist in Gärten angebaut, sie ist aber auch gelegentlich verwildert zu finden. Ein Kräutergarten oder ein Bauerngarten ohne die Ringelblume ist kein Garten. Ist die einjährige Pflanze einmal im Garten heimisch, sät sie sich immer wieder selbst aus. Im Garten wünscht sie sich einen sonnigen Platz. Wollen einzelne Pflanzen unbedingt im Gemüsebeet wachsen, dürfen sie das bei mir. Die Ringelblume ist ein verlässlicher Wetterprophet: Hat sie um sieben Uhr in der Früh schon die Augen geöffnet, kann man sicher sein, dass es ein schöner, sonniger Tag wird. Schläft sie aber um acht Uhr noch, dann folgt garantiert ein verregneter Tag. Geerntet werden Ringelblumen gegen Mittag und nur bei Sonnenschein.

Ich pflücke jeden zweiten Tag geöffnete Blüten zur Herstellung von Tee, Tinkturen, Salbe und Öl. Von den schönsten Büschen lasse ich einige Blüten unberührt, damit sich Samen bilden und ich im nächsten Jahr wieder tolle Ringelblumen habe. Ich trockne die ganzen Blüten und zupfe später die Zungenblüten ab, denn der Knopf in der Mitte ist ***leicht giftig***.

Die Pflanzen blühen in gelb-orangefarbenen Tönen, manchmal mit dunklem, manchmal mit gelbem Kelch. Zur Herstellung von Salben verwende ich lieber die dunkleren Blüten, weil die Salbe dann schöner aussieht, das hat aber nichts mit der Wirkung der Pflanze zu tun. Ringelblumentee kann jederzeit getrunken werden – ich gebe Ringelblumen in fast jede Tee-Mischung.

Die Ringelblume fördert die Wundheilung, lässt Schwellungen zurückgehen, reinigt die Leber und hilft bei Venenentzündung oder Drüsenschwellungen.

Die Ringelblume wird sogar zu den Krebsheilpflanzen gezählt.

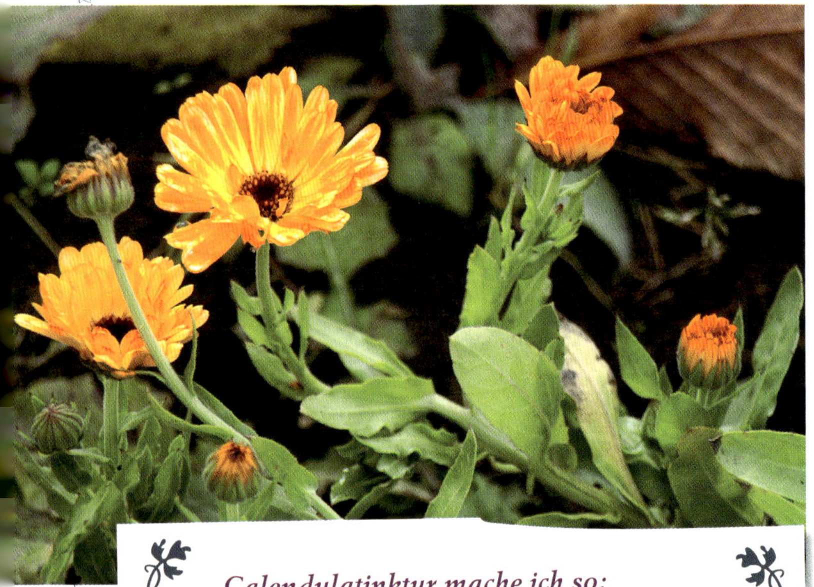

Calendulatinktur mache ich so:

Eine weithalsige Flasche bis zur Hälfte mit Ringelblumenblüten füllen und mit 38 %igem Doppelkorn aufgießen. Sechs bis acht Wochen bei Zimmerwärme stehen lassen und öfter schütteln. In dunkle Flaschen abfiltern. Diese Calendulatinktur ist nur zur äußerlichen Anwendung bestimmt. Zur Vorbereitung von Umschlägen, z. B. gegen das Wundsein kleiner Kinder, einen Esslöffel Tinktur auf ¼ Liter Wasser geben.

Ringelblumenöl mache ich so:

In ½ Liter feinstes Olivenöl zwei Hände voll Ringelblumen geben. In der Wärme stehen lassen und öfter schütteln, damit die Blüten immer mit Öl bedeckt sind, sonst schimmeln sie. Nach einigen Wochen abfiltern und die Blüten auspressen. Nach meiner persönlichen Überzeugung können 2 bis 3 Esslöffel Ringelblumenöl, täglich eingenommen, auch Krebspatienten helfen.

Ringelblumensalbe mache ich so:

500 Gramm echtes Schweizer Melkfett, 2 gute Hände voll frisch gepflückte Ringelblumen (nur die Blütenblätter verwenden).

Das Melkfett in einem ausreichend großen Topf erhitzen, Ringelblumen zugeben und mit einem Holzlöffel rühren. Den Herd ausschalten – aber Vorsicht, es schäumt und kann überlaufen. Zehn Minuten sieden lassen und von der Kochstelle nehmen. Mit dem Holzlöffel zwischen Topf und Deckel über Nacht stehen lassen. Am nächsten Morgen nochmals erhitzen, durch ein Tuch abfiltern, gut ausdrücken. Noch heiß in kleine Tiegel füllen und nach dem Erkalten verschließen und etikettieren. Eine wertvolle Salbe ist nun einsatzbereit.

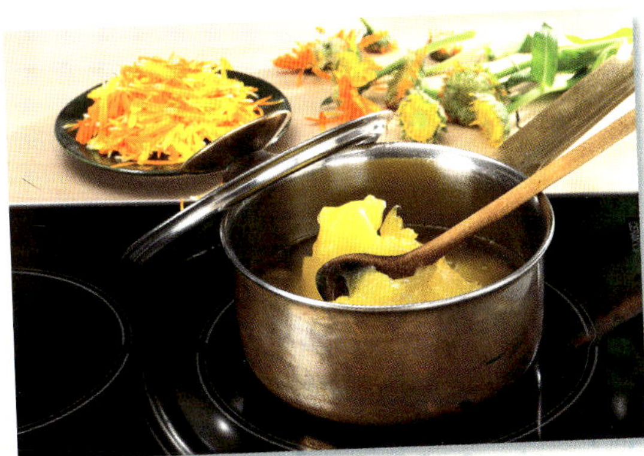

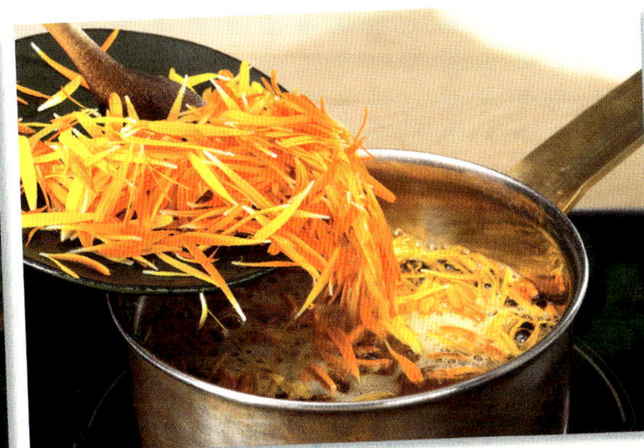

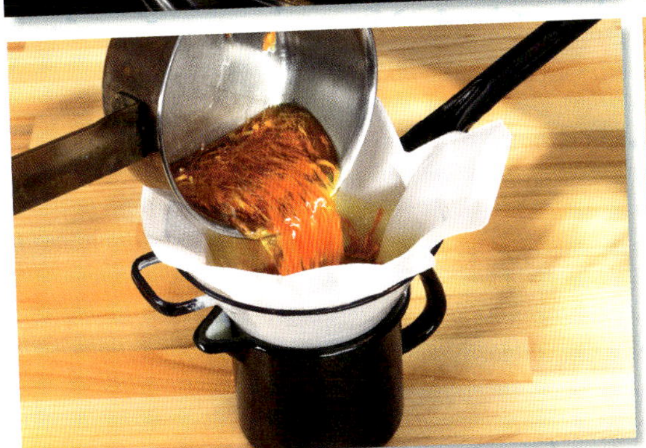

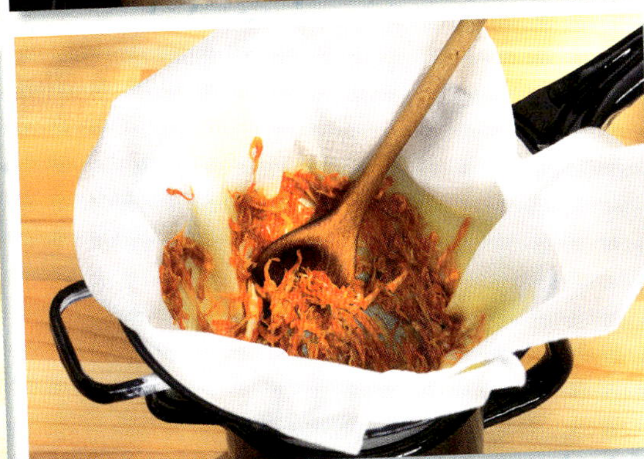

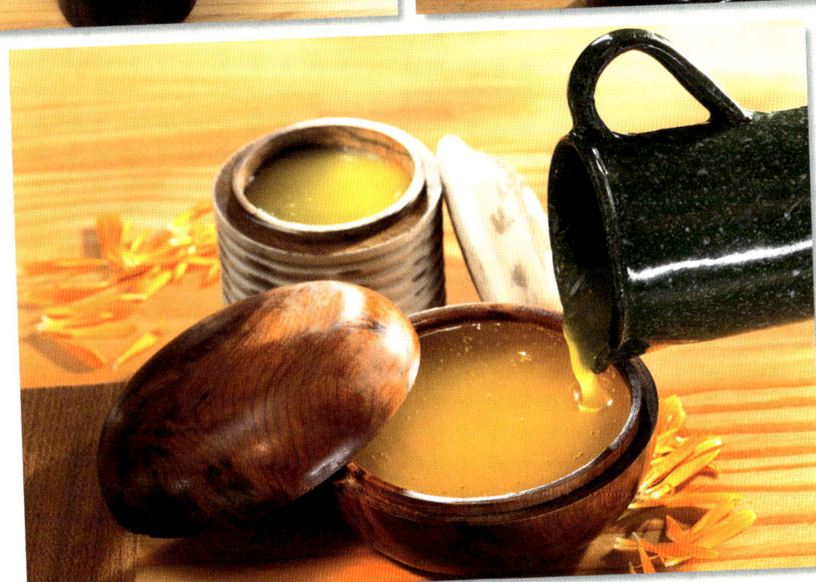

Rosmarin *Rosmarinus officinalis*

Ich liebe den Rosmarin sehr und habe deshalb immer einige Büsche im Garten. Jahrelang hatte ich zwei Rosmarinbüsche, die größer waren als ich. Vor drei Jahren im Winter sind mir beide Büsche bei –18 Grad erfroren, das war ihnen doch zu kalt. –10 Grad bis –12 Grad halten Rosmarinpflanzen aus und ich überwintere meine großen Kübel im kalten Gewächshaus. Dann blühen sie auch, sogar noch im Winter. Der Rosmarin ist ein Lippenblütler und die Bienen hätten ihre Freude an seiner reichen Blüte. Aber er blüht so früh, dass noch keine Bienen erwacht sind.

Kleine Pflanz- und Pflegeanleitung

Rosmarin verträgt keinen Vollschatten. Er gedeiht an normal feuchtem Standort, wird 1,20 m hoch, ist halbfrosthart und mehrjährig.

Mein Tipp: Besser Rosmarinpflanzen kaufen, Samen keimt schlecht. In sandiger Erde in Töpfen lassen.

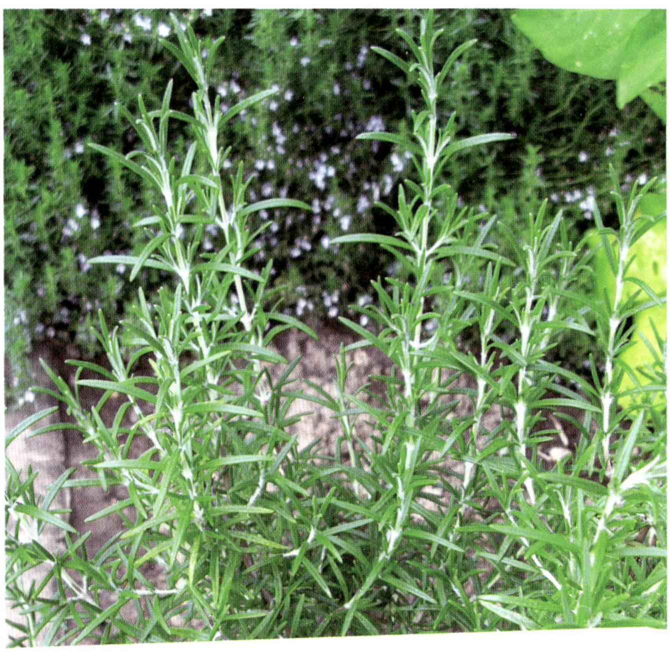

Rosmarinnadeln wirken insgesamt anregend. Ein Rosmarinbad sollte also nur am Morgen genommen werden, soll es uns abends nicht um den Schlaf bringen. Rosmarin hilft auch dem Gedächtnis auf die Sprünge, verbessert die Herztätigkeit, reguliert den Blutdruck und stärkt die Sehkraft. Diverse Naturheilmittel lassen sich aus Rosmarinnadeln herstellen.

Rosmarinbadezusatz mache ich so:
Zwei Handvoll Rosmarinnadeln werden mit zwei Liter siedendem Wasser übergossen. Zehn Minuten ziehen lassen und dem Badewasser zufügen.

Rosmarintee mache ich so:
Zwei Esslöffel getrocknete Rosmarinnadeln mit einem Liter siedendem Wasser aufgießen und zehn Minuten ziehen lassen. In eine Wärmekanne füllen und tagsüber trinken.

Rosmarinwein mache ich so:
Eine Flasche Weißwein aus biologischem Anbau mit fünf frischen, ein wenig gequetschten Rosmarinzweigen in einem größeren Einmachglas ansetzen. Jeden Tag schütteln und nach zwei Wochen abfiltern. Täglich – nicht abends! – ein Likörglas voll einnehmen.

Rosmarinmassageöl mache ich so:
Eine Handvoll Rosmarinnadeln – besser getrocknete Kräuter verwenden, frische Kräuter in Öl schimmeln leicht – mit gutem Olivenöl übergießen. Zehn Tage in die Sonne stellen, danach durch ein Tuch filtern.

Salbei *Salvia officinalis*

Im Volksmund auch Küchensalbei, Heilsalbei

Kleine Pflanz- und Pflegeanleitung

Salbei verträgt keinen Vollschatten und gedeiht an normal feuchtem Standort. Er wird 80–100 cm hoch, ist frosthart und mehrjährig.

Es gibt viele verschiedene Salbeiarten, die wir verwenden können. Der spitzblättrige Gartensalbei, der auch echter Salbei genannt wird, ist der heilkräftigste. Dalmatinischer Salbei hat wesentlich breitere Blätter mit viel mehr Blattmasse als der Gartensalbei, blüht aber nur wenig. Zum Beschneiden ist er deswegen rentabler als der Gartensalbei. Wiesensalbei mit seinen recht großen, dunkelblauen Blüten ist weniger heilkräftig, aber ich liebe ihn sehr. Die blauen Blüten streue ich gern über meinen Salat. Erst im Herbst, wenn keine Gartenbesucher mehr kommen, blüht der gelbe klebrige Salbei. Er wächst sehr hoch und ist wunderschön. Der rotgefleckte und der gelbgefleckte Salbei wachsen eher zur Zierde in kleineren Büschen, aber essen kann man diese Arten auch.

Salbei wirkt desinfizierend, und das hauptsächlich im Mund. Bei Halsschmerzen oder Zahnfleischentzündung empfehle ich, mit Salbeitee zu gurgeln. In den Wechseljahren täglich eine Tasse Salbeitee getrunken lindert ein wenig starke Schweißausbrüche. Nach vier Wochen empfiehlt es sich, den Tee abzusetzen, nach weiteren vier Wochen kann man die Kur wiederholen.

Als meine Kinder noch klein waren, habe ich für sie öfter „Salbeimäuschen" gebacken: Dazu habe ich Salbeiblätter mit Stiel in Pfannkuchenteig getaucht und in Olivenöl schwimmend ausgebacken. Zusammen mit Apfelkompott war das ein feines Essen.

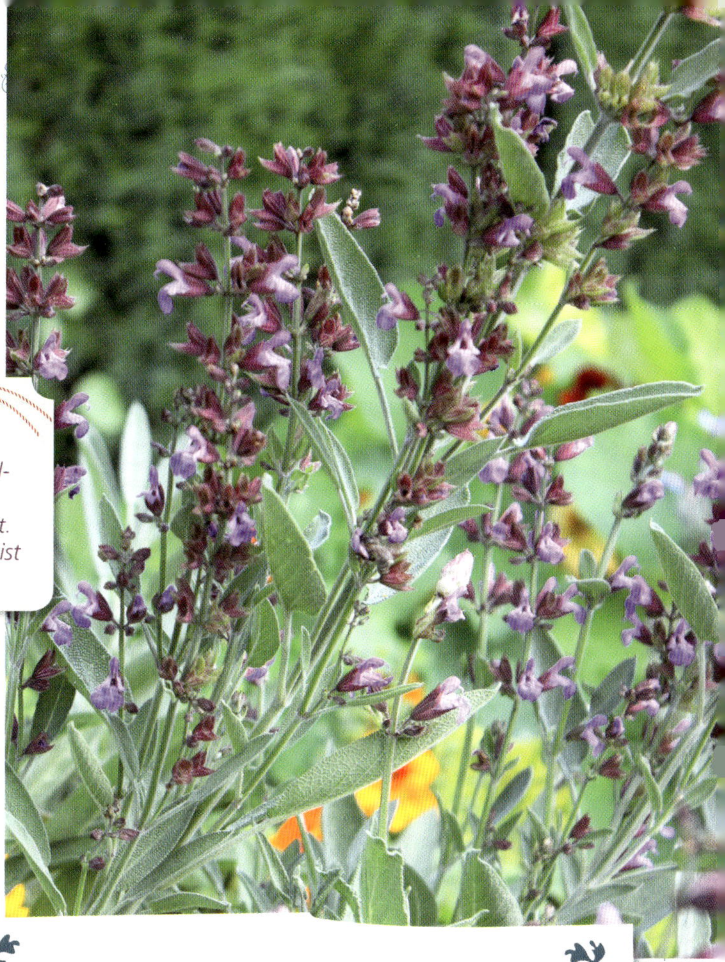

„Vier-Diebe-Essig" mache ich so:

Für ein Zweiliterglas
2 Handvoll Salbei
1 Handvoll frischer Rosmarin
1 Handvoll frischer Lavendel
1 Handvoll frischer Thymian
1 Handvoll frischer Wermuth
1 Handvoll frisches Mutterkraut

Die klein geschnittenen Kräuter im Glas fülle ich bis oben mit gutem Weinessig auf und lasse sie einige Wochen ziehen. Dann siebe ich die Flüssigkeit und fülle sie in braune Flaschen. Dieser Essig ist nur für eine äußerliche Anwendung, zum Beispiel zum Desinfizieren in Grippezeiten, bestimmt. Ich versprühe ihn dann in meiner Wohnung oder stelle flache Schälchen mit Essig auf.

Der Name „Vier-Diebe-Essig" rührt daher: In Frankreich sollen vier Diebe während der Pestzeit Kranke ausgeraubt haben. Als die Diebe eines Tages endlich erwischt wurden, konnten sie sich nur vor der Guillotine retten, indem sie das Rezept dieses Essigs preisgaben. Sie hatten sich vor jeder Diebestour mit diesem Essig eingerieben und wurden so nicht krank.

Schafgarbe *Achillea millefolium*

Im Volksmund auch Wurmkraut, Bauchwehkraut, Wundheiler

Es erübrigt sich, die Schafgarbe in den Kräutergarten zu pflanzen, sie kommt von allein. Man muss nur die Augen aufmachen, sie ist da. Bei mir wächst sie am Rande des Gemüsegartens am üppigsten. In der Regel hat die Schafgarbe weiße Blüten, gelegentlich aber auch rosa blühende Trugdolden. Ob weiß oder rosa blühend, beide Arten sind heilkräftig. Schon im zeitigen Frühjahr zupfe ich die zarten grünen Blättchen und mische sie unter meinen Frühlingssalat, sie schmecken ein wenig bitter. Schafgarbe wächst gern auf Wasseradern, hat aber ihre „Füße" nicht gern im Wasser stehen. Die Schafgarbe soll alles Böse fernhalten – wer also einen unliebsamen Nachbarn hat, möge entlang des Grundstücks Schafgarbe ansiedeln ... Sie zählte früher zu den Hexenkräutern, weil sie gegen viele Gebrechen half. Und dahinter musste doch eine Hexe stecken!

„Schafgarbe im Leib, tut gut jedem Weib", so heißt es. Kräuterpfarrer Johann Künzle schreibt: „Wenn die Frauen wüssten, wie gut ihnen Schafgarbe täte, würden sie nur Schafgarbetee trinken." Schafgarbe kann gegen Krampfadern, Hämorrhoiden, Magen-Darm-Beschwerden, Unterleibsentzündungen, Appetitlosigkeit oder Arterienverkalkung eingesetzt werden.

Kleine Pflanz- und Pflegeanleitung

Die Schafgarbe verträgt keinen Vollschatten und gedeiht an normal feuchtem Standort. Sie wird 90 cm hoch, ist frosthart und mehrjährig.

Mein Tipp: Siedelt sich in Wiesen von allein an, darum möglichst mit dem Rasenmäher drumherum mähen.

Kräuterquark mache ich so:

250 Gramm Quark
10 zarte grüne Schafgarbeblättchen
1 Esslöffel kleine Schafgarbeblütchen
2 Messerspitzen Kräutersalz
1 Messerspitze Natron
Alle Zutaten verrühren, kühl stellen und genießen.

Kräutertee gegen Frauenkrankheiten mache ich so:

Jeweils zu gleichen Teilen
getrocknetes Schafgarbekraut
getrocknetes Hirtentäschelkraut
getrocknetes Frauenmantelkraut
Einen Esslöffel dieser Mischung auf eine große Tasse aufbrühen.

Kräutertinktur mache ich so:

Je 50 Milliliter dieser Tinkturen mischen. (Die Tinkturherstellung habe ich bei „Baldrian" beschrieben.)
Schafgarbetinktur
Hirtentäscheltinktur
Ringelblumentinktur
Dreimal täglich 25 Tropfen in etwas Wasser einnehmen.

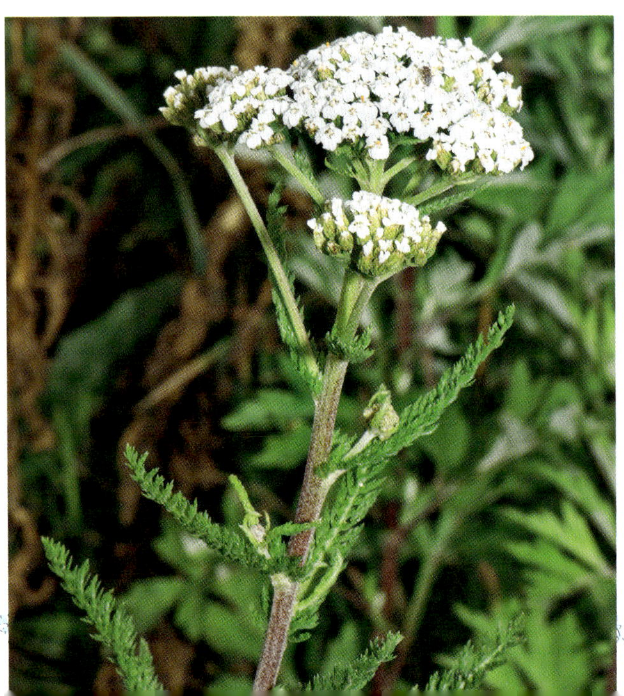

Seifenkraut, echtes *Saponaria officinalis*

Die erste Seifenkrautpflanze bekam ich geschenkt, ohne sie zu kennen – erst viel später habe ich es herausgefunden, man muss nur neugierig sein! Das Seifenkraut ist eine ausdauernde Pflanze mit einem orangefarben-weißen Wurzelstock. Es bildet viele Ausläufer und aus jedem Wurzelstock erscheinen im Frühjahr büschelweise neue Triebe. Würde ich nicht reduzieren, wäre mein Garten bald voller Seifenkraut. Das Seifenkraut blüht im Spätsommer, wenn sich die bunte Vielfalt der Sommerblüher schon weitestgehend verabschiedet hat. Es ist ein Nelkengewächs und blüht rispenartig. Viele kleine weiße Nelkenblüten mit einem rosa Hauch überzogen kuscheln sich zusammen. Ein wunderschöner Anblick.

Die Pflanze heißt Seifenkraut, weil in früheren Zeiten Feinwäsche damit gewaschen wurde. Ich habe es einmal selbst ausprobiert und dazu Teile der gesamten Pflanze, also Wurzeln, Blätter und Blüten, klein geschnitten und etwas gestampft. Dann habe ich die Mischung in einem Waschbecken mit warmem Wasser mit den Händen aufgeschäumt. Das Pflanzengut fischte ich heraus und fertig war mein Waschwasser. Der Umwelt zuliebe könnte man das öfter tun …

Kleine Pflanz- und Pflegeanleitung

Echtes Seifenkraut gedeiht überall an normal feuchtem Standort. Es wird 1,20 m hoch, ist frosthart und mehrjährig.

Das Seifenkraut hat eine schleimlösende Wirkung. Hauptsächlich wird die Wurzel in Tropfen und Sirup verwendet, dabei ist es recht magenfreundlich. Auch in Zahnpasten und Seifen wird die Droge verwendet. Medizin aus Seifenkraut habe ich noch nicht hergestellt, ich esse es ganz einfach, die ganze Pflanze ist essbar. Die kleinen grünen Blättchen gebe ich als Zutat in meinen Salat und einzelne Blüten streue ich darüber.

Einen Seifenkrautsmoothie für zwei Personen mache ich so:

1 Handvoll junge Spinatblätter
1 reife Banane
10 bis 15 Seifenkrautblüten
1 Handvoll Thaibeeren
1 Tasse Wasser

Alle Zutaten im Mixer feinst pürieren, in Gläser füllen und mit einer Seifenkrautblüte schmücken.

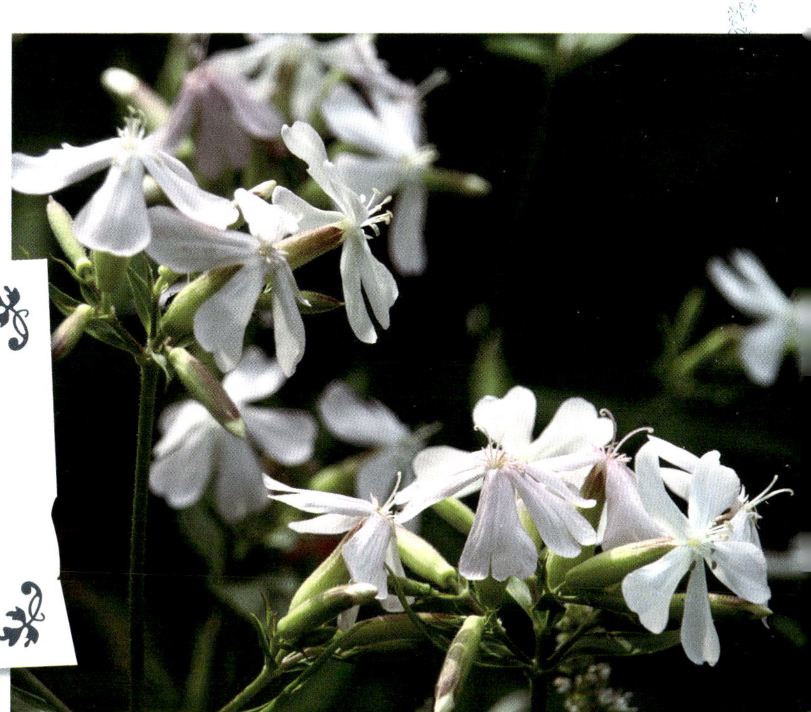

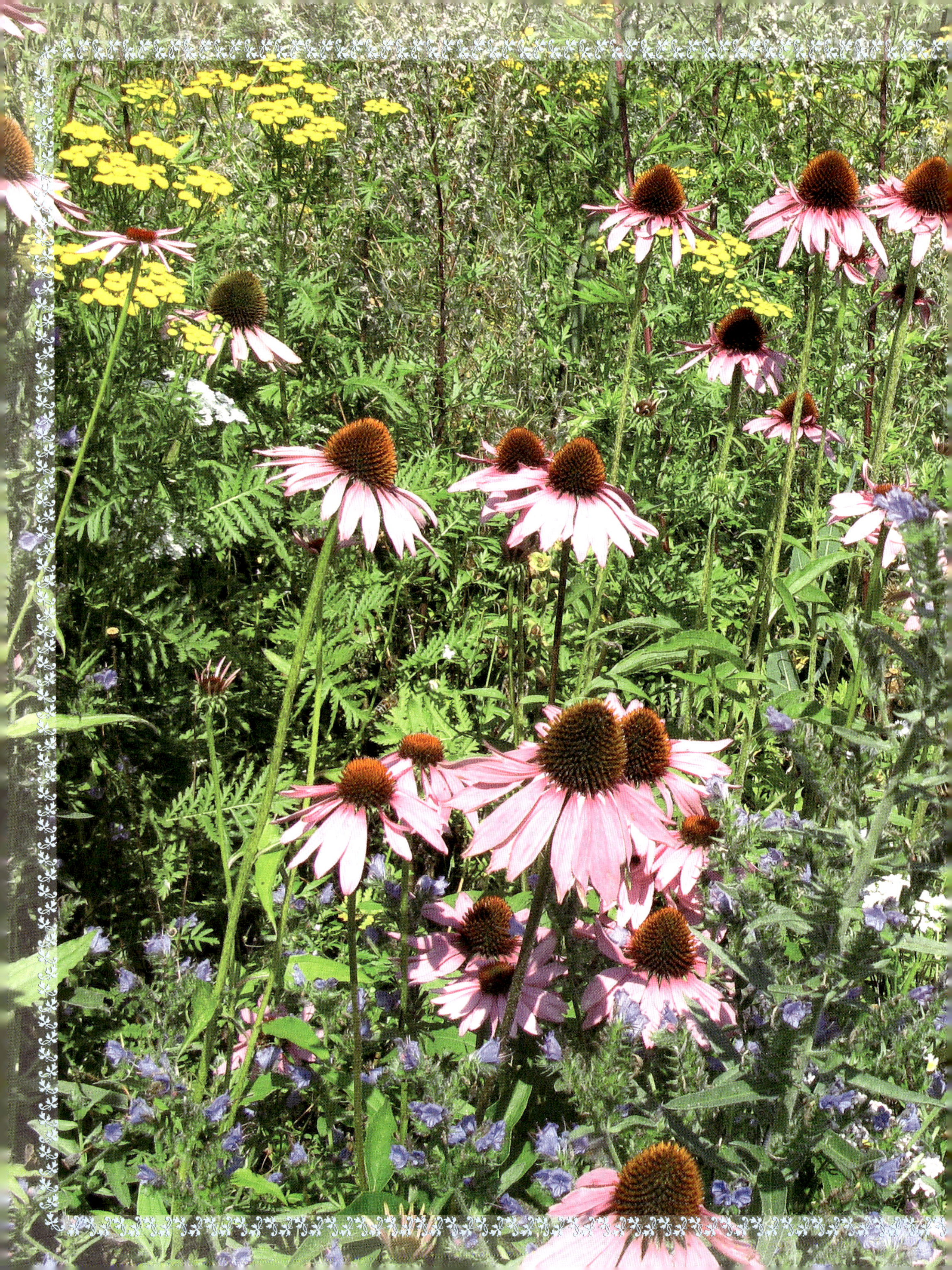

Sonnenhut *Echinacea purpurea*

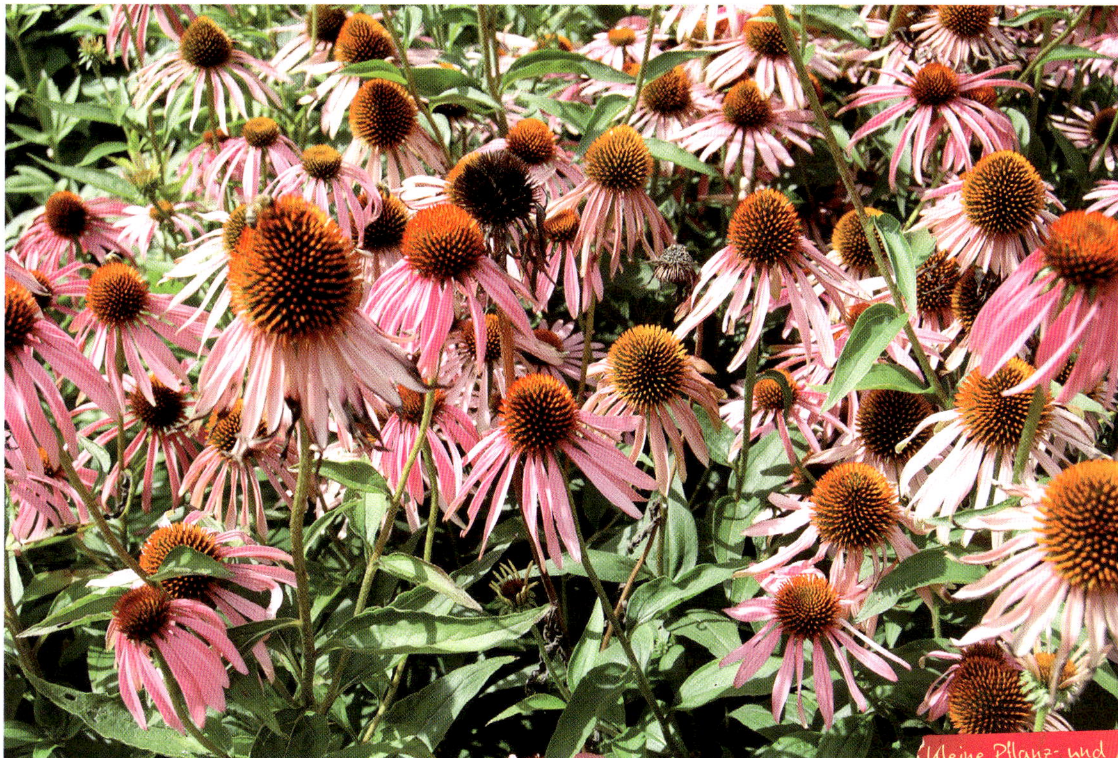

Alfred Vogel (1902–1996), einer der großen Naturheilkundler, soll den Sonnenhut von den amerikanischen Indianern nach Europa gebracht haben, und dafür können wir ihm nur dankbar sein. Der Sonnenhut ist aus einem Kräutergarten nicht mehr wegzudenken, auch in meinem Garten hat er sich ausgebreitet. Vier verschiedene Arten wachsen bei mir, dabei ist *Echinacea purpurea* – der purpurrote Sonnenhut – die dominante Art. Alle vier Arten dienen Heilzwecken. Ich achte immer darauf, dass sich keine Artemisiapflanze in der Nähe der Sonnenhüte ansiedelt, denn das mögen sie nicht und kränkeln dann.

Präparate der *Echinacea* stärken unser Immunsystem. Ich setze mir mein eigenes Echinacin an: Dafür grabe ich eine Pflanze aus dem Boden, schneide von Blüten, Blättern und Wurzeln so viel klein, bis eine große Flasche halb gefüllt ist. Dann fülle ich mit gutem Obstler auf und lasse die Flasche sechs bis acht Wochen bei Zimmertemperatur stehen; währenddessen schüttele ich die Flasche öfter. Danach filtere ich die Flüssigkeit und fülle sie in kleine dunkle Fläschchen. Mit Etiketten versehen stehen sie dann einsatzbereit im Regal. Da getrocknetes Kraut keine Wirkstoffe mehr hat, ist es nicht sinnvoll, Kraut zur Teeherstellung zu sammeln.

Kleine Pflanz- und Pflegeanleitung

Der Sonnenhut verträgt keinen Vollschatten und benötigt einen normal feuchten Standort. Er wird 1 m hoch, ist frosthart und mehrjährig.

Mein Tipp: Am Anfang eine Sonnenhutpflanze kaufen und in nahrhafte Erde pflanzen. Wenn die Vögel im Winter nicht alle Samen wegholen, sät er sich selbst aus.

Kleine Pflanz- und Pflegeanleitung

Spitzwegerich gedeiht auf normal feuchtem Boden, wird 50 cm hoch und ist mehrjährig.

Spitzwegerich *Plantago lanceolata*

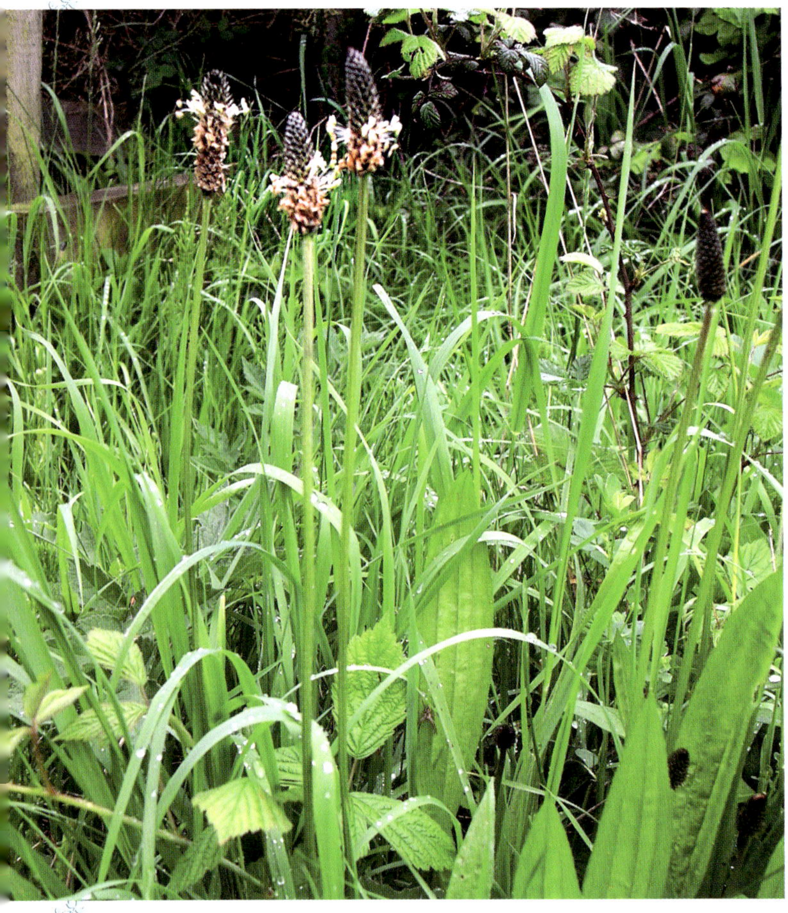

In meiner Wiese wachsen sowohl Spitzwegerich als auch Breitwegerich. Möchte ich Spitzwegerich ernten, muss ich beim Mähen aufpassen. Dem Breitwegerich macht das Mähen nichts aus – er duckt sich so fest an die Erde, der Rasenmäher erwischt ihn nicht. Alle Wegericharten sind heilkräftig, aber der Spitzwegerich ist natürlich der Bessere. Als ich vor Jahren zum ersten Mal Spitzwegerichblätter geerntet hatte – ich war noch unerfahren –, legte ich sie zum Trocknen auf Papier aus, nach zwei Tagen wollte ich wenden. Beim Anblick erschrak ich gewaltig, denn alle Blätter waren an den Schnittstellen schwarz. In meinem Garten wurde doch nicht mit Gift gespritzt! Schließlich fand ich heraus, dass die Blätter des Spitzwegerichs viel ätherisches Öl in sich haben, das an verletzten Stellen austritt.

Den Spitzwegerich möchte ich in meinem Garten nicht missen. Den ganzen Sommer über ist er sehr nützlich, nämlich bei Insektenstichen. Gern passiert das, wenn ich morgens Königskerzenblüten pflücke, wenn die Bienen eifrig unterwegs sind. Wenn es dann piekt, laufe ich schnell zum Spitzwegerich, nehme ein Blatt in den Mund, zerkaue es ein wenig und wickele es um die betroffene Stelle. Augenblicklich schmerzt es nicht mehr und es schwillt auch nicht an. Spitzwegerichblätter gebe ich darüber hinaus hauptsächlich in Hustentee. Sie helfen auch bei Blasenleiden, Darmbeschwerden, Bronchitis und als Auflage bei schlecht heilenden Wunden.

Spitzwegerichtinktur mache ich so:
Zwei Handvoll Blätter schneiden und in einer Flasche mit ½ Liter Wodka auffüllen. Sechs bis acht Wochen ziehen lassen und in dunkle Fläschchen abfiltern. Bei Bedarf 25 bis 30 Tropfen nehmen.

Spitzwegerichtee mache ich so:
Abends zwei Esslöffel Blätter mit einem Liter Wasser ansetzen und morgens abseihen. Den Sud nur erwärmen und über den Tag verteilt trinken.

Steinklee *Melilotus officinalis*

Im Volksmund auch Honigklee

In ganz Europa ist der Steinklee zu Hause. Er wächst auf trockenen, kalkhaltigen Böden, an Bahndämmen, am Rande von Steinbrüchen, an südlichen Waldesrändern – und in meinem Garten. Lange Jahre hatte ich nur den weiß blühenden Steinklee, es gelang mir nicht, gelb blühenden Steinklee anzusiedeln. Als ich las, dass beide Steinkleearten gleichermaßen heilkräftig seien, war es mir gleichgültig, ob ich nun beide Pflanzen hatte. Und siehe da, irgendwann blühte von ganz allein auch ein gelber Busch! Der blühende Steinklee duftet fein nach Honig. Die Pflanze kann zwei Meter hoch werden. Bei der Ernte schneide ich die zarten Rispen ab, trockne sie in einer großen Schüssel, nicht auf einem Sieb, denn die kleinen Blütchen würden durchrieseln. Nach dem Trocknen duftet der Steinklee stark nach Cumarin, wie Waldmeister. So hilfreich Steinkleetee ist, so sparsam sollte er verwendet werden, denn da Cumarin ***leicht giftig*** ist, kann der Genuss zu Kopfschmerzen führen. Steinkleetee ist, auch schon vorbeugend, zur Blutverdünnung bei Thrombose, Husten, Hämorrhoiden, hohen Blutfettwerten oder nach einer Antibiotikatherapie bei einem Lymphstau anzuwenden.

Insgesamt wirkt Steinklee beruhigend und ausgleichend. Außer Steinklee helfen folgende Pflanzen, als Tee, Tinktur oder Pulver verwendet, Cholesterinwerte zu senken: Rosskastanie, Bärlauch, Schöllkraut, Raute, Artischocke, Geißraute, Flohsamen und Knoblauchrauke.

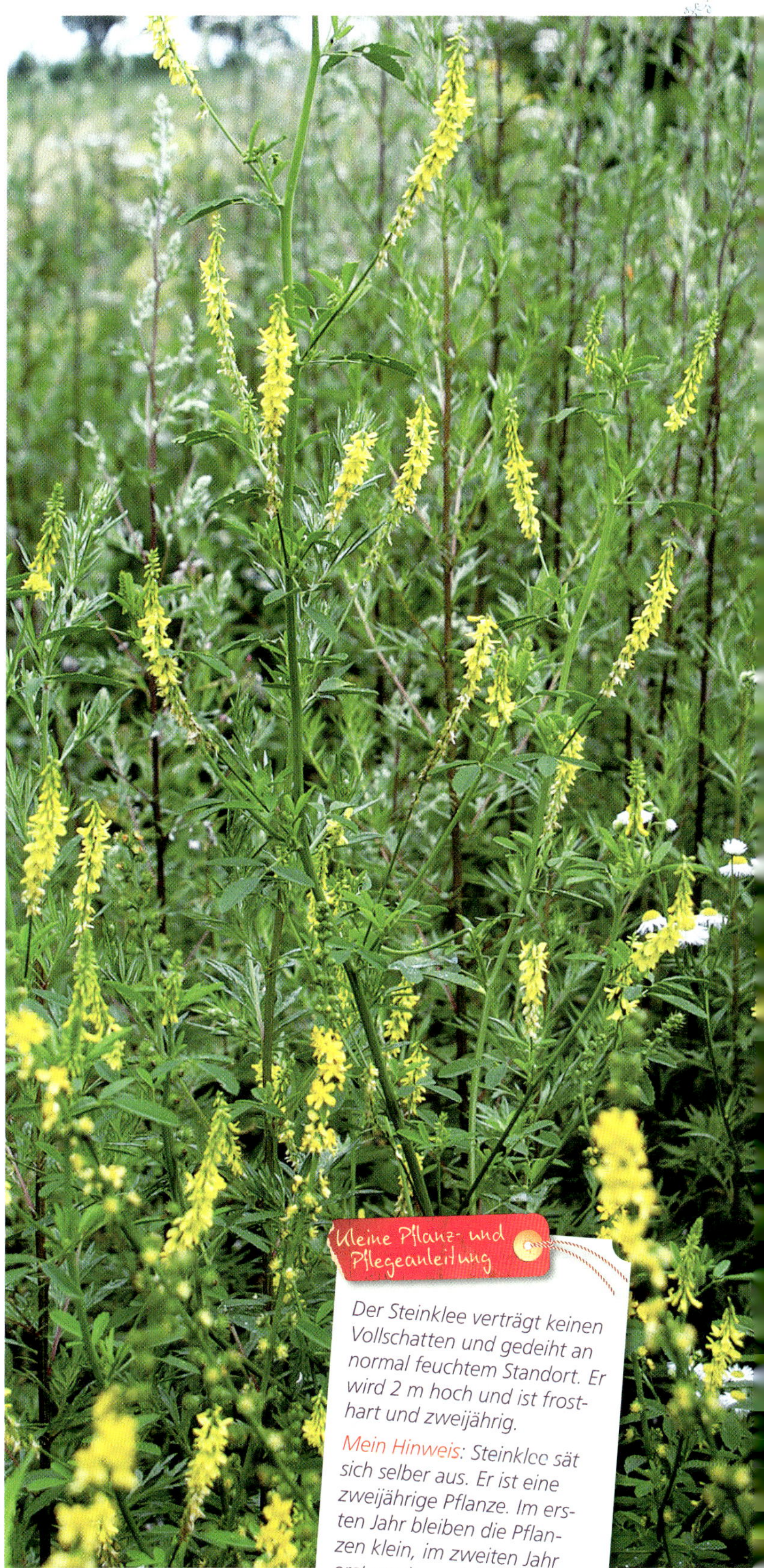

Kleine Pflanz- und Pflegeanleitung

Der Steinklee verträgt keinen Vollschatten und gedeiht an normal feuchtem Standort. Er wird 2 m hoch und ist frosthart und zweijährig.

Mein Hinweis: Steinklee sät sich selber aus. Er ist eine zweijährige Pflanze. Im ersten Jahr bleiben die Pflanzen klein, im zweiten Jahr erst wachsen sie hoch und blühen.

Storchschnabel *Geranium robertianum*

Im Volksmund auch stinkender Storchschnabel, Ruprechtskraut

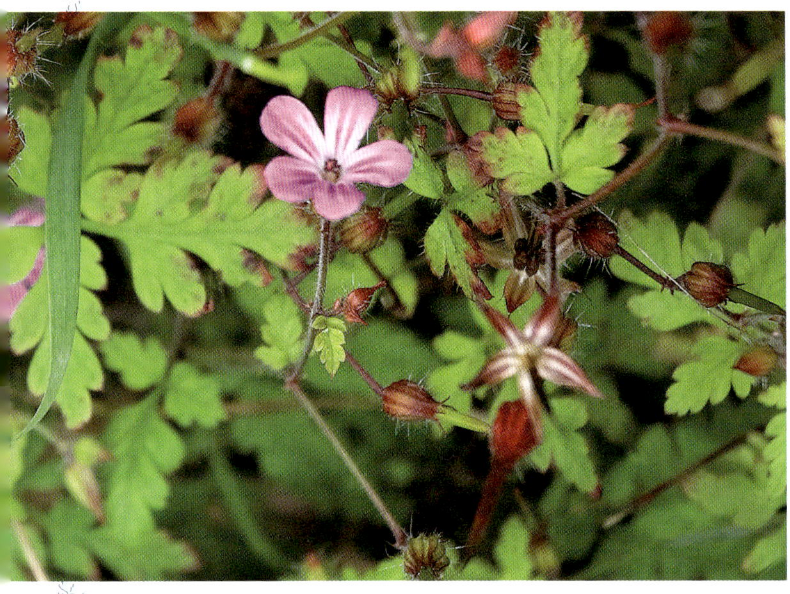

Kleine Pflanz- und Pflegeanleitung

Der Storchschnabel mag den Halbschatten und gedeiht an normal feuchtem Standort. Er wird 50 cm hoch, ist frosthart und mehrjährig.

Ich musste mich gar nicht bemühen, Ruprechtskraut im Garten anzusiedeln, es wächst von allein, und zwar an den unmöglichsten Stellen. Es wächst mit Vorliebe an Ecken, die nicht so sehr gepflegt werden, wie zum Beispiel hinter unserem Holzstapel in einem Bett aus dicken Kieselsteinen. Dort habe ich es den ganzen Sommer über wachsen lassen. Vorsicht, denn es lässt sich leicht ausreißen, da es nur mit einem Würzelchen mit der Erde verbunden ist; die Zweiglein liegen auf der Erde und strecken ihre Enden nach oben. Es gibt in Europa etwa 20 verschiedene Arten des Storchschnabels *(Geranium)*. Das Ruprechtskraut ist eine bei uns weitverbreitete wilde Art. Der Name „Storchschnabel" leitet sich von der Form der Fruchtstände ab.

Ein Heilpraktiker aus einer meiner Gästegruppen berichtete einmal von der hilfreichen homöopathischen Wirkung des Ruprechtskrauts und des blutroten Storchschnabels: Mithilfe dieser beiden Pflanzen, Ruprechtskraut als Urtinktur, Storchschnabel als Tee genossen, habe er sogar schon manchem Paar zu Kindersegen verhelfen können.

Storchschnabelzubereitungen sollen hilfreich bei Drüsenschwellungen, Hautkrankheiten, Ekzemen, Nasenbluten oder Insektenstichen sein. Zur Linderung von Hautkrankheiten nimmt man Tee zum Abtupfen oder bereitet Umschläge für die betroffenen Hautstellen. Ich trockne jedes Jahr Kraut zur Teezubereitung und hänge es mit einer Schnur zum Strauß gebunden auf. Zusätzlich habe ich auch eine Urtinktur angesetzt. Bei Bedarf nimmt man beides, Tee und Urtinktur, gleichzeitig.

Storchschnabeltee mache ich so:
Für eine große Tasse Tee einen Esslöffel getrocknetes Kraut mit Wasser aufgießen, fünf bis zehn Minuten ziehen lassen und schluckweise trinken.

Urtinktur mache ich wie bei der Goldmelisse auf Seite 85 beschrieben.
Davon ein- bis dreimal täglich fünf Tropfen in Wasser nehmen.

Storchschnabelwein mache ich so:
50 Gramm des frischen, fein geschnittenen Krauts mit einem Liter Rotwein ansetzen, eine Woche ziehen lassen und filtern. Dreimal täglich ein Likörglas voll einnehmen.

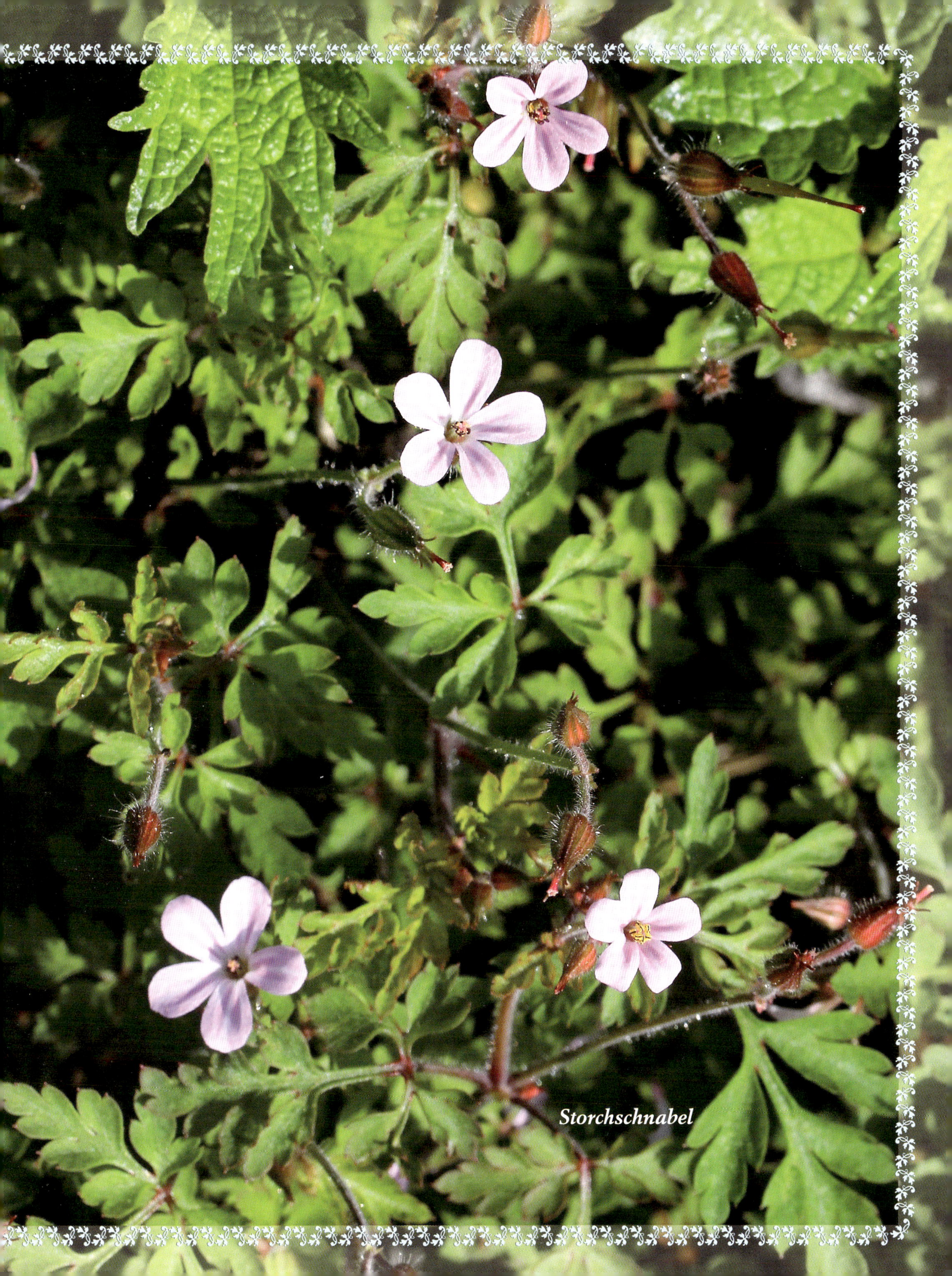

Storchschnabel

Taubnessel, weiße *Lamium album*

Im Volksmund auch Saugnessel, Blumennessel, Urinblume

In manchen Jahren wachsen in meinem Garten sehr viele Taubnesseln, doch es hat auch schon Jahre gegeben, da waren keine Taubnesseln zu finden – vielleicht kennen die Schnecken den Grund dafür! Auch die Goldnessel mit ihren weiß gefleckten Blättern und goldgelben Blüten kann wie die weiße Taubnessel verwendet werden. Alle rot blühenden Arten sind nicht als Arznei verwendbar. Das gesamte oberirdisch wachsende Kraut der Nessel ist verwendbar – das mache ich allerdings nicht, denn dann sind die Nesseln weg. Nach der Ernte der Blüten wachsen Taubnesseln aber immer weiter nach oben und ich kann öfter ernten.

Schon als kleines Kind habe ich mit meiner Großmutter Taubnesseln gesammelt. Es war mühselig, die kleinen weißen Blüten zu pflücken, und es dauerte lange, bis sich mein Körbchen füllte. Großmutter kochte Tee davon, wenn eines von uns Kindern eine Blasenentzündung hatte. Der Tee hilft auch gegen Verdauungsstörungen, Schlafstörungen, Ekzemen oder Frauenkrankheiten.

Das Trocknen von Taubnesseln muss zügig geschehen, denn sie werden sonst unansehnlich und wertlos.

Eine sehr bewährte Teemischung mache ich so:

Jeweils 1 Handvoll
getrocknete weiße Taubnessel
getrocknete Schafgarbe
getrockneter Frauenmantel
getrockneter Ackerschachtelhalm

Von dieser Mischung einen Esslöffel für eine große Tasse aufbrühen, fünf Minuten ziehen lassen und schluckweise trinken.

Taubnesselgeist mache ich so:

Jeweils 1 Esslöffel
frische Taubnesselblüten
geschnittene Bibernellwurzel
geschnittene Enzianwurzel
geschnittene Angelikawurzel
jeweils 1 Teelöffel
Fenchelsamen
Kümmelsamen
Wacholderbeeren

Die Mischung mit Wodka bedeckt sechs bis acht Wochen ziehen lassen, abfiltern und in eine Flasche füllen. Bei Bedarf dreimal täglich einen Teelöffel voll nehmen. Der Geist ist ebenso anzuwenden wie Tee.

Kleine Pflanz- und Pflegeanleitung

Die weiße Taubnessel gedeiht überall an normal feuchtem Standort. Sie wird 60 cm hoch, ist frosthart und mehrjährig.

Mein Tipp: Taubnesselwurzeln eignen sich zum Eingraben, sie vermehren sich so gut. Sie benötigen nahrhafte Erde – nimmt der Bewuchs überhand, einfach reduzieren.

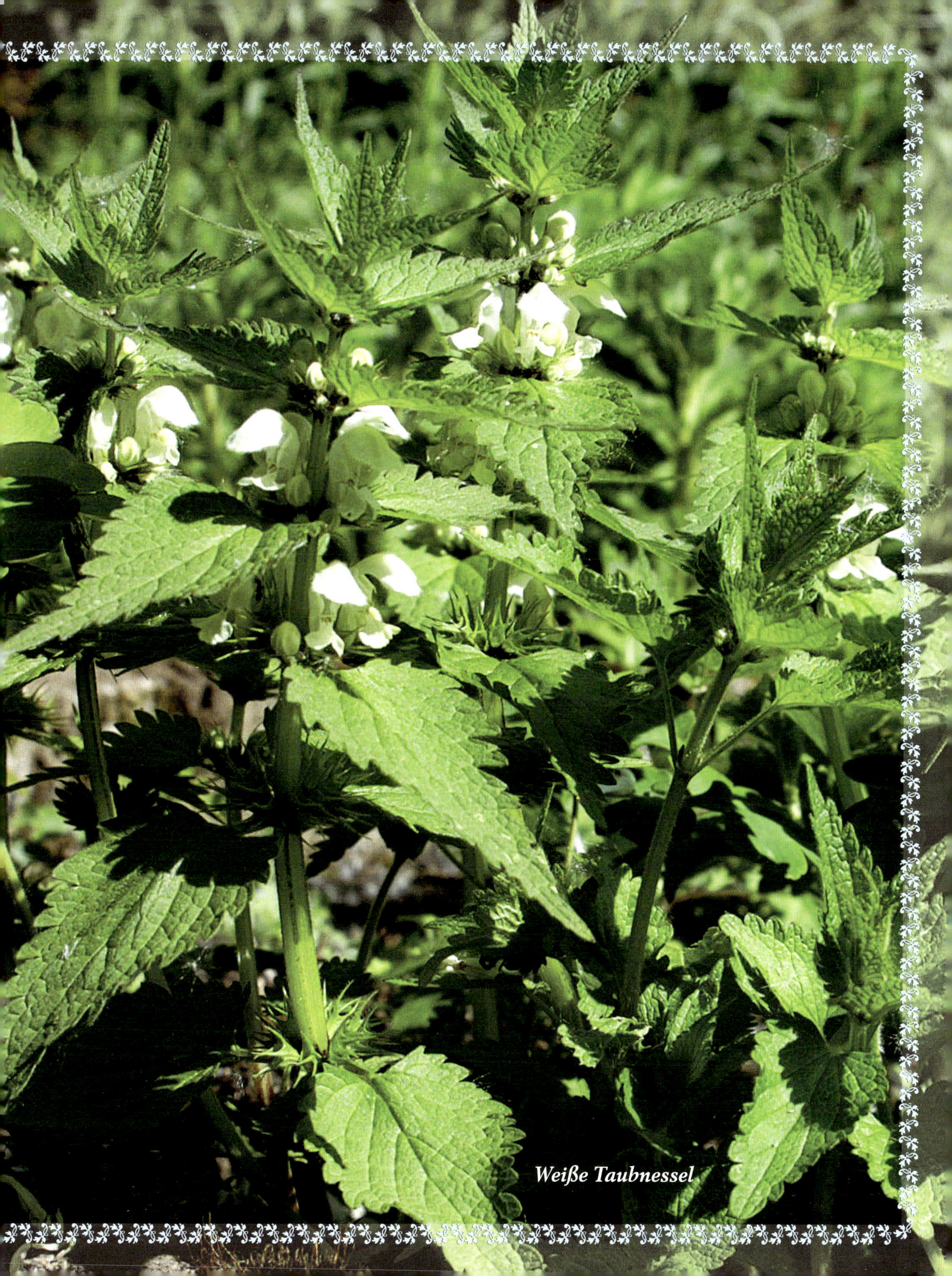

Weiße Taubnessel

Tausendgüldenkraut *Centaurium erythraea*

Im Volksmund auch Magenkraut

Nicht in jedem Jahr ist in meinem Kräutergarten reichlich schönes Tausendgüldenkraut zu bewundern – in manchen Jahren will es einfach nicht gedeihen. Es ist zweijährig, das heißt, im ersten Jahr säe ich im Gewächshaus aus, pflanze die kleinen Rosetten später in den Garten und hoffe, sie überstehen den Winter gut. Trotz Abdeckung mit Tannenreisig gelingt das nicht immer. Auch Tausendgüldenkraut gehört unter der Bezeichnung „Centaury Nr. 4" zu den 38 Bachblüten.

Das zarte Tausendgüldenkraut hat dünne Stängel, die mit kleinen rosafarbenen, fünfzipfeligen Blütensternchen besetzte Rispen tragen. Bei leisestem Windhauch wedeln sie hin und her. Die Augen öffnet das Tausendgüldenkraut nur bei Sonnenschein, ansonsten „schläft" es und wird deswegen auch leicht übersehen.

Es ist ein sehr bitteres Kräutlein, bitterer als Wermut. Beide Pflanzen werden gegen Magenprobleme eingesetzt. Außerdem kann Tausendgüldenkraut bei Sodbrennen, Leber- und Gallenleiden, Blutarmut, Darmentzündungen oder Appetitlosigkeit helfen.

Kleine Pflanz- und Pflegeanleitung

Tausendgüldenkraut verträgt keinen Vollschatten. Es gedeiht an normal feuchtem Standort, wird 30 cm hoch, ist frosthart und zweijährig.

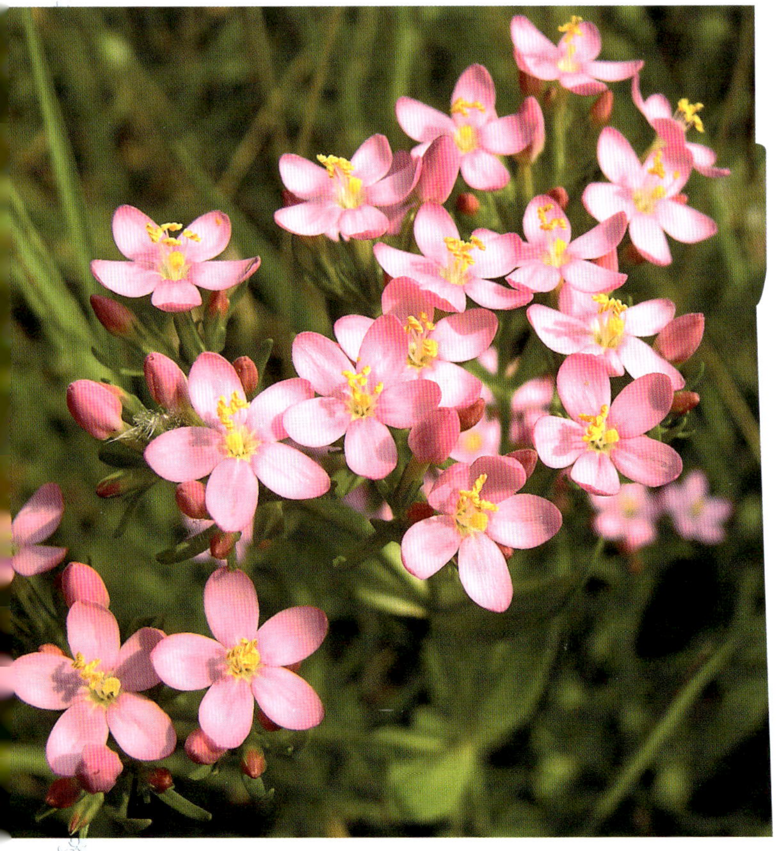

Tausendgüldenkrauttee mache ich so:
Einen Teelöffel getrocknetes Kraut mit ¼ Liter kochendem Wasser übergießen und fünf Minuten ziehen lassen. Vor dem Essen schluckweise trinken. Nicht süßen!

Tausendgüldenkrautwein mache ich so:
1 Teelöffel gehacktes Tausendgüldenkraut (frische Blätter und Blüten)
½ Liter guter Wein
1 Vanilleschote

Das Kraut in eine Flasche füllen und mit dem Wein auffüllen. Zehn Tage lang ziehen lassen, währenddessen öfter schütteln. Danach abfiltern. Bei Bedarf einen Esslöffel vor dem Essen nehmen.

Tausendgüldenkrauttinktur mache ich so:
Einen Teelöffel gehacktes Kraut (frische Blätter und Blüten) in eine Flasche füllen und mit ¼ Liter Wodka auffüllen. Einige Wochen stehen lassen, währenddessen öfter schütteln. In kleine Fläschchen abfiltern und bei Bedarf 15 bis 20 Tropfen vor dem Essen nehmen.

Thymian *Thymus vulgaris*

Im Volksmund auch Marienkraut, Wurstkraut, Kudelkraut

Als Schulkinder mussten wir für die Soldaten Teekräuter sammeln, und jedes musste nach dem Sommer 500 Gramm getrockneten Tee abliefern. Ich hatte mir Spitzwegerich ausgesucht, meine Schwester Edith Haselnussblätter. Schnell hatten wir die Körbe gefüllt. Unser Onkel Josef, der nur drei Jahre älter ist als ich, musste dagegen lange sammeln, denn er hatte sich für die feinen, leichten Blüten des Thymians entschieden. Und der wuchs auch noch in Hügeln pieksender Ameisen! Auf dem Mühlenspeicher breiteten wir Papier aus und verteilten unsere Kräuterschätze darauf. Täglich wurde gewendet, bis alles rascheltrocken war.

Es gibt viele neuere Tymianzüchtungen oder auch den Quendel (*Thymus serpyllum*, auch wilder Thymian), mein Lieblingsthymian aber ist der Steinpilzthymian (*Thymus longicaulis*). Dieser Thymian kommt am besten über den Winter, ist am wüchsigsten und lässt sich am besten vermehren. Er wächst überhängend und gedeiht auch gut in einer großen Ampel. Er blüht im Gegensatz zu anderen Thymianarten sehr früh – heilkräftig sind sie aber alle. Thymian wirkt desinfizierend, entzündungshemmend, schleimlösend und verdauungsfördernd. Somit hilft er uns gegen Husten, Schnupfen, Heiserkeit, Grippe, Erkältung, Asthma oder auch Blasenentzündung. Ich setze auch eine Tinktur an, die ebenfalls gegen diese Beschwerden einzusetzen ist.

Thymian verwende ich auch gern in der Küche, zum Beispiel gebe ich zwei bis drei Zweiglein in eine Gemüsesuppe oder streue ihn über Blechkartoffeln. Für mich ist Thymian unverzichtbar.

Kleine Pflanz- und Pflegeanleitung

Thymian verträgt keinen Vollschatten. Er gedeiht an normal feuchtem Standort, wird 30 cm hoch, ist frosthart und mehrjährig.

Mein Tipp: Zur Vermehrung von Steinpilzthymian einfach einige Zweiglein in Erde stecken und gut feucht halten.

Thymiantinktur mache ich nach dem Grundrezept für Tinkturen, wie beim Baldrian auf Seite 50 beschrieben.

Hier eine Mischtinktur gegen Erkältungen:
Jeweils 50 Milliliter Thymiantinktur, Salbeitinktur, Echinaceatinktur, Kamillentinktur

Die Tinkturen mischen, in eine Flasche füllen, bei Bedarf dreimal täglich einen Teelöffel voll einnehmen.

Die Zugabe von einem Teelöffel Tinktur in eine Tasse Thymiantee – aufgebrüht aus einem Teelöffel getrockneten Krauts auf eine große Tasse Tee – verstärkt die wohltuende Wirkung des Tees.

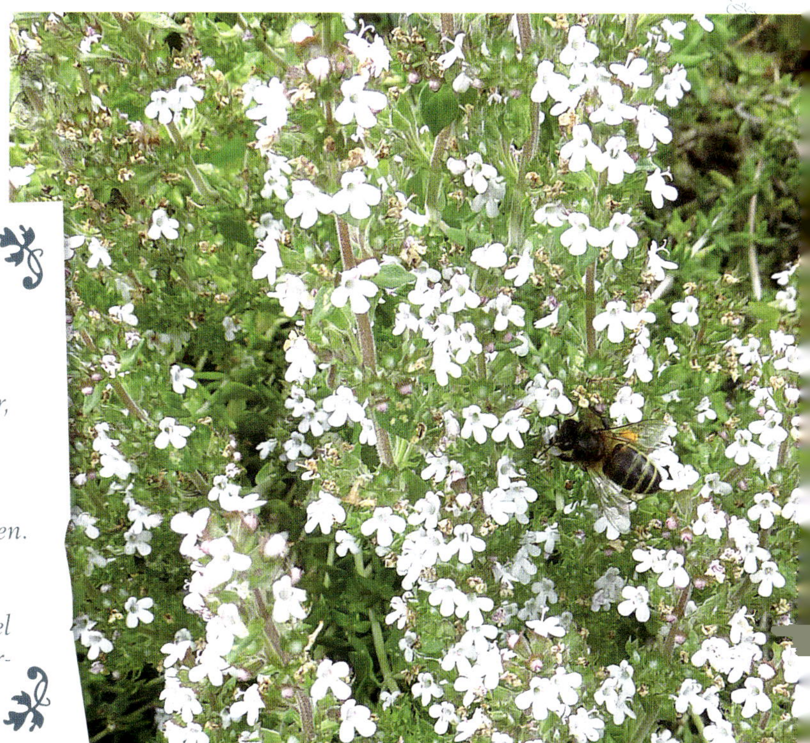

Veilchen, März- *Viola odorata*

Im Volksmund auch Duftveilchen, wohlriechendes Veilchen

Kleine Pflanz- und Pflegeanleitung

Das Märzveilchen mag den absonnigen, schattigen Standort mit normal feuchtem Boden. Es wird 20 cm hoch, ist frosthart und mehrjährig.

Das duftende Märzveilchen siedelt sich gern im lichten Gebüsch, im Rosenbeet, aber auch im Rasen an, wenn er nicht so oft gemäht wird. Außerdem wachsen in meinem Garten noch das Waldveilchen und ein weißes Veilchen, die aber beide kaum duften.

Im Frühjahr sammle ich reichlich Märzveilchen: ein Körbchen voll für Tee, einen Literbecher voll für Veilchensalbe. Es ist zwar mühsam, aber es lohnt sich. Die Blüten schrumpeln sehr beim Trocknen, etwa um die Hälfte. Für Salbe nehme ich das gute Melkfett aus der grünen Dose.

Veilchensalbe mache ich so:

500 Gramm Melkfett in einem ausreichend großen Topf schmelzen lassen, nicht kochen, nur sieden. Die Veilchenblüten hineingeben, die Herdplatte ausschalten und etwa zehn Minuten mit einem Holzlöffel rühren. Nicht vom Herd weggehen, denn es schäumt und kann überlaufen! Den Topf von der Platte nehmen und mit locker aufgelegtem Deckel (den Holzlöffel im Topf lassen) über Nacht ruhen lassen. Am nächsten Morgen nochmal erwärmen, danach durch ein sauberes Tuch in einen Topf filtern. Sofort, noch heiß, in kleine Salbentiegel füllen. Wenn die Salbe erstarrt und kalt ist, mit Deckelchen verschließen und etikettieren.

Diese Salbe ist kostbar. Sie kann brustamputierten Frauen als Narben- und Wundsalbe helfen. Auch bei rauen Lippen wirkt sie lindernd.

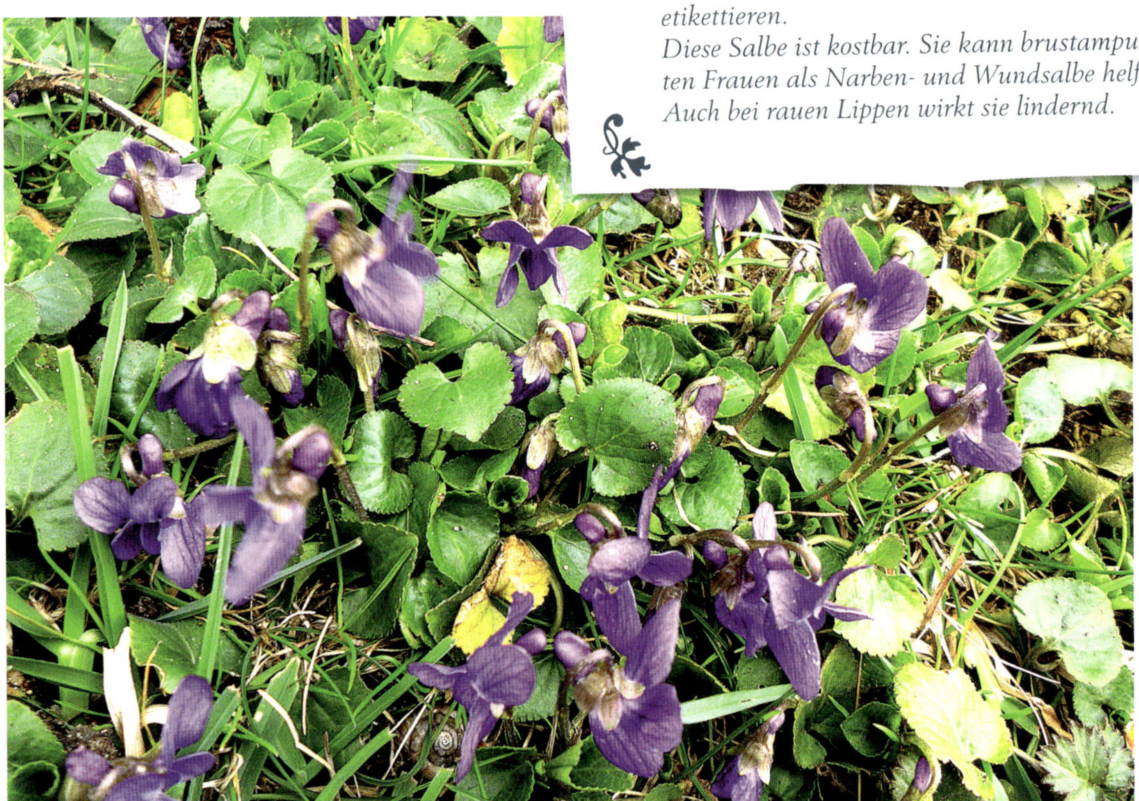

Vogelbeere *Sorbus aucuparia*

Im Volksmund auch mährische Eberesche

Der Vogelbeerbaum gehört zu meinen Heilbäumen. Er wächst bei mir mehrstämmig, eher buschig, aber sehr hoch. Ich habe ihn vor etwa 30 Jahren als kleines Bäumchen mit dem Gedanken gepflanzt, von seinen Früchten Gelee zu kochen. Das ist dann nie geschehen, weil ich seit 27 Jahren keinen Zucker mehr benutze. Aber ich verwende alles, was der Baum hergeben kann – Blüten, Blätter und Früchte. Im Frühjahr trockne ich die cremefarbigen flaumigen Blüten für meinen Frühstückstee. Etwas später trockne ich auch einen Teil der Blätter, die ich gern in Teemischungen gebe. Das Wertvollste aber sind natürlich die Früchte. Eigentlich sollen sie erst nach dem ersten Frost geerntet werden, aber so lange kann ich nicht warten, denn die Vögel sind immer schneller als ich. An einem einzigen Tag hatten Stare einmal „ganze Arbeit" geleistet und meinen wunderschönen Baum aller Früchte beraubt. Sobald ich heute die ersten Amseln, Drosseln und vor allem Stare sehe und höre, pflücke ich Beeren, soviel ich benötige. Abgezupft und in Tüten gefüllt gebe ich sie in den Gefrierschrank, bis ich sie weiterverarbeite.
Die Vogelbeere ist hilfreich als Tee und Tinktur gegen Heiserkeit oder Menstruationsbeschwerden. Sie wirkt harntreibend und reguliert den Augendruck.

Kleine Pflanz- und Pflegeanleitung

Der Vogelbeerbaum gedeiht überall an normal feuchtem Standort. Er wird 25 m hoch.
Mein Tipp: Wer einen Vogelbeerbaum in seinen Garten pflanzen möchte, findet in der Nähe eines Baumes immer kleine Pflänzchen.

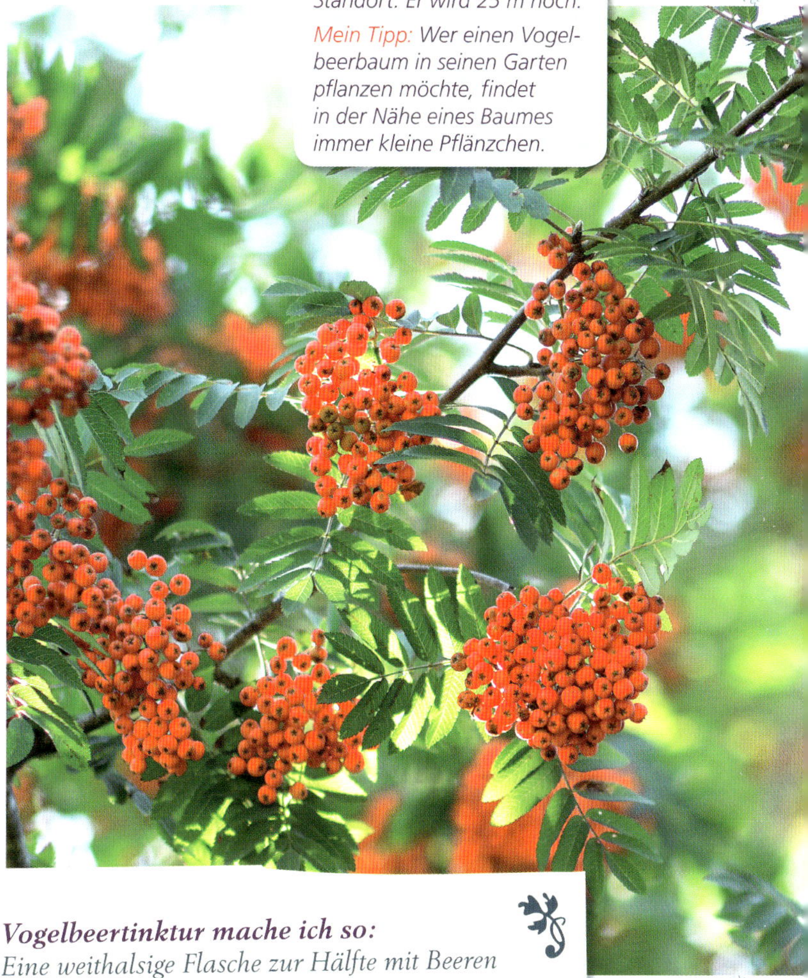

Vogelbeertinktur mache ich so:
Eine weithalsige Flasche zur Hälfte mit Beeren füllen und mit 38 %igem Doppelkorn auffüllen. Sechs bis acht Wochen in der Wärme stehen lassen und abfiltern. In dunkle Fläschchen füllen und diese etikettieren. Bei erhöhtem Augendruck dreimal täglich 20 Tropfen einnehmen.

Vogelbeertee mache ich so:
4 Eßlöffel frische Beeren gebe ich in einen Gefrierbeutel, klopfe mit einem Hämmerlein darauf, bis sie gequetscht sind, bedecke sie in einem Topf mit einem Liter kaltem Wasser und lasse das Ganze zum Kochen kommen. Dann schalte ich den Herd ab und lasse alles noch zugedeckt fünf bis zehn Minuten ziehen. Bei Bedarf drei Tassen täglich trinken.

Vogelmiere, gewöhnliche *Stellaria media*

Im Volksmund auch Hühnerdarm

Wer einen Garten sein Eigen nennt, kennt auch die Vogelmiere. Im Gemüsegarten lasse ich sie nicht so gern wachsen, denn sie bedrängt kleine Sämlinge sehr und holt sich reichlich Nährstoffe aus dem Boden. Aber um meinen Kompost herum darf sie ungestört wachsen, und dort entwickelt sie sich auch prächtig. Wenn ich morgens in meinem Sieb Salatkräuter sammle, ist Vogelmiere immer dabei. Ich zupfe meist nur die Triebspitzen ab, aber die ganze Pflanze ist verwendbar. Vogelmiere wirkt insgesamt reinigend. Sie regt den Lymphfluss an, sie regt die Nieren an, alles kommt in Fluss. Außerdem enthält die Pflanze sehr viel Vitamin C. Tee aus Vogelmiere wirkt schleimlösend.

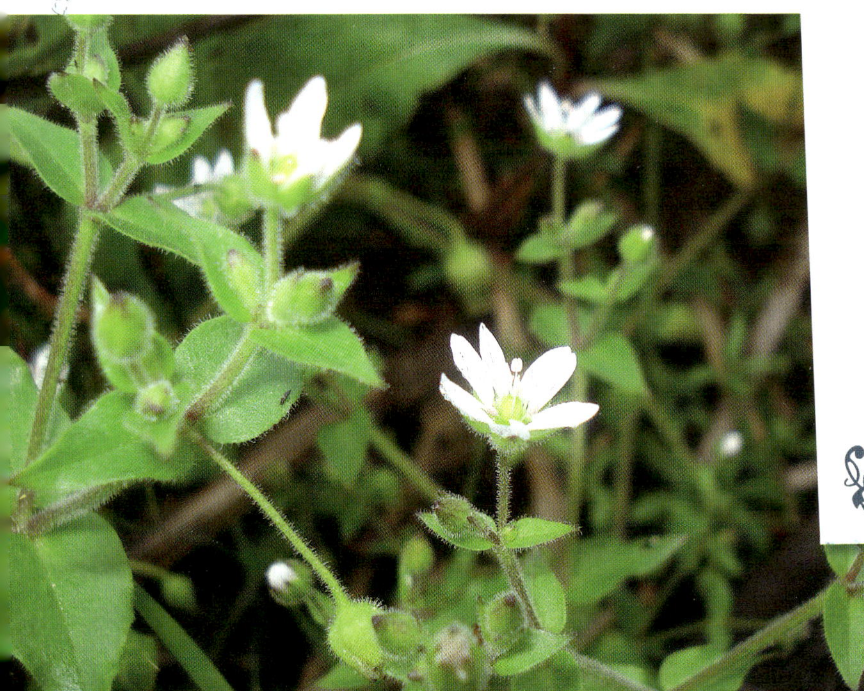

Kleine Pflanz- und Pflegeanleitung

Die Vogelmiere gedeiht überall an feuchtem bis trockenem Standort. Sie wird 30 cm hoch und ist einjährig.

Vogelmieresuppe mache ich so:

4 gewürfelte Kartoffeln
1 gewürfelte Möhre
2 Liter Wasser
1 Würfel Gemüsebrühe
1 Salatsieb voll klein geschnittener Vogelmiere und Spinat
2 gehackte Knoblauchzehen
1 Prise Pfeffer
1 Prise Muskat
1 Prise Kurkuma
etwas Sahne
1 Esslöffel Olivenöl über die fertige Suppe geben

Kartoffeln und Möhren im Wasser mit dem Brühwürfel aufkochen und weich dünsten. Die anderen Zutaten im Mixer pürieren und zu der Suppe geben, nicht mehr kochen lassen. Mit Pfeffer, Muskat und Kurkuma abschmecken. Mit einem Schuss Sahne verfeinern, eventuell nachwürzen.

Einen Vogelmiere-Smoothie mache ich so:

1 Handvoll klein geschnittene Vogelmiere
1 große Tasse Thaibeeren oder Heidelbeeren
1 Banane
1 Handvoll frische Blüten (Seifenkraut, Malven, Ringelblumen)
etwas stilles Wasser

Alle Zutaten bis auf das Wasser gemeinsam vorsichtig mixen. Bei Bedarf noch etwas Wasser zufügen.

Walnussbaum *Juglans regia*

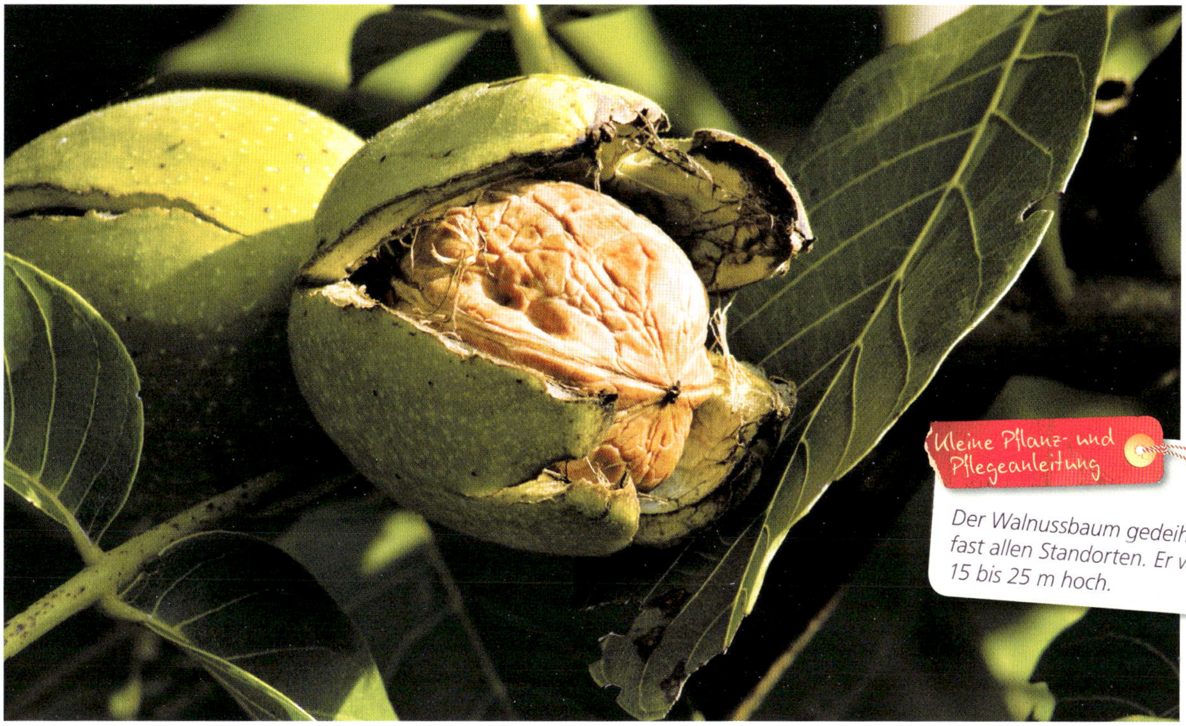
Kleine Pflanz- und Pflegeanleitung
Der Walnussbaum gedeiht an fast allen Standorten. Er wird 15 bis 25 m hoch.

Der Walnussbaum ist unser Hausbaum, den einmal die Eichhörnchen „gepflanzt" haben. Eine Sitzecke unter einem Walnussbaum ist ideal, denn alle Mücken fliehen diesen Baum. Nach der Signaturlehre des Paracelsus soll der Walnusskern gegen Gedächtnisschwäche helfen, da er dem menschlichen Gehirn ähnelt. Deswegen streue ich öfter gehackte Walnüsse über den Salat oder ins Müsli. Walnussblätter, sie erscheinen im Frühjahr sehr spät, sammle ich für einen heilkräftigen Tee gegen Hautkrankheiten, Akne, Milchschorf, Ekzeme sowie Magen- und Darmprobleme. Die Nusskämben – das sind die braunen Innenwände – sammle ich zur Herstellung eines Herztees und einer Tinktur. Aus grünen, unreifen Nüssen mache ich außerdem Tinktur und Likör.

Walnusstinktur mache ich so:
Etwa zehn grüne Nüsse in dünne Scheibchen schneiden und in eine weithalsige Flasche geben. Mit 38 %igem Doppelkorn bedeckt sechs bis acht Wochen ziehen lassen, währenddessen täglich schütteln. Danach filtern und in kleine braune Fläschchen abfüllen. 20 bis 30 Tropfen täglich helfen gegen die oben genannten Wehwehchen.

Walnusslikör mache ich so:
15 bis 20 grüne Nüsse vom Baum nehmen, der Kern darf noch nicht hart sein. Nüsse in Scheiben schneiden und in eine große Flasche oder ein Einmachglas geben. Dazu kommen zwei bis drei Nelken, einige Wacholderbeeren, eine Stange Zimt und eine Vanillestange sowie eine Handvoll brauner Kandis. Das Ganze mit Gin aufgießen und sechs bis acht Wochen ruhen lassen, gelegentlich schütteln, filtern und abfüllen. Als Magenbitter sehr zu empfehlen!

Wasserdost *Eupatorium cannabinum*

Im Volksmund auch Wasserhanf, Kunigundenkraut

Kleine Pflanz- und Pflegeanleitung

Wasserdost verträgt keinen Vollschatten. Er gedeiht an normal feuchtem Standort, wird 1,20 m hoch, ist frosthart und mehrjährig.

Mein Tipp: Wasserdost sät sich selber aus, allerdings weit entfernt von der Mutterpflanze. Man findet die kleinen Pflänzchen eher zufällig.

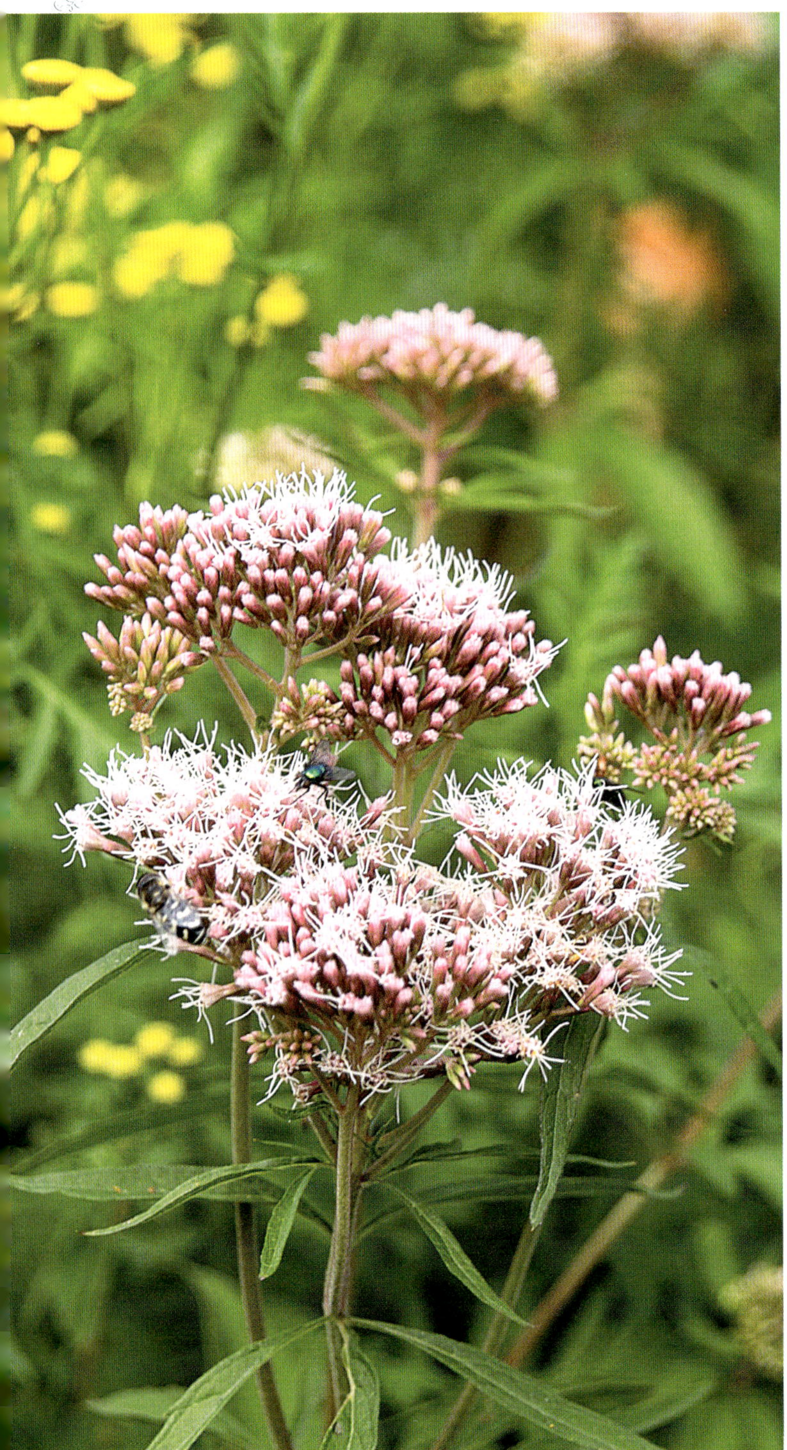

Auch Wasserdost hat sich in meinem Kräutergarten von allein angesiedelt, der Wind hat die wolligen Samenstände einfach weitergetragen. Einige Büsche lasse ich immer wachsen, denn die Blütenstände werden gern von Schmetterlingen, Bienen, Hummeln und anderen kleinen Tierchen besucht. Wasserdost wird oft mit wildem Majoran verwechselt, der auch wilder Dost genannt wird. Bei genauem Hinsehen sind beide aber gut zu unterscheiden: Wasserdost hat kleine Körbchenblüten, wilder Majoran hat kleine Lippenblüten. Außerdem ist der Wasserdost wesentlich größer.

Vom getrockneten Kraut, also Blüten und Blättern, bereite ich gern einen Tee gegen Grippe, Erkältung, Entzündung von Nieren und Blase oder auch gegen eine Magenverstimmung zu. Sträuße zur Teeherstellung schneide ich, solange sich die Blüten noch nicht ganz geöffnet haben, denn sie entwickeln sich im Strauß weiter und die Samen würden im Zimmer herumfliegen. Ebenso ist eine Tinktur aus dem frischen Kraut wirksam. Der Wasserdost kann aber noch mehr. Der Ethnobotaniker Christian Rätsch hat lange Jahre Indianerbräuche studiert und schildert die Nutzung der Indianer des Wasserdosts: Bei Verdacht auf Malaria füllen die Indianer einen großen Kessel mit Wasser reichlich mit Wasserdostkraut und kochen über dem Feuer einen Sirup daraus. Dieser Sirup lässt den Kranken in einen langen tiefen Schlaf fallen. Es heißt, wenn er erwache, sei er gesund und für immer von Malaria befreit.

Wegwarte *Cichorium intybus*

Im Volksmund auch wilde Zichorie

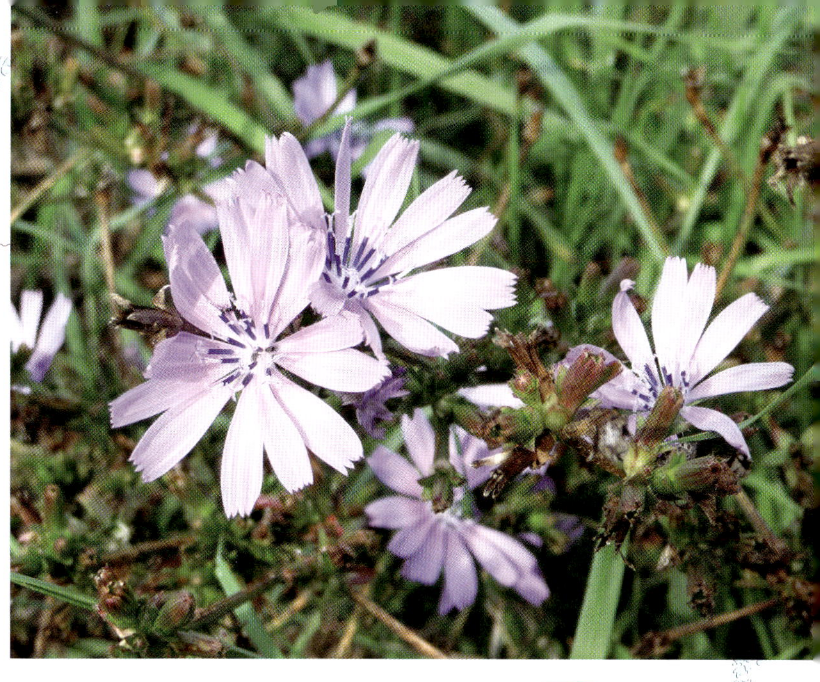

Die Wurzeln der Zichorie wurden früher zu Kaffee geröstet, den man in länglichen roten Packungen als gepresstes Pulver der Pflanze kaufen konnte. Ich kann mich noch gut daran erinnern, wie meine Großmutter Kaffee kochte: Sie mahlte mit der alten Kaffeemühle eine kleine Handvoll Kaffeebohnen. Den Inhalt des Schublädchens gab sie in eine große Emailkaffeekanne. Ein ca. zwei Zentimeter breites Stück Zichorienkaffee gab sie dazu und goss heißes Wasser darüber. Die Kanne blieb auf dem heißen Kohleherd stehen, bis sich der Kaffeesatz auf dem Kannenboden abgesetzt hatte.

Von der wilden Zichorie stammen alle Zichoriensalate ab. Dazu gehören Endivie, Zuckerhut, Chicorée und Radicchio. Alle diese Salate sind mehr oder weniger bitter. Aber wie heißt es so schön: „Was bitter im Mund, ist dem Magen gesund." Die Wegwarte gehört unter der Bezeichnung „Chicory Nr. 8" auch zu den 38 Bachblüten.

Die wilde Zichorie ist mehrjährig, die daraus gezüchteten Salate sind zweijährig. Das heißt: Im ersten Jahr sind die Salate alle essbar, im zweiten Jahr blühen die Pflanzen. Ich habe es mit der Endivie und mit dem Zuckerhut ausprobiert – einfach einen Salatkopf über Winter stehen lassen. Die oberirdischen Pflanzenteile erfrieren, die Wurzeln aber nicht. Im Frühjahr treibt aus der Wurzel eine neue Pflanze, wächst hoch und irgendwann erscheinen die wunderschönen blauen Blüten, die genauso wie die Blüten der Wegwarte aussehen. Nur die grünen Blätter sind rundlich, eben wie Salatblätter, und nicht spitz. Die Blüten der Wegwarte öffnen sich früh am Morgen für ein einziges Mal, um die Mittagszeit schließen sie sich schon wieder und gehen nie wieder auf. Am nächsten Morgen erscheinen aber schon wieder neue Blüten.

Kleine Pflanz- und Pflegeanleitung

Die Wegwarte verträgt keinen Vollschatten und gedeiht an normal feuchtem Standort. Sie wrid 1,50 m hoch, ist frosthart und mehrjährig.

Mein Tipp: Wer die Wegwarte im Garten haben will, darf sie in der Natur ausgraben und im Garten ansiedeln.

Wegwartetee mache ich so:

Einen Esslöffel getrocknetes Kraut und getrocknete Wurzelstücke in ½ Liter Wasser kalt ansetzen. Sofort danach aufkochen und zugedeckt zehn Minuten ziehen lassen.

Wegwartetee und -tinktur sind hilfreich bei einer Magenverstimmung.

Wegwartetinktur mache ich so:

Ein Schraubglas zur Hälfte mit frischen Wegwarteblüten und -blättern füllen, mit Wodka soweit aufgießen, bis alles bedeckt ist, und einige Wochen ziehen lassen. Währenddessen öfter schütteln, dann abfiltern. Von dieser Tinktur nimmt man einen Teelöffel voll ein oder benutzt sie zum Einreiben.

Weide *Salix caprea*

Im Volksmund auch Salweide

Kleine Pflanz- und Pflegeanleitung

Die Weide gedeiht fast überall und wird bis zu 10 m hoch.

Mein Tipp: Ich bin der gleichen Meinung wie Dr. Alfred Vogel (1902–1996), Pionier der Naturheilkunde: „Die Gesamtheit der Wirkstoffe einer Pflanze besitzt die breiteste und tiefste Heilwirkung."

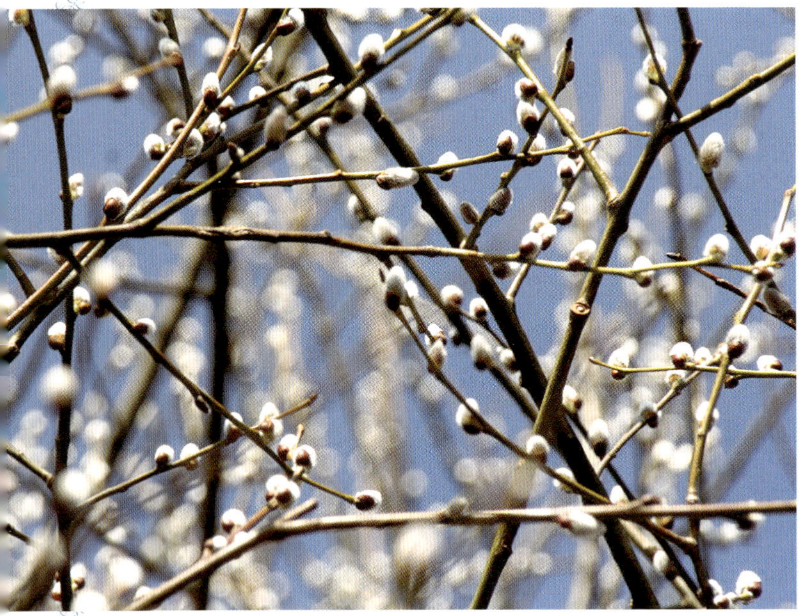

Es gibt viele Arten von Weiden und alle liefern uns nützliche Drogen. Von allen soll die Salweide die Beste sein, denn sie enthält mehr Salizin als andere Weidenarten. Aus der Rinde der Salweide mache ich mir im Frühjahr mein eigenes „Aspirin" – eine Weidenrindentinktur. Ich behaupte, meine Tinktur ist viel besser als das gekaufte, synthetisch hergestellte Aspirin. Bei meiner Tinktur muss man den Schmerz nur etwa 15 Minuten länger ertragen, denn die Acetylsäure, die den Schmerz lindert, bildet sich erst in der Leber, nachdem die Medizin vorher den Magen passiert hat.

Zur Herstellung der Tinktur nehme ich einen etwa zweijährigen Ast ab, säubere ihn mit einem Tuch und schabe mit einem kleinen Küchenmesser rundum die Rinde ab – kleine Stückchen sollten es schon sein. Damit fülle ich eine größere weithalsige Flasche bis zur Hälfte und gieße sie randvoll mit 38%igem Doppelkorn auf. Das Ganze bleibt dann sechs bis acht Wochen bei Zimmerwärme stehen. Danach siebe ich die Flüssigkeit durch ein Tuch und fülle sie in kleine Flaschen ab. Mit einem Etikett versehen stehen die Flaschen auf einem alten Schrank in meiner „Hexen"-Diele und warten, bis jemand kommt, den das Kopfweh oder ein anderes Wehwehchen plagt. Dann nimmt man 20 Tropfen der Tinktur auf etwas Flüssigkeit. Aber nicht mehr als 40 Tropfen pro Tag.

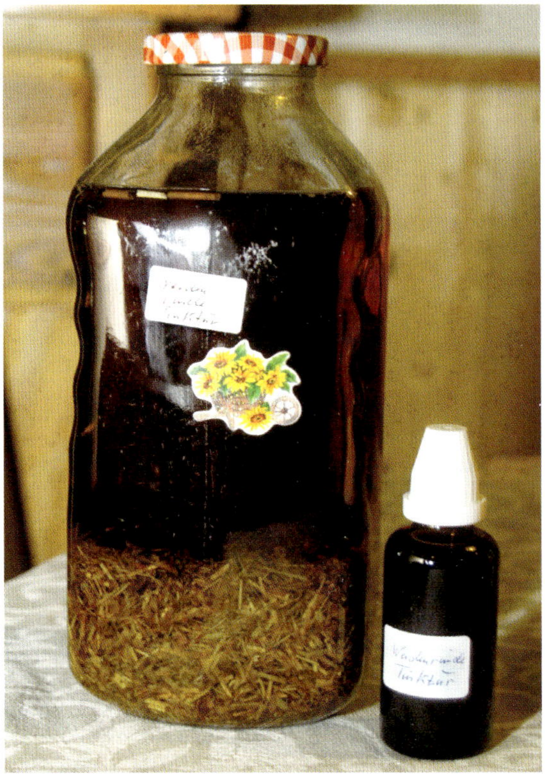

Weidenröschen, kleinblütiges *Epilobium parviflorum*

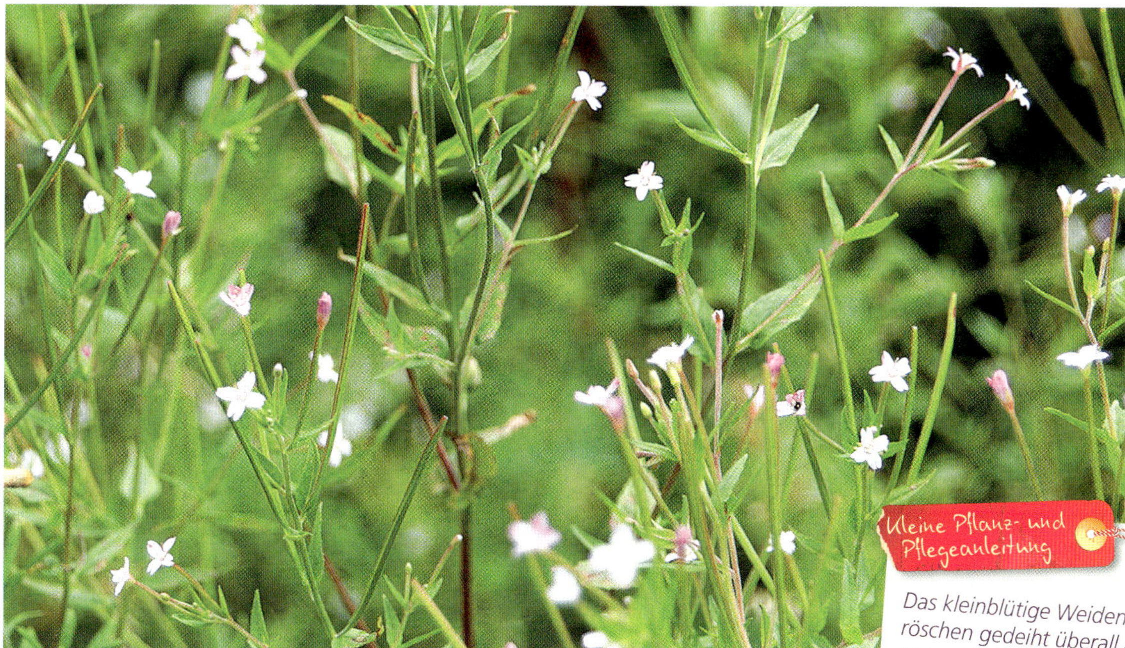

Kleine Pflanz- und Pflegeanleitung

Das kleinblütige Weidenröschen gedeiht überall an normal feuchtem Standort. Es wird bis zu 100 cm hoch, ist frosthart und zweijährig.

Mein Tipp: Wer im Sommer die Samen des kleinblütigen Weidenröschens sammelt und unmittelbar danach aussät, kann mit Glück schon im nächsten Sommer ernten.

Das arme Weidenröschen – von den meisten Menschen wird es als lästiges Unkraut ausgerissen. In meinem Garten darf es sich regelrecht tummeln. Es gibt verschiedene Arten von Weidenröschen, die nicht so leicht voneinander zu unterscheiden sind. Einige davon sollen auch kaum heilkräftig sein, und ich konzentriere mich nur auf das kleinblütige Weidenröschen und das Waldweidenröschen. Beide Arten kenne ich gut und vertraue auf ihre guten Wirkungen.

Das kleinblütige Weidenröschen ist ein wunderbarer Helfer bei einer Blasenentzündung, ganz besonders für Männer. Die Droge wird gar als „Männertee" bezeichnet, und es heißt, wer fleißig Weidenröschentee trinke, bekomme nie Probleme mit der Prostata. Das Weidenröschen wächst etwa einen Meter hoch. Für eine Teeherstellung schneide ich die Pflanze bis zur Hälfte ab, sobald sich die ersten Blüten zeigen. Die Blüten öffnen sich dann nach und nach, und bis sich die letzte Blüte geöffnet hat, stehen die ersten Blüten schon im Samen. Das darf aber so sein, dann wird der Tee schön flaumig. Das ganze Schnittgut, Blüten, Blätter und Stiele, zerkleinere ich sofort mit der Gartenschere und gebe es in einen hochwandigen Karton. Beim Trocknen entwickelt sich die Pflanze nochmals weiter und ergibt später einen wunderbaren Tee. Wenn ich beim Säubern des Kräutergartens im Frühjahr zu viele junge Rosetten vom Weidenröschen finde, steche ich einige aus und verwende sie in einem Salat oder in einem Smoothie.

Weidenröschen, Wald- *Epilobium angustifolium*

Im Volksmund auch Staudenfeuerkraut

Wie sein Name schon sagt, wächst das Waldweidenröschen hauptsächlich auf Waldlichtungen, aber in dichten Beständen auch auf brachliegenden Wiesen. Die Wurzel kann nur im zeitigen Frühjahr geerntet werden, wenn die oberirdischen Pflanzenteile noch nicht zu sehen sind – man muss natürlich wissen, wo die Pflanze wächst. Das Waldweidenröschen hat schöne weiße, bleistiftdicke Wurzeln. Es kann gegen Kopfschmerzen und Migräne eingesetzt werden, es wirkt schlaffördernd und insgesamt beruhigend.

Die ganze Pflanze ist von „Kopf bis Fuß“ essbar. Blätter trockne ich zur Herstellung von Tee, Blüten verwende ich als Dekoration für Salate, und von der Wurzel bereite ich manchmal ein schmackhaftes Gemüse zu. Diese wird gewaschen, in längere Stücke geschnitten und weich gedünstet. Dann wird abgeseiht, das Wasser aufgefangen und zu einer Béchamelsauce verwendet, in der die Wurzelstückchen noch etwas ziehen sollen. Mit Kartoffeln und Dinkelfrikadellen ein wahres Festessen.

Kleine Pflanz- und Pflegeanleitung

Das Waldweidenröschen gedeiht an sonnigem, normal feuchtem Standort. Es wird 1 m hoch, ist frosthart und mehrjährig.

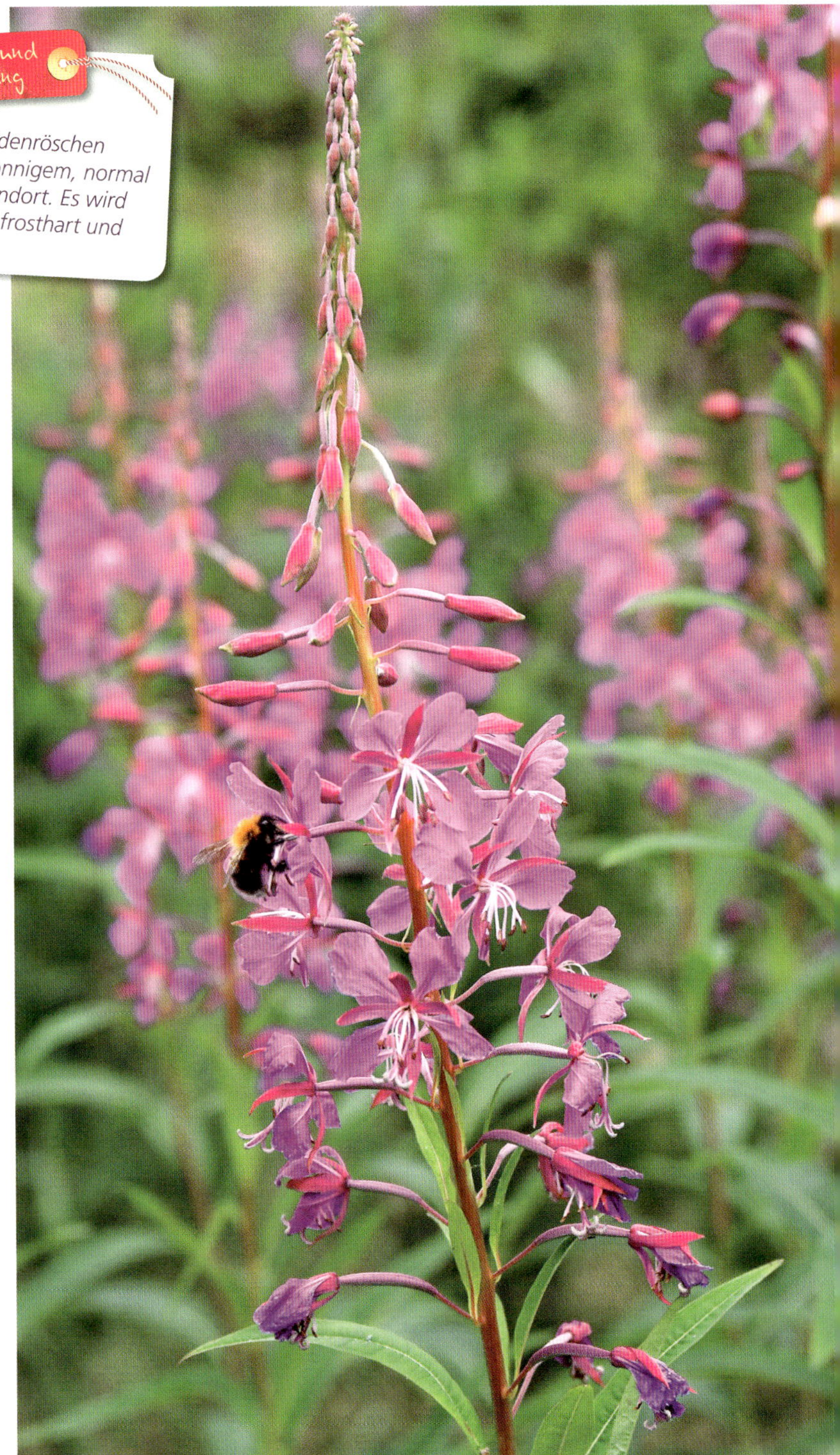

Weinraute *Ruta graveolens*

Im Volksmund auch Gartenraute

Meine erste Weinraute, ein wunderschöner Busch, stand 30 Jahre in meinem Garten, ich hatte sie aus Samen gezogen. Vor drei Jahren ist sie bei –18 °C erfroren, das war ihr dann doch zu kalt. Auf einem Kräutermarkt habe ich eine neue Pflanze gekauft, es wird aber dauern, bis ich wieder eine so prachtvolle Staude in meinem Kräutergarten habe.

Die Weinraute hat ein ***giftiges*** ätherisches Öl, aber auch viele gute Inhaltsstoffe. Hildegard von Bingen empfiehlt nervösen, unruhigen Menschen, täglich einen frischen Wedel der Weinraute zu essen. Klein geschnitten auf einem Butterbrot, mit etwas Kräutersalz, schmeckt das etwas bitter, aber recht gut. Nach vier Wochen sollte man jedoch eine Pause einlegen und danach erst die Kur wiederholen.

Des Weiteren soll die Weinraute gegen Sodbrennen, Verdauungsstörungen, Hitzewallungen und Depressionen helfen. Bei diesen Problemen werden regelmäßig nach den Mahlzeiten zwei bis drei Einzelblättchen der Weinraute einfach so oder zuvor mit einem Teelöffel Honig vermischt in den Mund gesteckt und gut gekaut. Nach geraumer Zeit sollte auch hier wegen der ***giftigen*** Bestandteile eine Pause eingelegt werden. Getrocknete Weinraute soll keinen medizinischen Wert mehr haben, deswegen trockne ich sie auch nicht zur Herstellung von Tee.

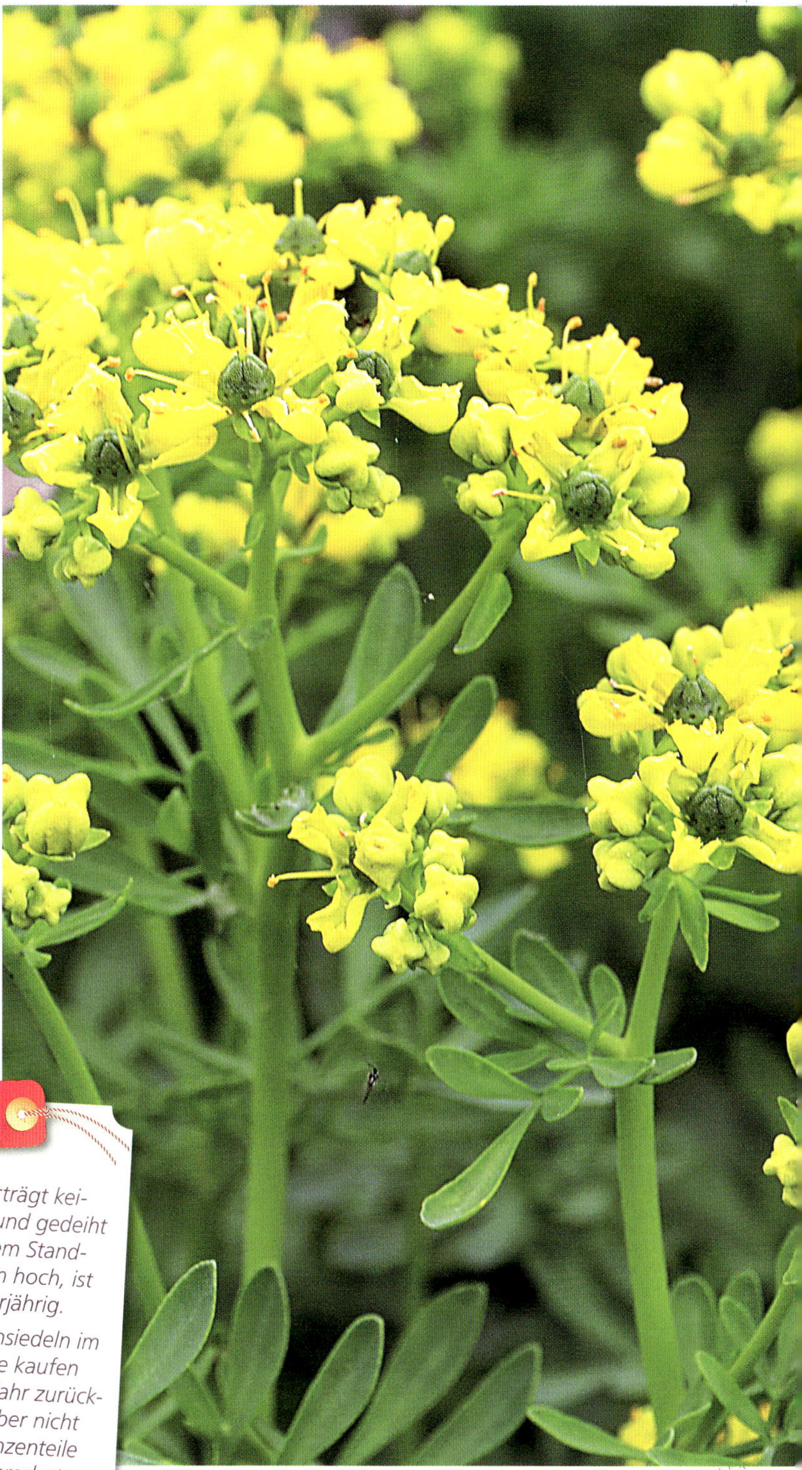

Kleine Pflanz- und Pflegeanleitung

Die Weinraute verträgt keinen Vollschatten und gedeiht an normal feuchtem Standort. Sie wird 80 cm hoch, ist frosthart und mehrjährig.

Mein Tipp: Zum Ansiedeln im Garten eine Pflanze kaufen und in jedem Frühjahr zurückschneiden, dabei aber nicht die verholzten Pflanzenteile beschädigen. Winterschutz geben!

Weißdorn, eingriffeliger *Crataegus monogyna*
Weißdorn, zweigriffeliger *Crataegus laevigata*

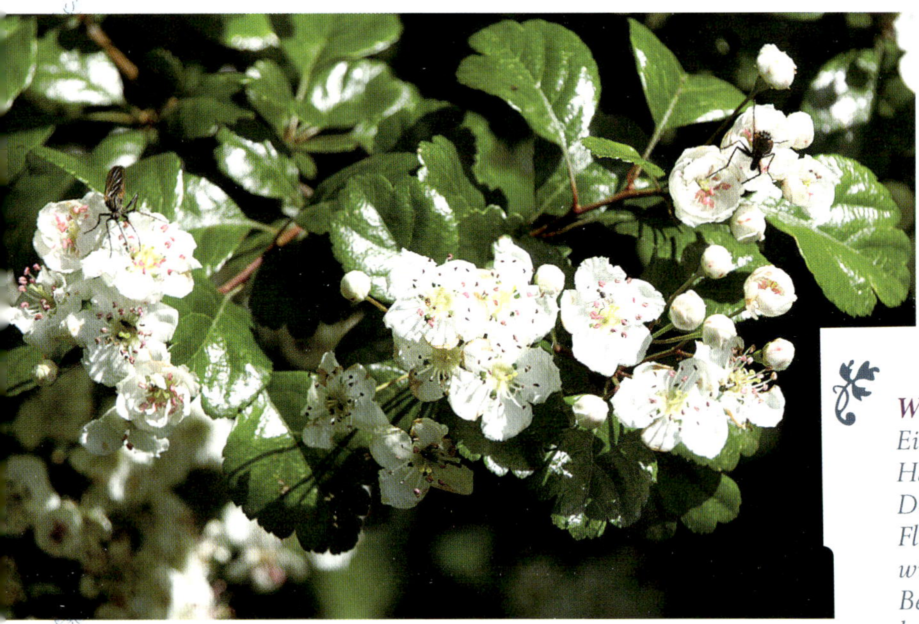

Kleine Pflanz- und Pflegeanleitung

Weißdorn ist ein Strauch, der bis zu 5 m hoch wird. Er gedeiht überall.

Beide Bäume sind gleichermaßen heilkräftig. Es gibt noch zwei weitere Arten, deren Beeren gelb bzw. schwarz sind, aber sie sind nicht heilkräftig. Der Weißdorn wird oft mit dem Schwarzdorn verwechselt, aber sie sind leicht zu unterscheiden: Der Schwarzdorn blüht etwa 14 Tage vor dem Weißdorn und bekommt erst nach der Blüte seine grünen Blätter. Beim Weißdorn wachsen zuerst grüne Blätter, erst dann erscheinen die weißen Blüten. Der Weißdorn gehört zu den Rosengewächsen, und zur Blütezeit sieht er wirklich wie ein riesiger Rosenstrauß aus.

Zur Herstellung von Tee pflücke ich kleine Büschel aus Blüten mit Blättchen. In einem großen Sieb lege ich sie zum Trocknen aus und fülle das Trockengut später in große Gläser.

Weißdorntinktur mache ich so:
Eine große Flasche fülle ich im Frühjahr bis zur Hälfte mit Blüten und fülle randvoll mit 38 %igem Doppelkorn auf. Im Herbst fülle ich eine weitere Flasche zur Hälfte mit roten Beeren, diese fülle ich wieder randvoll mit 38 %igem Doppelkorn auf. Beide Flaschen lasse ich sechs bis acht Wochen bei Zimmerwärme stehen, filtere dann ab und vermische beide Tinkturen miteinander. So ist die Gesamtheit der Wirkstoffe gegeben und ich erhalte eine heilkräftige Medizin. Weißdorntropfen sind die einzige Medizin, die ich täglich nehme (etwa ein- bis dreimal einen Teelöffel Tropfen), weil ich weiß, dass sie dem Altersherzen gut tut – mein Herz ist immerhin 78 Jahre alt! Mit anderen Tinkturen mache ich höchstens eine Kur. Synthetisch hergestellte Arzneien aus der Apotheke lehne ich gänzlich ab. Mit Weißdorntropfen kann man auch nicht überdosieren, selbst bei Dauergebrauch sind keine Nebenwirkungen zu befürchten.

Kreislauftee mache ich so:
Zu gleichen Teilen
getrocknete Weißdornblüten
getrocknete Lindenblüten
getrocknete Melissenblätter

Zum Aufbrühen für eine Kanne Tee, die ich über den Tag verteilt trinke, nehme ich etwa zwei Esslöffel dieser Mischung. Diesen Tee vier Wochen lang trinken, danach eine Woche absetzen und die Kur vier Wochen lang wiederholen.

Wermut *Artemisia absinthium*

Im Volksmund auch Magenkraut, Eberreis, bitterer Beifuß

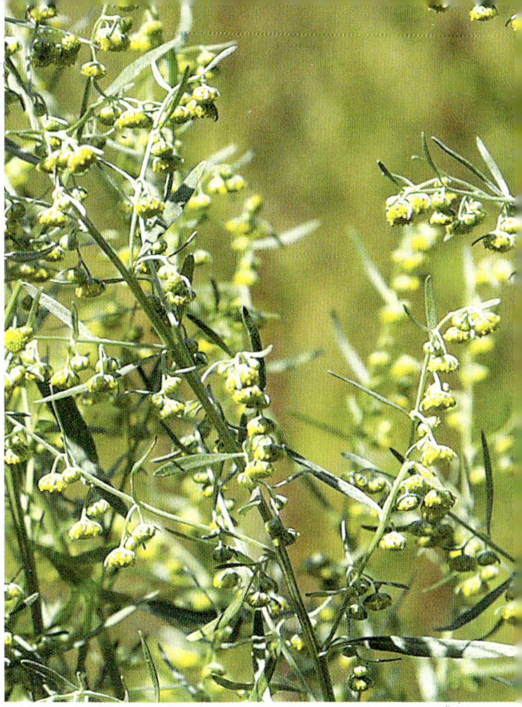

Der Wermut ist ein Korbblütengewächs: Bei genauem Hinsehen sind seine winzigen Blütenkörbchen zu erkennen. Die lange Blütenrispe besteht aus unzähligen kleinen Körbchen mit einem gelblich-grünen Schimmer. Wermut kann mit Beifuß (*Artemisia vulgaris*) verwechselt werden. Beide Pflanzen sind eng verwandt und haben u. a. die gleichen Wirkstoffe. Wermut ist eine mehrjährige Pflanze, die aber nach zwei bis drei Jahren nicht mehr so kräftig wächst. Im Frühjahr erscheinen kleine Sämlinge, im Folgejahr wachsen schon schöne Büsche.

Zum Trocknen schneide ich einige noch nicht ganz aufgeblühte Wedel ab, binde lockere Sträuße und hänge sie kopfüber auf. Danach streife ich die Perlchen ab und verwahre sie in Honiggläsern.

Anwendung findet der Wermut als Tee, Tinktur und Wermutwein. Zur Teeherstellung schneide ich frische Blütenrispen klein und verteile sie auf einem großen Sieb, das ich zuvor mit Küchenrollenpapier ausgelegt habe. Nach dem Trocknen verwahre ich die Ernte in Schraubgläsern bis zum Gebrauch.

Zur Tinkturherstellung ernte ich die zarten Frühjahrsblätter. Ich schneide sie klein, fülle sie in eine weithalsige Flasche und bedecke sie gut mit 38 %igem Doppelkorn. Die Flasche bleibt sechs bis acht Wochen in der Wärme stehen und wird öfter geschüttelt. Danach wird die Flüssigkeit in kleine Fläschchen abgesiebt.

Wermutwein – Hildegard von Bingen spricht von „Maitrank" – wird ebenfalls von den zarten Frühjahrsblättern hergestellt. Die Blätter werden sehr fein geschnitten – ich benutzte dazu das Wiegemesser – und anschließend durch ein dünnes Tüchlein gepresst. Man muss den Vorgang wiederholen, bis man 50 ml Saft gewonnen hat. Dann 150 Gramm Honig und einen Liter guten Weißwein vorsichtig aufkochen und Wermutsaft zugeben. Alles noch einmal aufkochen und heiß in eine sterile Flasche füllen und noch heiß verschließen. So hält sich der „Maitrank" ein halbes Jahr.

Ich empfehle, von diesem „Maitrank" jeden zweiten Tag morgens nüchtern ein bis zwei Likörgläser als Kur zu trinken, die vor Lungenkrankheiten bewahren und die Nieren stärken, Depressionen verhindern, Herz und Kreislauf stärken und Magen und Verdauungsstörungen beheben soll. Täglich empfiehlt sich eine große Tasse Tee. Dazu nimmt man nur wenig getrocknetes Wermutkraut, nur so viel, wie zwischen zwei Finger passt. Mit kochendem Wasser übergießen, fünf Minuten zugedeckt ziehen lassen und schluckweise trinken. Von der Tinktur nimmt man dreimal täglich 15 bis 25 Tropfen in etwas Wasser. Alle Wermutrezepturen nur ca. drei Wochen lang anwenden, dann eine längere Pause einlegen.

Kleine Pflanz- und Pflegeanleitung

Wermut gedeiht an absonnigen Bereichen. Er benötigt einen normal feuchten Standort, wird 1,20 m hoch, ist frosthart und mehrjährig.

Mein Tipp: Wermut im Garten am besten im Frühjahr in einer Schale dünn aussäen, später vereinzeln und vor dem Winter in den Garten pflanzen. Im ersten Jahr ein wenig mit Tannenreisig schützen, später ist Wermut winterhart.

Wolfstrapp, Ufer- *Lycopus europaeus*

Im Volksmund auch Wolfsfuß, Wasserandorn

Uferwolfstrapp heißt die Pflanze, weil sie am liebsten an feuchten Ufern wächst. In meinem Garten gefällt es ihr nicht so besonders gut, die Feuchtigkeit fehlt ihr. Kennengelernt habe ich den Wolfstrapp im Schwarzwald: Zu einer Gruppe zusammengekuschelt standen in einem feuchten Graben Pflanzen, die mir fremd waren. Erst viel später wurde ich in einem Wildkräuterbuch fündig. Ich habe den Uferwolfstrapp dann auch in unserer Region entdeckt, eine Feuchtwiese, ein Wasserschutzgebiet, stand voller Uferwolfstrapp. Dort habe ich mir einige Stiele aus der Erde gezogen, sogar mit kleinen Wurzeln dran, das ging ganz leicht. Seitdem wächst der Wolfstrapp auch in meinem Garten.

Kleine Pflanz- und Pflegeanleitung

Uferwolfstrapp verträgt keinen Vollschatten. Er gedeiht an normal feuchtem Standort, wird 40–60 cm hoch, ist frosthart und mehrjährig.

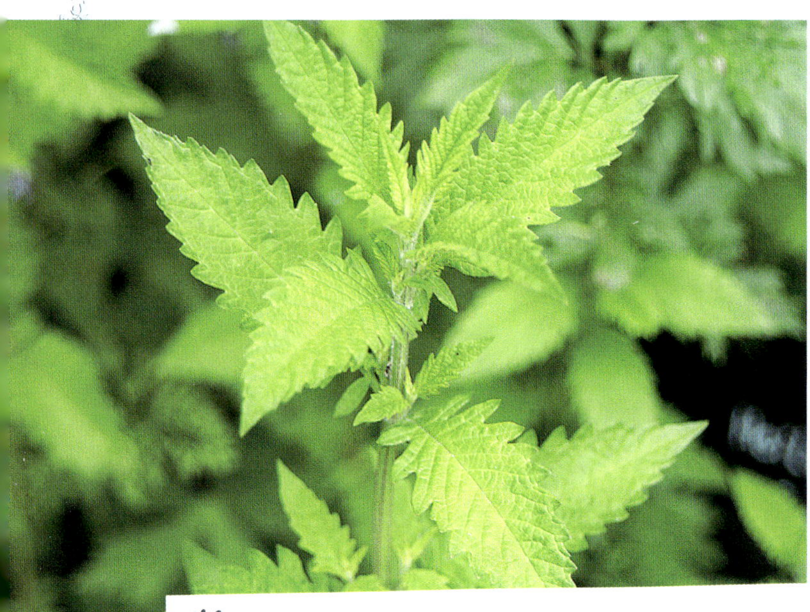

Zur Herstellung von Tee wird das blühende Kraut gesammelt und in lockeren Sträußen im Schatten zum Trocknen aufgehängt. Später schnippelt man das Trockengut klein und füllt es in luftdichte Gläser.

Früher wurde er gegen Malaria angewendet, heute wird er gegen Störungen der Schilddrüsenfunktion, Angstgefühl, Herzklopfen, Krämpfe und Herzkrankheiten eingesetzt. Er wirkt aber erst nach längerer Anwendung.

Eine Wolfstrapp-Teemischung mache ich so:

Jeweils 1 Handvoll
getrocknetes Wolfstrappkraut
getrocknete Melissenblätter
getrocknetes Herzgespannkraut
getrocknete Hopfenzapfen

Zwei gehäufte Esslöffel dieser Mischung mit einem Liter kochendem Wasser übergießen und fünf Minuten ziehen lassen. Abseihen und über den Tag verteilt trinken.

Wolfstrapptinktur mache ich so:

Ein großes Schraubglas bis zur Hälfte mit frischem Wolfstrappkraut füllen und mit Wodka bedecken. Einige Wochen ziehen lassen und währenddessen öfter schütteln. Danach abfiltern und in dunkle Flaschen füllen. Zwei- bis dreimal täglich 30 Tropfen vor den Mahlzeiten einnehmen. In der Apotheke gibt es auch Fertigprodukte.

Ysop *Hyssopus officinalis*

Kleine Pflanz- und Pflegeanleitung

Ysop verträgt keinen Vollschatten. Er gedeiht an normal feuchtem Standort, wird 90 cm hoch, ist frosthart und mehrjährig.

Wenn ich im Sommer mit Gästen an den stark duftenden Pflanzen vorbeikomme, muss ich letztere einfach streicheln. Dann steigen Düfte empor und keiner bleibt unberührt, jeder streichelt und schnüffelt und freut sich. Der Ysop wird schon in der Bibel erwähnt. Der Essigschwamm soll Jesus auf einem Ysopstab gereicht worden sein, aber dafür ist der Ysop eigentlich zu schwach. Es wird wohl ein anderer Zweig gewesen sein!

Der Ysop ist ein etwas schwieriger Geselle. Eigentlich ist er winterhart, aber er schafft es nicht immer bis zum nächsten Sommer. Den Winter überlebt er schon, aber dann macht ihm die starke Frühlingssonne zu schaffen: Der Ysop hat in seinen jungen Trieben so viel ätherisches Öl, dass die Sonne die kleinen Blättchen manchmal verbrennt, und dann ist die Pflanze dahin. Hat er es aber geschafft, erfreut der Ysop mich den ganzen Sommer lang. Am liebsten habe ich den blau-lila blühenden Ysop, es gibt aber auch einen rosa- und sogar einen weißblühenden. In erster Linie gehört der Ysop bei mir zu den Hustenkräutern, er kann aber gegen viele andere Leiden wie Asthma, Entzündungen der Bronchien, Wechseljahrsbeschwerden, Entzündungen der Harnwege oder auch Epilepsie hilfreich sein.

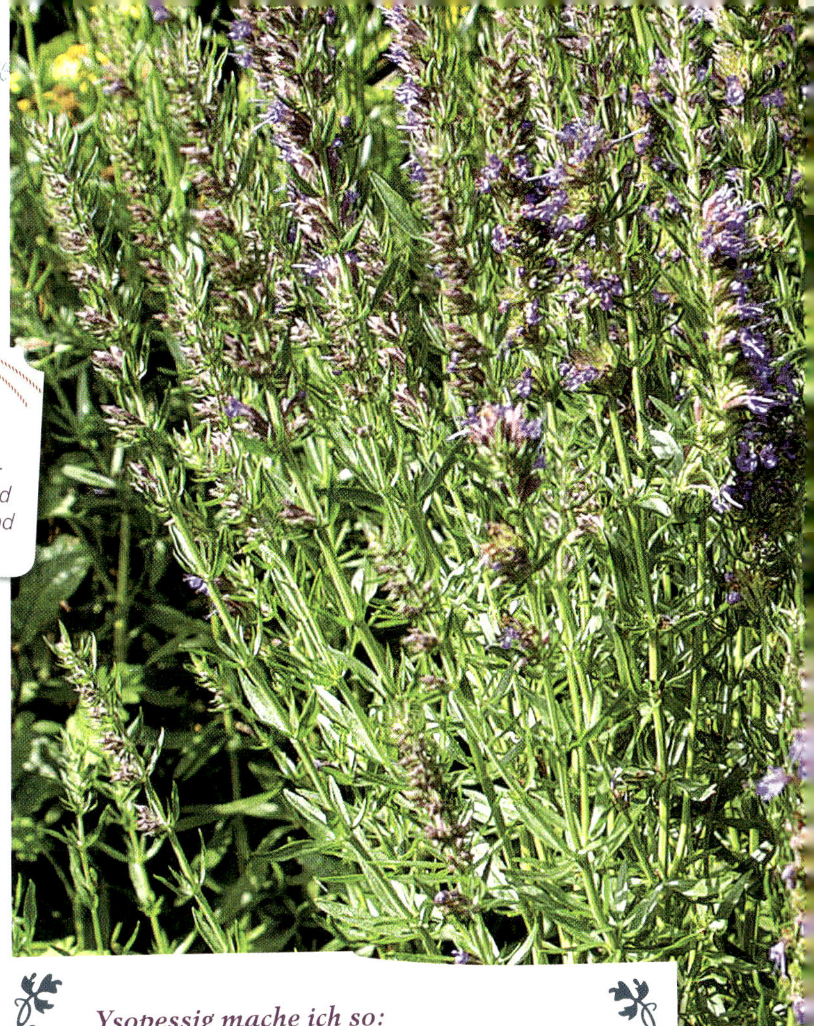

Ysopessig mache ich so:

Einige frische Blütenzweige klein geschnitten in eine Flasche mit einem Liter guten Weinessig aus dem Reformhaus geben. Einige Wochen in der Wärme stehen lassen und währenddessen öfter schütteln, damit immer alles bedeckt ist. Danach abfiltern. Dieser Essig schmeckt sehr würzig und kann zu jeder Salatsauce gegeben werden. Aber Vorsicht: Er fördert die Verdauung!

Ysopöl mache ich so:

50 Gramm getrocknete Ysopblüten
½ Liter feinstes Olivenöl (Jungfernöl)

Es müssen getrocknete Blüten verwendet werden, denn frische Blüten würden schimmeln. Blüten und Öl in eine große Flasche geben; sie darf aber nicht randvoll sein, damit man gut schütteln kann. Nach drei Wochen abfiltern und in eine dunkle Flasche füllen.

Das Öl ist vielseitig verwendbar: Es schmeckt an Salaten ebenso wie es als Einreibemittel Sonnenbrand, blaue Flecke oder Rheumaschmerzen lindert.

Zistrose *Cistus incanus*

Kleine Pflanz- und Pflegeanleitung

Die Zistrose verträgt keinen Vollschatten und gedeiht an normal feuchtem Standort. Sie wird 70–80 cm hoch und ist mehrjährig.

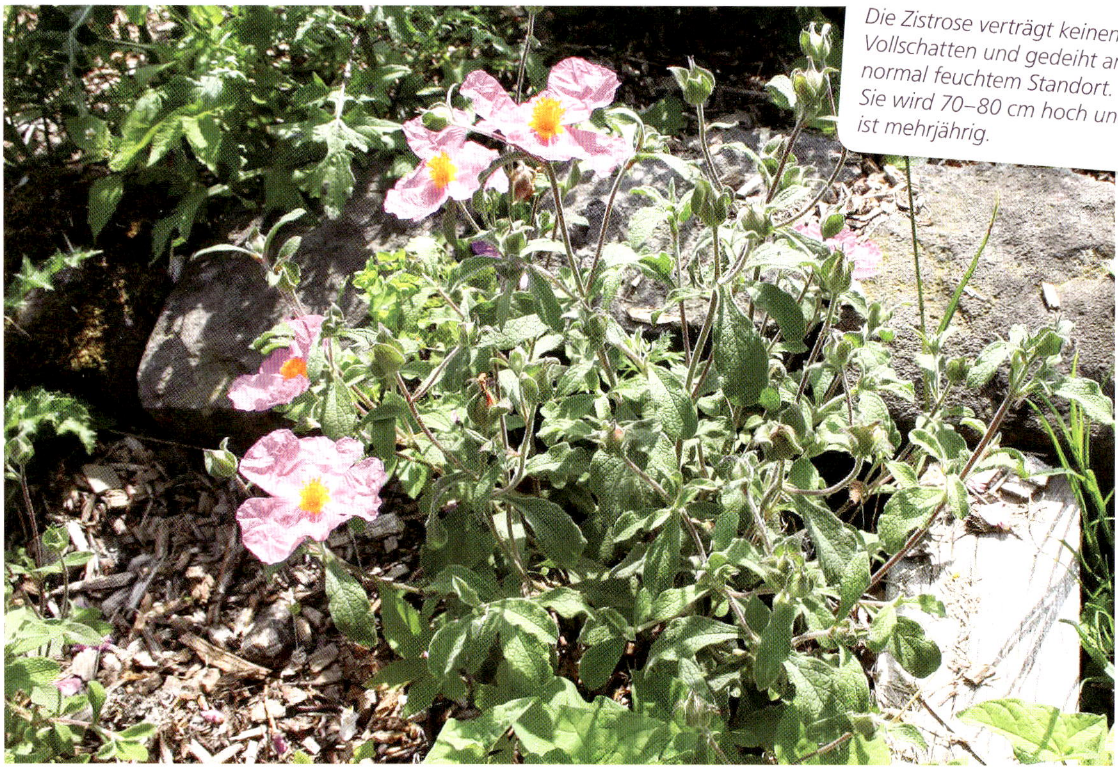

Die Zistrose kommt aus Griechenland zu uns, wo es große Wildwuchsbestände geben soll, die zur Herstellung von Tee beerntet werden. Seit *Cistus incanus* 1999 zur „Pflanze Europas" gekürt wurde, ist sie bei uns allseits bekannt. Ich kenne die Zistrose schon einige Jahre. Sie gilt als leicht zu ziehende Pflanze – das kann ich aber ganz und gar nicht bestätigen, das Gegenteil ist der Fall: Weder im Haus noch draußen, weder im Topf noch in der Erde bekam ich die Zistrose über den Winter. In jedem Frühjahr habe ich neue Pflanzen gekauft. Vielleicht habe ich in diesem Jahr Glück, die Pflanzen sehen gar nicht so schlecht aus. Im vergangenen Sommer habe ich sie in die Erde gepflanzt und vor dem Winter mit Tannenreisig und Laub eingepackt.

Ich kaufe die Zistrose im Reformhaus oder Naturkostladen, denn meine Pflanzen geben nicht genügend her. Die Zistrose wird zur Behandlung von Neurodermitis, Viruserkrankungen, zur Darmsanierung, gegen Hautalterung, Darmkrebs und Halsentzündung eingesetzt.

Außer Tee gibt es Cistussalbe und Cistuscreme. Von Cistusöl habe ich noch nichts gehört, aber ich werde es einmal probeweise herstellen. Dazu nehme ich feinstes Olivenöl, dem ich klein geschnittene Blätter und Blüten beigeben werde. Die Flasche stelle ich in die Sonne und filtere nach einigen Wochen ab. Das Öl fülle ich in kleine Fläschchen und auf das Etikett schreibe ich: „Feinstes Cistus-incanus-Öl zum Einreiben".

Zuckerpflanze *Stevia rebaudiana*

Im Volksmund auch Süßkraut

Endlich ist die Zuckerpflanze und Produkte aus der Pflanze in Deutschland erlaubt – es hat sehr lange gedauert, bis die EG „grünes Licht“ gegeben hat. In Amerika und Japan wird Stevia schon seit Jahren angebaut und in der Industrie genutzt, zum Beispiel zum Süßen von Limonade.

Ich kenne Stevia schon länger als zehn Jahre. Es reizte mich, die Pflanze in meinem Garten zu haben, weil es noch keine Pflanzen zu kaufen gab, wohl aber Samen. Zehn Samenkörnchen aus drei Samentüten keimten, aber nur drei Pflänzchen wuchsen zu stattlichen Steviapflanzen heran. Ich pflanzte sie zusammen in einen großen Terrakottatopf und präsentierte sie im Sommer ganz stolz bei meinen Führungen. Mittlerweile gibt es im Frühjahr in allen Gärtnereien Steviajungpflanzen zu kaufen.

Die frischen, grünen Blätter der Pflanze sind 45-mal süßer als Zucker und das getrocknete Kraut ist noch süßer. Aus den Blättern wird ein weißes Pulver gewonnen, das 200-mal süßer als Zucker ist. Es heißt, die Pflanze sowie alle Steviaprodukte haben weder Kalorien (oder zumindest nur wenige) noch negativ wirkende Stoffe.

Im Herbst schneide ich die Zuckerpflanze unten ab, trockne sie auf einem groben Sieb und zupfe später die trockenen Blätter ab. Zwischen den Handflächen reibe ich das Trockengut fast zu Pulver, das geht sehr gut. Danach fülle ich es in kleine Schraubgläser. Ein Gläschen mit Steviapulver mit Etikett und Bändchen versehen ist ein tolles Mitbringsel. Steviapulver wird sehr sparsam verwendet. Auf eine Teekanne (ein Liter) nehme ich nur so viel Pulver zum Süßen, wie ich zwischen Zeigefinger und Daumen greifen kann. Ich habe auch eine Tinktur angesetzt: Ein Schraubglas zur Hälfte mit geschnittenen Steviablättern füllen, mit 38%igem Doppelkorn aufgießen, einige Wochen ziehen lassen, abfiltern und die Flasche etikettieren. Wer bei mir einen süßen Kaffee verlangt, bekommt ein paar Tropfen Steviaextrakt in die Tasse. Zucker gibt es bei mir keinen, den habe ich seit fast 30 Jahren nicht mehr gekauft.

Kleine Pflanz- und Pflegeanleitung

Stevia verträgt keinen Vollschatten und gedeiht an normal feuchtem Standort. Sie wird 50 cm hoch und ist ein- bis zweijährig.

Mein Tipp: Steviapflanzen im Frühjahr aus einer Gärtnerei beschaffen, eine Aufzucht aus Samen ist zu mühselig. In einen großen Kübel setzen, immer drei Pflanzen gemeinsam, dann reicht die Ernte für ein Jahr.

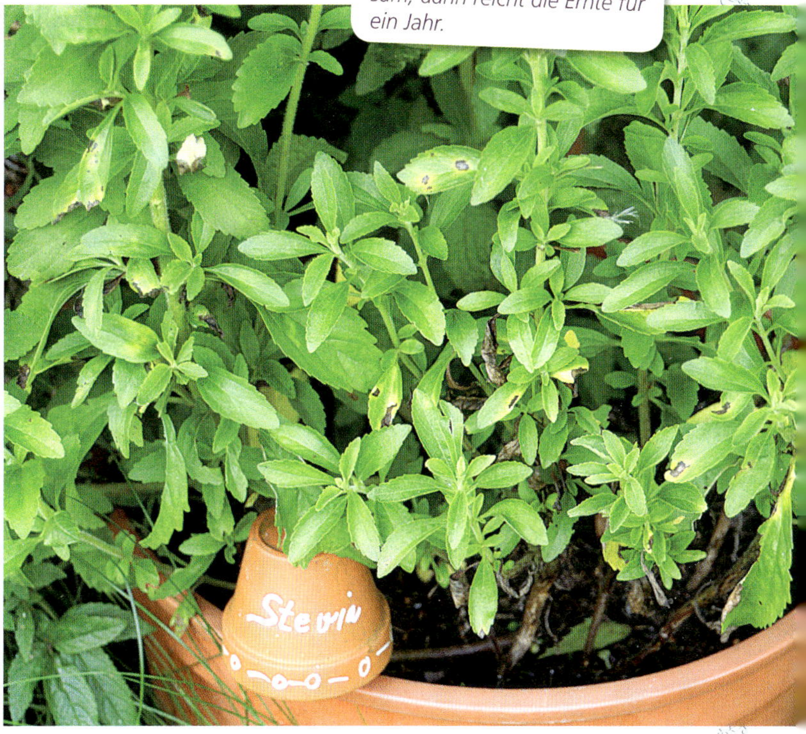

Zwiebel *Allium cepa*

Im Volksmund auch Küchenzwiebel genannt

Alle Alliumarten liebe ich, und es gibt viele davon, ich nenne hier nur einige: Bärlauch (*Allium ursinum*), Schnittlauch (*Allium schoenoprasum*), Winterheckenzwiebel (*Allium fistulosum*) oder Knoblauch (*Allium sativum*).

Die Küchenzwiebel ist einjährig, das heißt, im Frühjahr werden kleine Steckzwiebeln in gute, aber nicht frisch gedüngte Erde gesteckt. Zwischen zwei Zwiebelreihen säe ich jeweils eine Reihe Möhren, denn beide Pflanzenarten mögen sich. Die Zwiebeln schützen die Möhren vor der Möhrenfliege und die Möhren halten die Zwiebelfliege fern. Alle Alliumarten werden in manchen Jahren auch von dem kleinen knallroten Lilienhähnchen heimgesucht, das großen Schaden anrichtet, wenn man es nicht täglich absammelt. Es fliegt auf alle Liliengewächse, und dazu gehören alle Alliumarten.

In der Küche verwende ich die Zwiebel täglich, sei es im Salat, in der Suppe, im Gemüse oder auf dem Flammkuchen. Gelegentlich esse ich auch ein Zwiebelchen feinst geschnitten auf einem Käsebrot, bestreut mit Paprikapulver. Die Zwiebel gehört bei mir auch zu den Heilpflanzen. Sie wirkt hustenlindernd, blutdrucksenkend und harntreibend.

Kleine Pflanz- und Pflegeanleitung

Die Zwiebel gedeiht an normal feuchtem Standort und wird bis 50 cm hoch.

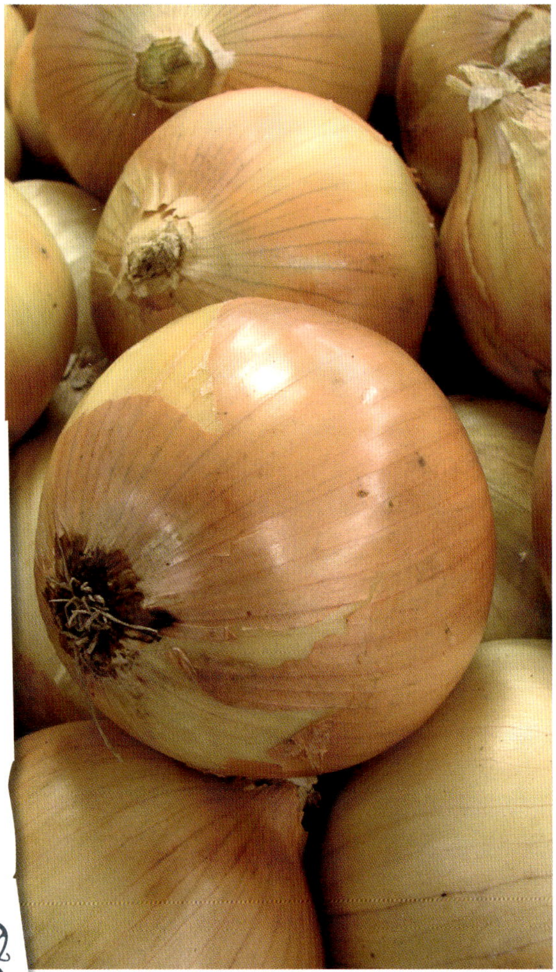

Einen sehr hilfreichen Zwiebelhustentee mache ich so:

1 dicke Zwiebel
1 Handvoll brauner Kandis
1 Teelöffel getrockneter Thymian
1 Teelöffel getrocknete Spitzwegerichblätter
1 Teelöffel getrocknete Huflattichblüten

Die Zwiebel in Würfel schneiden und mit gut 1¼ Liter kaltem Wasser und Kandis aufkochen. Ausschalten und noch einige Minuten leise weiterköcheln. Danach die anderen Zutaten zugeben und zugedeckt zehn Minuten ziehen lassen. Nach dem Abfiltern in eine Wärmekanne füllen und über den Tag verteilt schluckweise trinken.

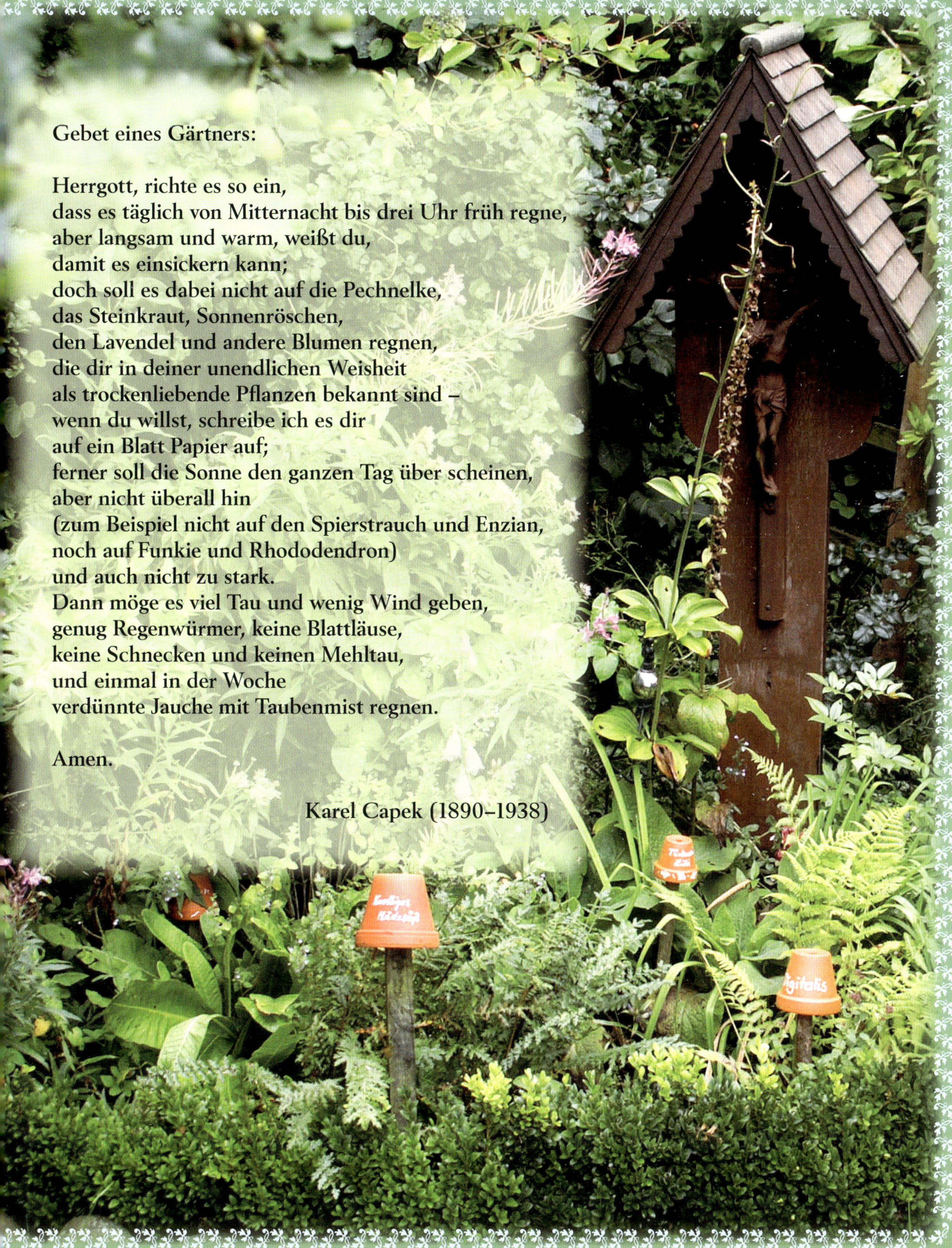

Gebet eines Gärtners:

Herrgott, richte es so ein,
dass es täglich von Mitternacht bis drei Uhr früh regne,
aber langsam und warm, weißt du,
damit es einsickern kann;
doch soll es dabei nicht auf die Pechnelke,
das Steinkraut, Sonnenröschen,
den Lavendel und andere Blumen regnen,
die dir in deiner unendlichen Weisheit
als trockenliebende Pflanzen bekannt sind –
wenn du willst, schreibe ich es dir
auf ein Blatt Papier auf;
ferner soll die Sonne den ganzen Tag über scheinen,
aber nicht überall hin
(zum Beispiel nicht auf den Spierstrauch und Enzian,
noch auf Funkie und Rhododendron)
und auch nicht zu stark.
Dann möge es viel Tau und wenig Wind geben,
genug Regenwürmer, keine Blattläuse,
keine Schnecken und keinen Mehltau,
und einmal in der Woche
verdünnte Jauche mit Taubenmist regnen.

Amen.

Karel Capek (1890–1938)

Salate

Mein Dinkelsalat

(für 8 Personen, Abb. siehe Seite 31)

Zutaten:
200 g Dinkel, 1 l Wasser, 1 Gemüsebrühwürfel

Weitere Zutaten:
Essig, Öl, Senf, Kräutersalz, Pfeffer,
1 in Ringe geschnittene Zwiebel,
2 in Scheibchen geschnittene Möhren,
1 in kleine Stücke geschnittener roter Apfel,
1 Stange in feine Ringe geschnittener Lauch,
1 in kleine Stückchen geschnittene Kohlrabi,
½ in kleine Stückchen geschnittene Sellerieknolle, Kräuter nach Belieben,
etwas frische Petersilie

Zubereitung: Dinkel kalt abbrausen, in kaltem Wasser über Nacht einweichen (zwei Zentimeter Wasser sollten über dem Dinkel stehen). Dinkel mit dem Einweichwasser und Brühwürfel zum Kochen bringen. Auf kleiner Flamme etwa 45 Minuten köcheln lassen, ausschalten und noch stehen lassen. Das Wasser ist dann vollständig aufgesogen.

Für die Salatsauce werden Essig, Öl, Senf, Kräutersalz und Pfeffer verrührt und unter die übrigen genannten Zutaten gemischt. Das Ganze mit frischer Petersilie garnieren. Man kann auch Zucchini, Paprika oder ähnliche Gemüse verwenden. Wer mag, kann auch 100 g Gouda, in Stifte geschnitten, untermischen.

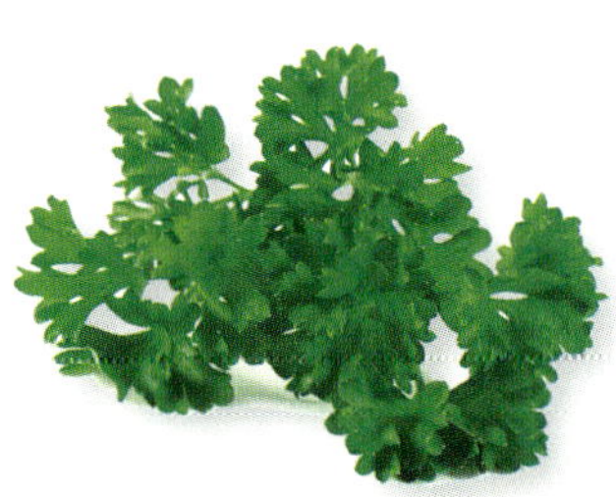

Kartoffelsalat

(für 10–12 Personen)

Zutaten:
4 kg Kartoffeln, 1 Zwiebel, 2 EL Haferkerne, ¾ l Wasser, 1½ Gemüsebrühwürfel
Für die Mayonnaise: *2 Eier, 1 große Tasse Öl, 1 EL Senf, 1 EL Kräutersalz, etwas Pfeffer, Essig nach Belieben, aber nicht zu wenig, ½ Bund Schnittlauch*

Zubereitung: Kartoffeln dämpfen, pellen und klein schneiden. Zwiebel fein schneiden und über die Kartoffeln streuen. Haferkerne fein mahlen und im Wasser 30 Minuten quellen lassen, mit dem Gemüsebrühwürfel aufkochen und noch etwas nachköcheln.
Diese Sauce über den Salat geben. Sie sollte dünn und sämig sein.

Für die Mayonaise alle Zutaten bis auf den Schnittlauch mit dem Handrührgerät zu einer cremigen Masse verrühren und ebenfalls über den Salat gießen. Schnittlauch in feine Röllchen schneiden, darüberstreuen und alles vorsichtig miteinander vermischen. Eventuell nachwürzen.

Möhrensalat mit Schwarzkümmel

(für 6 Personen)

Zutaten:
1 kg Möhren, 1 Gemüsebrühwürfel, 1 TL Honig, 2 TL Schwarzkümmel, 1 kleine gewürfelte Zwiebel, 1 EL fein geschnittener Schnittlauch, etwas Kräutersalz und Pfeffer sowie 4 EL Öl und 1–2 EL Essig

Zubereitung: Gleich große Möhren putzen, waschen, in dünne Scheiben schneiden und in einen Kochtopf geben. Mit Wasser bedecken und mit dem Gemüsebrühwürfel zum Kochen bringen, 5 Minuten köcheln lassen. Die Möhren durch ein Sieb abgießen, dabei das Kochwasser auffangen. Eine halbe Tasse davon wegnehmen und den Honig darin auflösen. Möhren in eine Glasschüssel geben, das Honigwasser darübergießen, alle übrigen Zutaten untermischen und den Salat einige Stunden ziehen lassen. Das übrige Kochwasser kann man gut trinken oder in einer Suppe verwenden.

„Heringssalat" vegetarisch

(für 4–6 Personen)

Zutaten:
300 g gekochte Kartoffeln, 250 g starker Räuchertofu, 1 Apfel, 2 gekochte Möhren, 1 rote Zwiebel, 2 Gewürzgurken, 1 kleines Glas Rote Beete, 100 g Quark, 125 g saure Sahne, Salz, Pfeffer, Honig, Zitronensaft, 4 EL Tomatenmark, etwas Essig, 3 EL gehackte Walnüsse, 1 EL gehackte Kapern und Kräutersalz

Zubereitung: Kartoffeln, Tofu, Apfel, Möhren, Zwiebel und Gewürzgurken in feine Würfel schneiden. Rote Beete abtropfen lassen und in dünne Streifen schneiden. Quark und Sahne verrühren, mit Salz, Pfeffer, Honig, Zitronensaft, Tomatenmark und Essig abschmecken. Walnüsse und Kapern untermengen und über den Salat geben. Das Ganze gut vermischen und etwas ziehen lassen. Eventuell nachwürzen. Mit geachtelten Eiern und Petersiliensträußchen garniert bereichert der Salat jedes kalte Buffet.

Bunter Blütensalat

für 4–6 Personen

(in Kombination mit einem Blattsalat)

Zutaten:
1 kleiner Salatkopf, verschiedene essbare Blüten wie zum Beispiel Rosenblüten, Ringelblumenblüten, Monardablüten, blaue Glockenblumenblüten, Malvenblüten, Borretschblüten, Seifenkrautblüten sowie Dill, Petersilie und Schnittlauch.

Für die Salatsauce:
1 kleine Tasse süße Sahne, 1 TL Senf, 1 TL Honig, Saft von ½ Zitrone, 5–6 EL bestes Speiseöl (Oliven-, Sonnenblumen-, Soja-Öl o. a. nach Belieben), Kräutersalz und Pfeffer nach Belieben, 2 kleine Zwiebelchen

Zubereitung: Die Zutaten für die Sauce alle in einer Schüssel anrühren. Dann die Salatblätter zupfen, waschen, abtropfen lassen. Einen großen flachen Teller mit Salatblättern auslegen, mit etwas Salatsauce beträufeln.
Von Rosen, Ringelblumen, Monarden die Blütenblätter abzupfen und über den Teller verteilen. Von den Glockenblumen das Innere entfernen, es ist bitter. Malvenblüten, Borretschblüten und Seifenkrautblüten nehmen, wie sie sind, und schön auf dem Teller dekorieren. Dazwischen Dill, Petersilie, Schnittlauch und auch einige kleine Erdbeeren einstreuen. Den Kopfsalat mit der Salatsauce mischen und zusammen mit dem Blütensalat auf Salattellerchen schön anrichten.

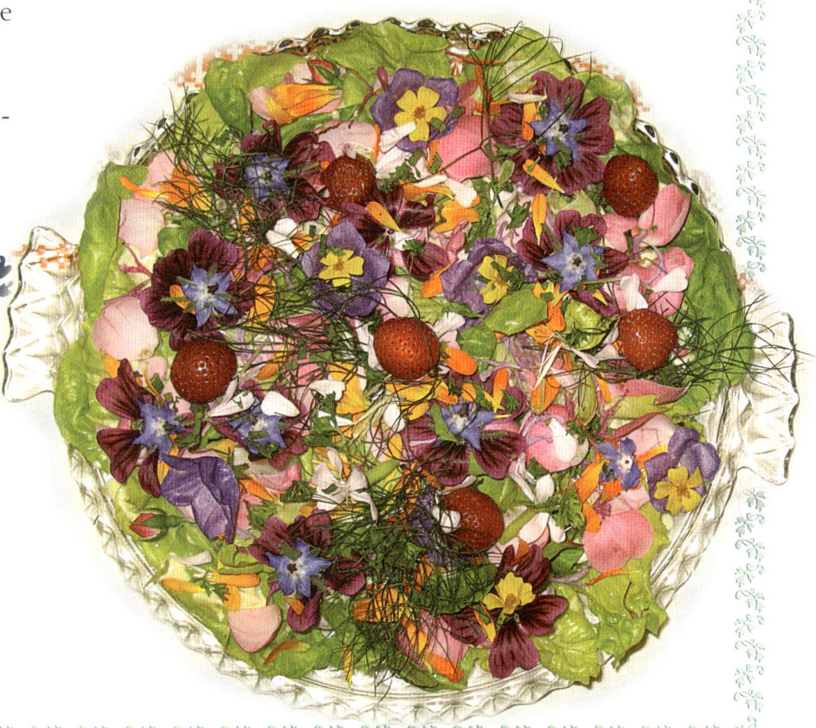

Suppen

Monikas Dinkelklößchensuppe

(für 6 Personen)

Zutaten Dinkelklößchen:
¼ l Milch, 50 g Butter, 1 Gemüsebrühwürfel, 150 g Dinkelmehl

Für die Brühe:
2 l Wasser, 2 Gemüsebrühwürfel, 1 Ei, etwas Pfeffer und Muskat, etwas Kräutersalz, 1 Bund Schnittlauch

Zubereitung: Milch, Butter und Gemüsewürfel zum Kochen bringen. Dinkelmehl mit dem Schneebesen einrühren, bis sich ein Kloß bildet. Den Topf vom Herd nehmen und abkühlen lassen. Inzwischen das Wasser mit den Gemüsewürfeln zum Kochen bringen. Zu dem Dinkelkloß Ei, Pfeffer und Muskat geben, eventuell noch mit etwas Kräutersalz abschmecken. Die Hälfte der Schnittlauchröllchen mit der Masse verkneten, mit nassen Händen Klößchen formen und ca. 10 Minuten in der Brühe ziehen lassen. Den restlichen Schnittlauch in feine Röllchen schneiden und über die fertige Suppe streuen. Man kann auch Vollkornnudeln, eine Möhre, eine Lauchstange, eine viertel Sellerieknolle und/oder zwei Tomaten in der Brühe mitkochen. Diese Zutaten müssen jedoch gar sein, bevor die Klößchen in die Suppe kommen.

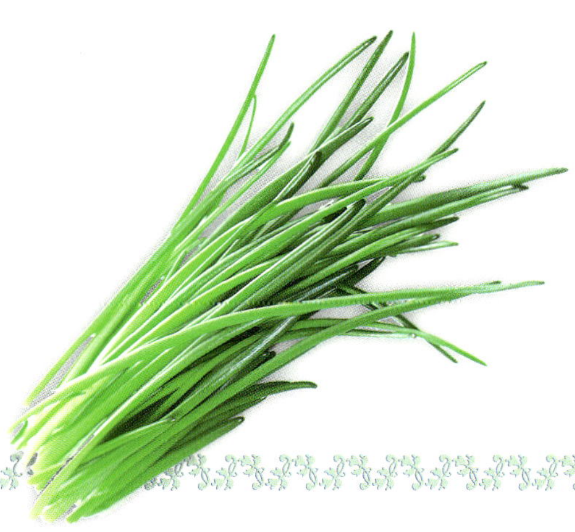

Margrets feine Kartoffelsuppe

(für 4–6 Personen)

Zutaten:
2 Zwiebeln, 1 kg Kartoffeln, Wasser, 2 EL gekörnte Gemüsebrühe, 3 Lorbeerblätter, 5 Wacholderbeeren, etwas Muskat, Salz, Pfeffer, 100 g Sahne

Zubereitung: Zwiebeln und Kartoffeln klein schneiden, in einen Topf geben und mit Wasser bis zu zwei Fingerbreit über den Kartoffeln auffüllen. Die restlichen Zutaten hinzugeben und alles weichkochen. Nach dem Kochen Lorbeerblätter und Wacholderbeeren entfernen. Mit dem Pürierstab die Suppe sorgfältig zerkleinern und mit Sahne verfeinern.

Meine Dinkelsuppe

(für 4–6 Personen)

Zutaten:
100 g gemahlener Dinkel, 1 l kaltes Wasser, 2 Gemüsebrühwürfel, ein Schuss Sahne, 1 Msp. Kurkuma, etwas Pfeffer, Muskat, evtl. Kräutersalz, 1 Bund fein geschnittener Schnittlauch

Zubereitung: Dinkelmehl in einen trockenen Topf mit dickem Boden bei mittlerer Hitze darren. Dabei ständig mit einem Holzlöffel rühren, damit nichts braun wird. Das gedarrte Mehl duftet fein, wenn es fertig ist. Mit kaltem Wasser ablöschen, Gemüsebrühwürfel dazugeben und mit dem Schneebesen kräftig rühren. Wenn es köchelt, den Herd ausschalten, jedoch noch fünf Minuten leise weiterköcheln lassen. Sahne dazugeben und mit den Gewürzen abschmecken. Zum Schluss Schnittlauch darüberstreuen. Eine gute magenwärmende Suppe, die auch gegen Durchfall hilft – dann aber die Sahne weglassen.

Käse-Lauchsuppe
(für 4–6 Personen)
(in Kombination mit einem Blattsalat)

Zutaten:
400 g geräucherter Tofu, 30 g Öl, etwas Pfeffer, 2 Lauchstangen, 1 l Gemüsebrühe, 1 Packung Kräuterfrischkäse, 100 g Sahne, 30 g gemahlener Dinkel, 100 g geriebener Parmesan, etwas Pfeffer und Curry

Zubereitung: Tofu sorgfältig klein schneiden. Mit Öl und Pfeffer anbraten. Den in feine Ringe geschnittenen Lauch hinzugeben und unter ständigem Rühren weiter anbraten. Mit Gemüsebrühe aufgießen und 20 Minuten bei mittlerer Hitze kochen. Den Topf vom Herd nehmen und Frischkäse, das in der Sahne angerührte Mehl und den Parmesan einrühren. Mit Pfeffer und Curry abschmecken. Die Suppe auf der noch heißen Herdplatte eine Weile leise köcheln lassen.

Gemüsesuppe
(für 6–8 Personen)

Zutaten zum Beispiel:
1 gewürfelte Zwiebel, etwas Olivenöl, 2 l Wasser, 2 Würfel Gemüsebrühe, grüne Bohnen, Möhren, Lauch, Sellerie, Kohlräbchen, Blumenkohl, Erbsen (ausgepahlt), Zuckerschoten (geschnitten), Zucchini, Kartoffeln, Liebstöckel, etwas Muskat, Pfeffer, Kurkuma, 1 Msp. Cayennepfeffer

Meine Gemüsesuppe gestaltet sich immer nach dem, was der Garten gerade zu bieten hat. Alles Gemüse zusammen sollte ca. 800 g bis 1 kg ergeben. Kartoffeln müssen immer dabei sein, da sie die Suppe sämig machen.

Zubereitung: In einem Suppentopf die Zwiebel in Olivenöl anbraten und anschließend mit Wasser aufgießen. Gemüsebrühe zufügen. Nach und nach das fein geschnittene Gemüse hinzugeben, zum Schluss die gewürfelten Kartoffeln. Die Suppe sollte eine gute halbe Stunde köcheln. Dann wird sie mit Muskat, Pfeffer, Kurkuma und Cayennepfeffer abgeschmeckt und vorsichtig ein klein wenig gestampft, damit sie eine sämige Konsistenz bekommt.

Hauptgerichte

Dinkelfrikadellen
(ergibt 33 bis 35 Frikadellen)

Zutaten 1. Teil:
1 l Wasser, 2 Gemüsebrühwürfel, 2–3 Lorbeerblätter, 400 g fein gemahlener Dinkel

Zutaten 2. Teil:
2–3 Eier, 150 g gemahlene Haselnüsse, 100 g geriebener Gouda, nach Belieben Majoran, Petersilie, Thymian, Knoblauch, Basilikum, Pfeffer, Muskat, 1 Msp. Kurkuma, 1 TL Koriander und ca. 2 TL Kräutersalz, nach Belieben gedünstete Zwiebeln, Olivenöl zum Braten

Zubereitung 1. Teil: Wasser mit Brühwürfel und Lorbeerblättern zum Kochen bringen, Dinkel unter ständigem Rühren mit dem Schneebesen einstreuen (Vorsicht, es kann spritzen!). Den Herd ausschalten und etwa 45 Minuten ausquellen lassen. Dabei gelegentlich umrühren.
Nach dem Erkalten Lorbeerblätter entfernen.

Zubereitung 2. Teil: Bei Verwendung getrockneter Kräuter diese in einer Kaffeemühle mahlen und dem Kochwasser beifügen. Dann reicht jedoch ½ Lorbeerblatt. Den Teig gut durchkneten. Mit nassen Händen Frikadellen formen und in Olivenöl von beiden Seiten braten.

Das Rezept kann mengenmäßig auch gut halbiert werden.

Bunte Dinkelpfanne

(für 4–6 Personen)

Zutaten:
300 g Dinkel, etwas Wasser, Kräutersalz, 1 dicke Zwiebel, etwas Olivenöl, je 1 rote Paprika, grüne Paprika, Lauchstange, Sellerieknolle, 1 gestrichener TL Galgantpulver, 2 Gemüsebrühwürfel, 3 EL Sojamehl

Zubereitung: Dinkel am Abend vorher einweichen. Das Einweichwasser eignet sich wunderbar als Gießwasser für Zimmerpflanzen. Am nächsten Morgen Dinkel mit etwas Kräutersalz und Wasser 40 Minuten auf kleinster Flamme garen. Die Dinkelbrühe aufheben. In einer Pfanne die klein gehackte Zwiebel in Olivenöl andünsten und alles klein geschnittene Gemüse hinzugeben. Galgantpulver, Brühwürfel und Dinkelbrühe einrühren und zugedeckt fünf Minuten köcheln lassen. Dinkelkörner und Sojamehl hinzufügen und nochmals fünf Minuten köcheln lassen. In der Pfanne servieren. Wer mag, kann auch etwas Bertrampulver über die Gemüsepfanne streuen. Vor dem Verzehr noch eine Portion Salat serviert, ist dies ein sehr wertvolles und schmackhaftes Gericht. Ich habe diese Gemüsepfanne am Valentinstag 1993 kreiert.

Eingelegter Schafskäse

(für 4–6 Personen)

Zutaten:
500 g Schafskäse, wenig Kräutersalz, 1 Zweig Rosmarin, 1 kleiner Zweig Estragon, 2 Zweige Thymian, 2 Lorbeerblätter, 5–6 Wacholderbeeren, 1 TL Senfkörner, 2 Nelken, Olivenöl (die Menge muss ausreichen, um sämtliche Zutaten zu bedecken)

Zubereitung: Schafskäse in Würfel schneiden und mit allen Zutaten in ein ausreichend großes Einmachglas füllen. Mit dem Öl alles bedecken und acht Tage ziehen lassen. Mit Pellkartoffeln serviert ist das ein wunderbares vollwertiges Essen.

Haferklöße

(für 4–6 Personen)

Zutaten:
250 ml Milch, 2 Eigelb, 300 g gemahlener Hafer, 250 g Quark, 2 Eiweiß, 1 TL Kräutersalz, etwas Muskat, etwas getrockneter Thymian, 2 gepresste Knoblauchzehen, 2 l Wasser, 2 Gemüsebrühwürfel, je 1 EL Petersilie und Schnittlauch, 100 g geriebener Käse, etwas zerlassene Butter

Zubereitung: Milch mit den Eigelben verquirlen und den gemahlenen Hafer einrühren. Dann den Quark unterrühren. Eiweiß steif schlagen und vorsichtig unterheben. Mit Gewürzen und Knoblauch abschmecken. Teig eine Stunde ruhen lassen.
Wasser mit den Gemüsebrühwürfeln zum Kochen bringen. Mit einem Esslöffel, der vorher in heißes Wasser getaucht wird, von dem Haferteig Klöße abstechen, in die kochende Brühe geben und darin garen. Die Klöße sind fertig, wenn sie an der Oberfläche schwimmen. Mit einer Kelle herausnehmen, auf einem Teller anrichten, mit der zerlassenen Butter beträufeln und mit dem geriebenen Käse bestreuen. Zum Schluss die fein gewiegte Petersilie und den Schnittlauch darüber eben.
Heiß servieren.
Die Brühe kann als Suppe gegessen werden. Etwas Öl und Schnittlauch darüber geben.

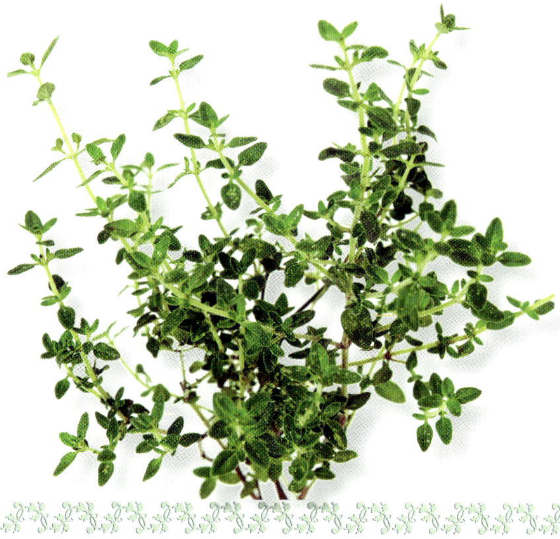

Linsencevapcici

(für 4–6 Personen)

Zutaten:
500 ml Wasser, 1 Gemüsebrühwürfel, 1 Lorbeerblatt, 150 g gemahlene Linsen, 100 g gemahlene Haselnüsse, 100 g geriebener Käse, etwas Kräutersalz, Pfeffer, Muskat, 1 Ei, 4 EL gehackte Kräuter, evtl. etwas Paniermehl

Zubereitung: Wasser, Gemüsebrühe und Lorbeerblatt zum Kochen bringen. Linsen mit dem Schneebesen einrühren. Topf zudecken, Herd ausschalten und 20 Minuten ausquellen lassen. Die Linsenmasse auskühlen lassen und alle restlichen Zutaten gut unterkneten. Mit nassen Händen kleine Würste formen und in heißem Öl rundum backen. Dazu reiche ich Pellkartoffeln und Meerrettichsauce.

Mein Flammkuchen

(für 1 Blech, für 6–8 Personen)

Zutaten:
500 g gemahlener Dinkel, 2 Päckchen Trockenhefe (je 7 g), 1 TL Salz, 500 ml Kefir oder Buttermilch oder Milch, etwas Olivenöl zum Bepinseln

Für den Belag:
300 g Gouda, 1 TL Kräutersalz, 2 dicke, fein gewürfelte Zwiebeln, 250 g Sahne

Zubereitung: Dinkelmehl mit Trockenhefe und Salz mischen. Nach und nach Kefir mit dem Rührgerät einrühren, die Rührzeit beträgt ca. 10 Minuten. Ein Backblech mit Backpapier auslegen, den Teig darauf ausrollen und dabei das Nudelholz öfter mit warmem Wasser befeuchten. Mit einer Gabel den Teig einstechen und mit dem Olivenöl bepinseln. Die Goudascheiben dicht an dicht auf dem Teig verteilen und die Zwiebeln darüberstreuen. Kräutersalz mit Sahne verrühren und diese über den Flammkuchen gießen. Den Backofen auf 50 °C vorheizen, ausschalten und den Flammkuchen darin 60–90 Minuten gehen lassen. Anschließend bei 200 °C bzw. mit Umluft bei 180 °C 30 Minuten backen. Aus diesem Teig kann man mit entsprechenden Zutaten auch eine Pizza herstellen.

Zwiebelkuchen

(für Springform ø 23 oder 26 cm)

Zutaten:
250 g gemahlener Dinkel, 1 TL Kräutersalz, ½ TL gemahlener Kümmel, ½ Päckchen Backpulver, 2 Eier, 40 g Butter, 100 g Quark

Für den Belag:
500 g in Scheiben geschnittene Zwiebeln, 2 zerdrückte Knoblauchzehen, 30 g Butter, 200 g Räuchertofu, etwas Pfeffer, 4 EL gehackte Petersilie

Für den Guss:
200 g Sahne, 2 Eier, 100 g geriebener Käse

Zubereitung Teig: Alle Zutaten sorgfältig miteinander verarbeiten. Anschließend etwas größer als die Springform ausrollen. Den Boden der gefetteten Form damit auslegen und den überstehenden Rand des Teiges in der Form seitlich festdrücken.

Zubereitung Belag und Guss: Zwiebeln und Knoblauch in der Butter weichdünsten, abkühlen lassen. Tofu in kleine Würfel schneiden und zusammen mit den Zwiebeln und der Petersilie auf dem Teig verteilen, mit Pfeffer würzen. Sahne und Eier miteinander verquirlen, Käse unterrühren und über die Zwiebel-Tofumischung gießen. Im vorgeheizten Backofen bei 200 °C etwa 40–50 Minuten backen. Den Zwiebelkuchen heiß servieren.

Pikanter Hirseauflauf

(für 4–6 Personen)

Zutaten:
400 g Hirse, 750 ml Wasser, 2 Gemüsebrühwürfel, 1 geh. TL Delikata (aus dem Reformhaus), 50 g Butter, 3 EL fein gehackte Kräuter (z. B. Petersilie, Schnittlauch, Dill), etwas Kräutersalz, 1 Prise Muskat, 3 EL Olivenöl, 100 g geriebener Greyerzer Käse, 100 g geriebener Gouda, 5 Eier

Zubereitung: Hirse mit heißem Wasser abspülen, mit Wasser, Gemüsebrühwürfel und Delikata auf kleiner Flamme 25 bis 30 Minuten köcheln lassen. Vom Herd nehmen. Butter, Kräuter, Gewürze, Olivenöl und Greyerzer Käse unterheben. Die Mischung in einer gut gebutterten Auflaufform verteilen und mit Gouda bestreuen. Eier verquirlen und über den Auflauf gießen. Den Backofen **nicht** vorheizen, die Auflaufform auf die mittlere Schiene stellen und bei 200 °C ca. 25 Minuten backen. Dazu reicht man einen gemischten Salat oder eine bunte Gemüsepfanne.

Blechkartoffeln

(für 6–8 Personen)

Zutaten:
gleich große Salatkartoffeln, ausreichend für ein Backblech, Olivenöl zum Beträufeln, etwas Kräutersalz, Thymian, Basilikum, Kümmel nach Belieben

Zubereitung: Kartoffeln unter fließendem Wasser bürsten, in der Mitte durchschneiden, dicht mit der Schnittfläche nach oben auf ein Backblech setzen. Die Schnittflächen mit feinem Olivenöl beträufeln und Kräutersalz darüberstreuen. Je ein Drittel der Kartoffeln mit Thymian, Basilikum und Kümmel würzen. 30 Minuten im Backofen bei 200 °C weichgaren. Die fertigen Kartoffeln mit dem Blech auf den Tisch bringen und einen Salat dazu servieren.

Sesamkartoffeln

(für 6–8 Personen)

Zutaten:
1 kg kleine, etwa gleich große Kartoffeln, 4 EL Sesam, 1 EL Kräuter der Provence, 2 EL Olivenöl, Kräutersalz, Pfeffer

Zubereitung: Kartoffeln mit der Schale kochen, schälen und vierteln. Sesam kurz trocken in einer beschichteten Pfanne rösten, bis er angenehm duftet. Zusammen mit den Kräutern sorgfältig in der Pfanne unter die Kartoffeln mischen. Das Olivenöl über die Kartoffeln träufeln, mit Salz und Pfeffer würzen und nochmals mischen. An Stelle von Sesam schmecken auch Kräuter „pur“ oder Walnüsse oder Cashewnüsse. Da sind der Fantasie keine Grenzen gesetzt.

Gestampfte Sauerbohnen

(für 4–6 Personen)

Zutaten:
1 mittelgroße gewürfelte Zwiebel, 3 EL Olivenöl, 6 dicke Kartoffeln, 1 Literglas milde saure Bohnen (im Reformhaus erhältlich oder selbst hergestellt, siehe Milchsäuregärung), Muskat, Pfeffer, Kräutersalz

Zubereitung: In einem Topf die Zwiebel in Öl andünsten. Die geschälten und gewürfelten Kartoffeln dazugeben, ganz wenig Wasser darübergießen und auf kleiner Flamme weichdünsten. Milchsaure Bohnen mit einem Teil der sauren Brühe dazugeben. Das Ganze noch einmal zum Kochen bringen, vom Herd nehmen und mit den Gewürzen abschmecken. Die Bohnen-Kartoffelmischung fein stampfen und bei Bedarf noch einmal mit Gewürzen und Bohnenbrühe abschmecken.

Saucen

Warme Saucen zu Aufläufen und Frikadellen
Helle Sauce – Grundrezept

Zutaten:
1 Zwiebel, gehackt, 40 g Butter, ½ l je zur Hälfte Sahne und Milch, Brühe aus 1 Gemüsebrühwürfel (Reformhaus), 40 g Dinkelvollkornmehl, etwas Pfeffer und Muskat

Zubereitung: Zwiebel in der Butter andünsten. Sahne und Milch mit dem Gemüsebrühwürfel dazugießen und Dinkelmehl einstreuen. Gut mit einem Schneebesen verrühren und aufkochen lassen. Mit den Gewürzen abschmecken.

Diese Grundsauce kann man vielfältig variieren:

Rahmpilzsauce:
Grundrezept anwenden. 200 Gramm Pilze in Scheiben schneiden, mit einer kleingeschnittenen Zwiebel dünsten und zur Grundsauce geben.

Currysauce:
Grundrezept anwenden. Zwei klein geschnittene Äpfel mit einem Teelöffel Curry und einer klein geschnittenen Zwiebel dünsten. Zur Grundsauce geben und eventuell mit einer zerdrückten Banane abschmecken.

Tomatensauce:
Grundrezept anwenden. Eine halbe Tube Tomatenmark oder eine Packung passierte Tomaten und einen Teelöffel Honig in die Grundsauce rühren und leise zehn Minuten köcheln lassen. Mit mediterranen Kräutern abschmecken.

Senfsauce:
Grundrezept anwenden. Zwei Essöffel Senf und zwei klein geschnittene Essiggurken zugeben.

Kräutersauce:
Grundrezept anwenden. Mit einem guten Schuss Sahne zusätzlich verfeinern und mit reichlich frischen gehackten Kräutern abschmecken.

Meerrettichsauce:
Grundrezept anwenden. Mit zusätzlicher Sahne verfeinern und zwei Esslöffel frisch geriebenen Meerrettich einrühren. Das Ganze zehn Minuten köcheln lassen.

Käsesauce:
Grundrezept anwenden. Hundert Gramm geriebenen Parmesan und einen Esslöffel Sahneschmelzkäse einrühren.

Nusskäsesauce:
Grundrezept anwenden. Käsesauce wie beschrieben herstellen und einen Esslöffel fein gemahlene Haselnüsse zugeben. Das Ganze mit einer geriebenen Knoblauchzehe, einem Schuss Weißwein und frischen gehackten Kräutern abschmecken.

Meerrettichsauce

Zutaten:
2–3 EL Butter, 1 gewürfelte Zwiebel,
500 ml Wasser, ½ Gemüsebrühwürfel,
etwas Vollkornmehl zum Eindicken der Sauce,
etwas Milch zum Anrühren des Mehls, etwas Kräutersalz, Pfeffer, Muskat und Dillspitzen,
2 EL Sahne, 1 dickes Stück frischer Meerrettich

Zubereitung: Butter im Topf erhitzen, gewürfelte Zwiebel darin dünsten und mit Gemüsebrühe auffüllen. Vollkornmehl in Milch anrühren und mit dem Schneebesen in die kochende Brühe einrühren; mit den Gewürzen abschmecken. Zum Schluss die Sahne dazugeben und, wenn die Sauce nicht mehr kocht, den Meerrettich hineinreiben.

Meine „Gründonnerstagssauce"

Zutaten:
Alle Kräuter zusammen sollten geschnitten 1 Literbecher voll ergeben: Gänseblümchen, Brennnesseln, Löwenzahn, Schnittlauch, Bibernelle, Basilikum, Petersilie, Beinwell, Borretsch, 1 kleine Zwiebel, 2 Becher Quark (20 % Fett), ca. 250 g Sahne, etwas Kräutersalz, etwas Pfeffer, etwas Senf, 3 EL Olivenöl

Zubereitung: Kräuter und Zwiebel sehr fein schneiden. Quark mit der Sahne zu einer ausgewogenen Saucenkonsistenz verrühren und mit den Gewürzen abschmecken. Die Kräuter vorsichtig unterheben. In eine Schüssel umfüllen und mit ein paar Gänseblümchen garnieren. Mit Pellkartoffeln servieren.

Desserts

Annettes Butterwaffeln mit Honig-Nuss-Quark

(für 8–10 Portionen)

Zutaten für den Quark:
80 g Haselnüsse, 300 g Sahne, 2 TL Biobin, 500 g Speisequark, ½ Vanilleschote, ausgekratzt, 50 g Honig, 1 EL Zitronensaft, 1 EL Rum, 1 EL gehackte Nüsse (zum Garnieren)

Zutaten für die Waffeln:
125 g weiche Butter, 50 g Honig, ½ gestrichener TL Steviosid, ½ Vanilleschote, ausgekratzt, 3 Eier, 200 g Dinkelvollkornmehl, ½ TL Backpulver

Zubereitung Quark: Haselnüsse in einer Pfanne trocken rösten, abkühlen lassen und hacken. Schlagsahne mit dem Biobin steif schlagen. Quark mit der Vanille, dem Honig, dem Zitronensaft und dem Rum verrühren. Dann nach und nach die Nüsse und die Sahne unterheben. Die Creme im Kühlschrank 2–3 Stunden fest werden lassen.

Zubereitung Waffeln: Butter mit Honig, Steviosid und Vanille schaumig rühren. Nach und nach die Eier unterrühren. Mehl mit Backpulver mischen, auf den Vorteig sieben und verrühren. Den Teig zugedeckt etwa 15 Minuten ruhen lassen. Das Waffeleisen vorheizen und aus dem Teig goldbraune Waffeln backen.
Die Quarkmasse portionsweise mit einer Waffel anrichten, mit Honig beträufeln und mit den gehackten Nüssen bestreut servieren. Der Waffelteig kann auch in der Weihnachtszeit mit Lebkuchengewürz variiert werden.

Carob-Creme

(für 8–10 Portionen)

Zutaten:
1 l Milch, 150 g gemahlener Dinkel, 3 EL Carob, 4–5 EL Honig, 2 TL Zimt, ¼ TL Naturvanille, 1 Prise Salz, ¼ TL Ingwerpulver, 100 g Mandeln (oder Haselnüsse)

Zubereitung: Die Milch mit allen Zutaten bis auf die Nüsse aufkochen. Stets mit dem Schneebesen rühren, da es sonst schnell anbrennt. Sobald die Mischung köchelt, den Herd ausschalten. Es muss jedoch weiter gerührt werden. Dann vom Herd nehmen und die Nüsse unterrühren. Essen keine Kinder mit, kann man zur Verfeinerung noch 1 EL Vanillerum (siehe „Meine Vollkorn-Amerikaner") unterrühren. Die fertige Creme in Glasschälchen füllen und nach dem Erkalten mit Schlagsahne, Obst und Melisseblättchen garnieren.

Indianerknödel

Zutaten 1. Variante:
250 g frisch geschroteter Weizen, Honig (so viel der Weizen aufnimmt), Nussmus (im Reformhaus erhältlich), geringe Mengen Kakao, Kokosflocken, Naturvanille oder Zimt

Zutaten 2. Variante:
100 g Butter, 100 g gemahlene Haselnüsse, 2 EL Kakao, 50 g Dinkelschrot, 2 EL Honig, 2 EL Sahne, geringe Mengen Kokosflocken, Sesam oder Kakao

Zubereitung 1. Variante: Alle Zutaten gut vermengen und Kugeln von der Größe einer Murmel daraus formen. Dann die Kugeln in Kakao, Kokosflocken, gemahlenen Haselnüssen oder Naturvanille und Zimt wälzen. Die Kugeln 2–3 Tage trocknen lassen.

Zubereitung 2. Variante: Butter schaumig rühren, mit den übrigen Zutaten vermischen und kalt stellen. Daraus wie in Variante 1 Kugeln formen und in Kokosflocken, Sesam, Kakao o. Ä. wälzen. Sie sollen eigentlich 12 Stunden lufttrocknen, jedoch „überleben“ sie diese Zeit zumeist nicht.

Dinkel-Erdbeerdessert
(für 10 Portionen)

Zutaten:
100 g gemahlener Dinkel, 400 ml Milch, 1 EL Honig, 1 Msp. Steviosid, Mark einer Vanilleschote, 1 gestrichener TL Zimt, abgeriebene Schale einer Zitrone, 500 g Erdbeeren, 1 EL Honig, 100 g Schmand, einige Blätter Zitronenmelisse oder zum Verzehr geeignete Blüten (Rosen, Ringelblumen, Veilchen, Malve, Borretschblüten) zur Verzierung

Zubereitung: Dinkelmehl mit Milch, Honig und Steviosid unter Rühren zum Kochen bringen. Sobald das Mehl bindet, den Topf vom Herd nehmen und Vanillemark, Zimt und Zitronenschale unterrühren. Etwas abkühlen lassen. Erdbeeren zerkleinern und mit Honig und Schmand vermischen. Dinkelbrei und Erdbeermasse abwechselnd in Dessertschalen schichten und mit Blüten und/oder Blättern dekorieren.

Gundelrebendessert
(für 8 Portionen)

Zutaten:
1 Handvoll Gundelrebenblättchen, 200 g Naturjoghurt, 50 g Akazienhonig, 1 Prise Stevia, Saft einer Zitrone, 200 g Sahnefrischkäse, 100 ml Sahne

Zubereitung: Gundelrebenblättchen mit wenig Joghurt, Honig und Stevia pürieren. Den restlichen Joghurt, Zitronensaft und Frischkäse sorgfältig dazurühren. Sahne steif schlagen und unter die Creme heben. In Dessertschalen füllen und ansprechend garnieren.

Himbeer-Softeis
(für 8 Portionen)

Zutaten:
500 g gefrorene Himbeeren, 200 ml Sahne, Kefir oder Naturjoghurt, 3 EL Akazienhonig, etwas Naturvanille

Zubereitung: Gefrorene Himbeeren in einer Küchenmaschine klein hacken. Sahne oder Kefir oder Naturjoghurt mit Honig und Vanille unterrühren. Sofort in kleine Dessertschälchen füllen und mit geschlagener Sahne und mit einem Melissenblatt dekoriert servieren.

Backrezepte

Apfelbrot

(für ca. 12 fingerdicke Scheiben)

Zutaten:
3 Eier, 200 ml Sonnenblumenöl, 200 g Rosinen, 500 g geraspelte Äpfel, 400 g Dinkelvollkornmehl, 150 g gemahlene Mandeln, 1 Päckchen Backpulver, 1 Msp. Steviosid, 1 Prise Salz, 3 TL Zimt, etwas Muskat und Nelken

Zubereitung: Eier verquirlen und Öl unterrühren. Rosinen waschen, abtropfen lassen und mit geraspelten Äpfeln zufügen. Mehl, Mandeln, Backpulver, Steviosid und Salz unterrühren. Mit Zimt, Muskat und Nelken würzen. Alles nochmals gut vermischen.
Den Teig in eine gut gefettete Kastenform füllen und ca. 70 Minuten bei 180 °C backen.

Partysonne

Zutaten:
500 g gemahlener Dinkel, 2 Päckchen Trockenhefe, 2 TL Salz, 350 g warmes Wasser oder warme Buttermilch, 1 TL Honig, Kümmel, Sesam, Mohn, geriebener Käse zum Bestreuen

Zubereitung: Mehl, Hefe und Salz vermischen. Wasser oder Buttermilch unterrühren und den Teig gut durcharbeiten (mindestens fünf Minuten). Mit nassen Händen eine lange Rolle formen, in 17 Teile teilen und die Teile zu Kugeln rollen. Die Kugeln mit Abstand in eine runde Form setzen (beim Gehen kommen die Kugeln zusammen) und jeweils mit Kümmel, Sesam, Mohn und Käse bestreuen. Die Brötchen nun 30 Minuten gehen lassen und bei 180 °C 30 Minuten backen.

Meine Brötchen

(für ca. 16 Brötchen)

Zutaten:
600 g gemahlener Dinkel, 200 g gemahlener Roggen, 2 Päckchen Trockenhefe, 1 TL Salz, 600 g warme Buttermilch, 1 TL Honig, 1 TL Anis

Zubereitung: Mehl mit Hefe und Salz mischen, Buttermilch, Honig und Anis unterrühren und den Teig gut durcharbeiten (mindestens fünf Minuten). Mit nassen Händen eine lange Rolle formen und in 16 Teile teilen. Die Teile zu Kugeln rollen oder auch eckig lassen. Mit Kümmel und Sesam bestreuen. Auf ein gefettetes Backblech setzen und gut 30 Minuten gehen lassen. Die Brötchen bei 180 °C 30 Minuten backen.

Mein Dinkelbrot

(für 2 Kastenbrote)

Zutaten 1. Vorteig (am Morgen):
400 g Roggen, 200 g Dinkel, 1 l warmes Wasser, 500 g Sauerteig

Zutaten 2. Vorteig (am Abend):
2 EL Salz, 1 Handvoll Fenchel, 1 Handvoll Koriander, ½ Handvoll Kümmel, 2 Handvoll Sonnenblumenkerne, 2 Handvoll Haferkerne (oder auch Kürbiskerne, Hirse, Sesam oder Leinsamen) von allem die ganzen Körner, 600 g Dinkel, fein gemahlen, ¾ l Kefir (oder Buttermilch oder Wasser)

Zutaten Brotteig (am nächsten Morgen):
800 g bis 1 kg fein gemahlener Dinkel

Zubereitung 1. Vorteig: Roggen und Dinkel mittelfein mahlen und in einer großen Schüssel mit 1 l lauwarmem Wasser und Sauerteig gut verrühren. Schüssel mit einem Tuch und einem Gummiband gut verschließen. Bei Zimmertemperatur stehen lassen.

Zubereitung 2. Vorteig: 500 g Sauerteig abnehmen und in einem Einmachglas, mit Gummiring und Klammer gut verschlossen, im Kühlschrank für das nächste Backen aufbewahren. Zum Teig die Zutaten für den 2. Vorteig hinzufügen. Alle Zutaten mit einem Holzlöffel gut verrühren, wieder mit einem Tuch verschließen und bis zum nächsten Morgen stehen lassen.

Zubereitung Brotteig: 800 g bis 1 kg fein gemahlenen Dinkel hinzugeben und mit dem Handrührgerät ca. zehn Minuten rühren. Den Teig in ausgebutterte Kastenformen geben. Die Formen dürfen nur bis zur Hälfte gefüllt werden, da sich das Teigvolumen beim Gehen verdoppelt. Zum Gehen in den auf 50 °C vorgeheizten Backofen stellen. Dann die Temperatur ausschalten und nur noch das Licht anlassen. An günstigen Tagen dauert das Gehen 2–3 Stunden, an ungünstigen Tagen bis zu 5 Stunden.

Das Brot 30 Minuten bei 220 °C und danach noch eine Stunde bei 180 °C backen. Wenn man mit Umluft backt, Hitze entsprechend zurückschalten. Auf einem Gitter auskühlen lassen. Während des Backens ein Steinguttöpfchen mit Wasser gefüllt in den Backofen stellen.

Nach dem Mondkalender gelingt das Backen bei zunehmendem Mond am besten. Günstig sind Licht-Blütentage und warme Fruchttage. Wässrige Blatttage sind am ungünstigsten.

Sauerteig selbst herstellen:

1. Tag:
2–3 EL Roggen, fein gemahlen, 2 EL lauwarmes Wasser, 1 TL Sanoghurt (oder Kefir oder Buttermilch), 1 TL geriebene Zwiebel oder 1 TL gemahlener Kümmel

Alle Zutaten in einem Einmachglas gut verrühren, Deckel auflegen und nicht fest verschließen. Bei Zimmertemperatur, ca. 25 °C, ganze 24 Stunden stehen lassen.

2. Tag:
5 EL Roggenmehl und 4 EL Wasser dazugeben, wieder 24 Stunden stehen lassen.

3. Tag:
100 g Roggenmehl und 100 ml Wasser unterrühren, mit Mehl bestäuben und wieder 24 Stunden ruhen lassen.

Danach ist der Sauerteig backfähig. Er muss angenehm säuerlich riechen und viele Bläschen gebildet haben. Ist dies nicht der Fall, müssen Sie alles wegschütten und von Neuem beginnen. Das Gelingen hängt von gleichmäßiger Wärme während dieser drei Tage ab.

Margrets Vollkornbrot (mit Hefe) *(für 2 Kastenbrote)*

Vorteig:
500 g Sauerteig, 200 g Dinkelmehl, 400 g Roggenmehl, 1 l Wasser

Brotteig:
1 kg Dinkelmehl, ca. 500 ml Wasser, obiger Vorteig, 2 Würfel Hefe, 2 gestrichene EL Salz, 1 EL Honig, 1 EL Brotgewürz (Kümmel, Koriander, Fenchel – gemahlen oder ungemahlen), 2 Handvoll Körner (Sesam, Leinsamen, Sonnenblumenkerne, Kürbiskerne), etwas warmes Wasser, Kefir oder Buttermilch zum Auflösen der Hefe

Zubereitung Vorteig: Alles gut verrühren und 500 g Sauerteig für das nächste Backen entnehmen. Dieser Sauerteig bleibt bei Zimmertemperatur über Nacht stehen und kommt bis zum nächsten Backen in den Kühlschrank.

Zubereitung Brotteig:
Zutaten miteinander gut verrühren und ca. 4 Stunden stehen lassen. Die restlichen Zutaten zum angesetzten Brotteig hinzufügen und gut verarbeiten. Nochmals gehen lassen, bis sich das Volumen verdoppelt hat. Wieder verrühren und

zwei gut eingefettete Brotformen bis zur Hälfte (das Teigvolumen verdoppelt sich) mit dem Teig füllen. Inzwischen den Backofen auf 220 °C vorheizen, einen hitzebeständigen Behälter mit Wasser hineinstellen und die Brote 30 Minuten backen. Die Temperatur auf 180 °C zurückschalten und nochmals eine Stunde backen. Auf einem Gitter abkühlen lassen.
Mit diesem Teig lassen sich auch wunderbar Brotfladen backen. Hierzu auf ein gefettetes Backblech esslöffelgroße Häufchen setzen, gehen lassen und je nach gewünschter Festigkeit der Fladen bis zu einer Stunde bei 180 °C backen. Die vierstündige Ruhezeit des Teiges ist unbedingt einzuhalten! Dadurch wird das Phytin im Getreide zerstört. Dieser Vorgang ist außerdem nötig, um B-Vitamine freizusetzen, die das Vollkornbrot so wertvoll machen.

Annettes Vollkorn-Apfelkuchen *(für Springform ø 26 cm)*

Zutaten:
100 g Butter, 1 gehäufte Msp. Steviosid, 2 EL Honig, 2 Eier, 150 g Dinkelvollkornmehl, 1 TL Weinsteinbackpulver, 500 g Äpfel, Saft einer ½ Zitrone, 30 g Butter, 2 EL Honig, 75 g gehackte Walnüsse, 1 EL Milch, ½ TL Zimt

Zubereitung: Aus den ersten sechs Zutaten einen Rührteig herstellen und in eine gefettete Springform füllen. Die Äpfel ungeschält vierteln, in dünne Scheiben schneiden und mit Zitronensaft beträufeln.
Den Teig damit belegen. Butter mit Honig, Walnüssen und Milch kurz aufkochen, mit Zimt würzen und über den Äpfeln verteilen. Den Kuchen im vorgeheizten Backofen bei 175 °C auf der unteren Schiene 45 Minuten backen.

Apfelkuchen auf dem Blech
(für 1 normales Backblech)

Zutaten für den Hefeteig:
500 g gemahlener Dinkel, 2 Päckchen Trockenhefe (je 7 g), 1 Prise Salz, 2 EL Akazienhonig, 500 ml Kefir oder Milch

Zutaten für den Belag:
100 g Rosinen, ca. 1 kg Äpfel oder mehr (in Stückchen geschnitten), etwas Zimt, Butterflöckchen, ca. 2 EL Akazienhonig

Zubereitung: In einer Schüssel Dinkelmehl, Trockenhefe und Salz mischen. In eine Vertiefung in der Mitte den Honig geben, Kefir oder Milch vorsichtig dazugeben. Dabei mit dem Knethaken so lange rühren, bis sich der Teig vom Schüsselrand löst (dauert ca. 10 Minuten). Ein Backblech mit Backpapier auslegen, den Teig darauf ausrollen und mit einer Gabel einstechen, damit Luft entweichen kann. Auf den Teig die Rosinen streuen, darauf die Apfelstückchen verteilen, darüber Zimt streuen und obenauf die Butterflöckchen geben. Zum Schluss den Honig über den Kuchen träufeln.
Backofen auf 50 °C vorheizen und wieder ausschalten. Den Kuchen hineinschieben und ca. 60–90 Minuten gehen lassen, dabei das Licht im Backofen brennen lassen. Den Apfelkuchen dann bei 200 °C (Umluft 180 °C) 30 Minuten backen.

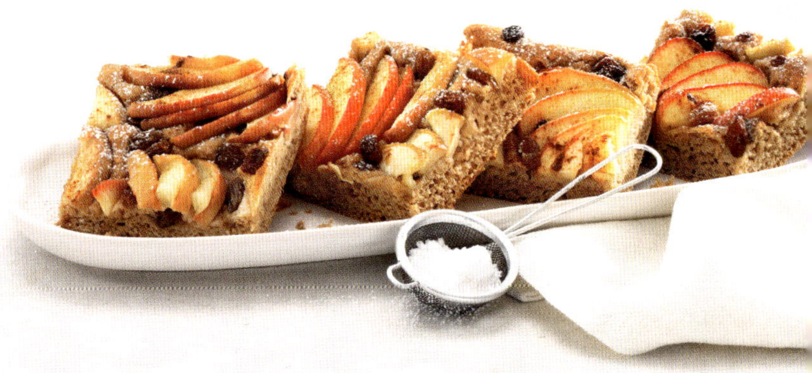

Großmutters Honigkuchen
(für 1 normales Backblech)

Zutaten:
500 g Akazienhonig, 1 Ei, je 1 TL Anis, Nelken, Zimt (alternativ eine entsprechende Menge Lebkuchengewürz), 2 Tassen klein geschnittene Trockenfrüchte (über Nacht in Wasser oder Vanillerum einweichen), 2 TL Backpulver, 1 TL Natron, 500 g Dinkelmehl, etwas ausgesiebt, 1 EL Kakao, 1 TL Öl, 1 Prise Salz, Honigschokolade, 2 Würfel Kokosfett, geschälte Mandeln zum Verzieren

Zubereitung: Honig schaumig rühren, bis er weiß wird. Das Ei, alle Gewürze und etwas Wasser dazugeben. Mit dem Handrührgerät sorgfältig vermischen. Trockenfrüchte dazugeben und Backpulver, Natron, Mehl, Kakao, Öl und Salz unterrühren. Ein Backblech mit Backpapier auslegen und den Teig mit einem Teigschaber daraufstreichen. Den Teigschaber öfter in Wasser tauchen, damit der Teig nicht daran kleben bleibt. Bei 175 °C 20–30 Minuten backen, abkühlen lassen, mit Honigschokolade und zwei Würfeln geschmolzenem Kokosfett bepinseln und mit Mandeln verzieren.

Man kann den Guss auch selbst herstellen:

Zutaten für den Guss:
1 tagfrisches Ei, 3 EL Honig, etwas Naturvanille, Zimt oder abgeriebene Zitronenschale, 3 EL Carob, 5 Würfel Kokosfett

Alle Zutaten mit dem Mixer verrühren und geschmolzenes Kokosfett unter ständigem Rühren einlaufen lassen. Den Guss mit dem Pinsel auf dem Kuchen verteilen.
Zumeist bleibt von dem Guss etwas übrig, daher hier noch ein Tipp zur Resteverwertung: Haferflocken, gemahlene Mandeln, Sesam und gemahlenen Dinkel unterkneten, Häufchen auf ein Tablett setzen und trocknen lassen. Eine feine Knabberei!

Opas Geburtstagskuchen
(für 1 Kastenform)

Zutaten:
3 Eier, 3 EL Honig, je 1 Msp. Nelken, Ingwer, Sternanis, Zimt, Muskat, Naturvanille, Zitronenschale, Pomeranzenschale, 1 Prise Salz, 2 EL Kakao, 3 EL Butter, 200 g Dinkelmehl, 125 ml Milch, 1 Päckchen Weinsteinbackpulver, 4 EL Maismehl, 100 g gemahlene Haselnüsse
***Zutaten für den Guss** (Anleitung unten links):*
1 frisches Ei, 3 EL Honig, etwas Kardamom, 3 EL Kakao, 125 g Kokosfett

Zubereitung: Eiweiß steif schlagen und beiseite stellen. Eigelb, Honig, Gewürze, Salz und Kakao schaumig rühren. Butter dazugeben und sorgfältig weiterrühren. Die Hälfte vom Mehl und der Milch unterrühren. Backpulver mit 3 Esslöffeln Mehl mischen und zur Seite stellen. Restliches Mehl, Haselnüsse, Maismehl und Eiweiß unter den Vorteig heben, 30 Minuten ruhen lassen. Das Mehl-Backpulvergemisch unterheben, in eine gefettete Kastenform füllen und bei 180 °C 45–50 Minuten backen.

Marmorkuchen
(für Springform ø 28 cm)

Zutaten:
4 Eier, 250 g Butter, 1 EL Rum, 1 Fläschchen Buttervanille, 1 Prise Salz, 125 ml Milch, 1 gestrichener TL Steviosid, 500 g gemahlener Dinkel, 1 Päckchen Backpulver, 2 EL Kakao, 2 EL Milch

Zubereitung: Eier und Butter schaumig rühren. Rum, Buttervanille, Salz, Milch und Steviosid hinzugeben und weiterrühren. Mehl mit Backpulver mischen und nach und nach unterrühren. 2/3 des Teiges in eine 28-cm-Springform (mit „Schornstein") füllen. Dem restlichen Teig Kakao und Milch hinzufügen, verrühren und über den anderen Teig geben. Mit einer Gabel vorsichtig in den Teig einarbeiten. Den Kuchen bei 180 °C 50–60 Minuten backen.

Kirschkuchen

(für Springform ø 28 cm)

Zutaten für den Boden:
150 g Butter, 100 g Honig, 3 Eier, 150 g Haselnüsse, 150 g Dinkelmehl, 2 TL Backpulver, 75 g Carobraspeln, etwas Kefir, 1 Prise Salz

Zutaten für den Belag:
1 Päckchen Maispudding (Reformhaus), 2 EL Honig, 1 Glas Sauerkirschen (ungesüßt)

Zubereitung Boden:
Butter, Honig und Eigelb schaumig rühren. Haselnüsse, Dinkelmehl, Carob, Backpulver, Kefir und Salz unterrühren. Steif geschlagenes Eiweiß vorsichtig mit dem Schneebesen unterheben. In einer mit Backpapier ausgelegten Springform bei 160°C (Umluft) 30 Minuten backen.

Zubereitung Belag:
Pudding, Honig und knapp ½ l Kirschsaft aufkochen, die Kirschen hineinrühren und wieder zum Kochen bringen. Die Mischung auf dem gebackenen Boden verteilen (Tortenrand benutzen) und abkühlen lassen. Mit geschlagener Sahne schmeckt der Kuchen doppelt gut.

Obstboden, belegt

(für Obstbodenform ø 26 cm)

Zutaten:
3 Eier, 1 EL Honig, 1 Msp. Steviosid, 30 g Rapsöl, 1 EL Essig, 1 Prise Salz, etwas Vanillemark, 100 g gemischter Dinkel, ½ Päckchen Backpulver, beliebiges Obst, 1 Päckchen Tortenguss (aus dem Reformhaus)

Zubereitung: Alle Zutaten außer Mehl, Backpulver, Obst und Tortenguss miteinander cremig rühren. Mehl und Backpulver hinzugeben und weiterrühren. Der Teig ist verhältnismäßig flüssig. Eine Obstbodenform gut einfetten und mit Paniermehl bestäuben. Den Teig hineinfließen lassen und im Backofen bei 190 °C in 15 Minuten backen. Nach dem Abkühlen kann der Boden mit Obst belegt und mit Tortenguss überzogen werden.

Gedeckter Birnenkuchen

(für Springform ø 28 cm)

Zutaten:
150 g Butter, 75 g Honig, 1 gehäufte Msp. Steviosid, 3 Eier, 100 g geraspelte Honig- oder Carobschokolade, 200 g Dinkelmehl, 3 TL Backpulver, 1 EL Kakao, 150 g Haferflocken, 1 EL Rum, 1 Msp. Zimt, 1 Prise Muskat, 125 ml Milch oder Sahne, 1 kg weiche Birnen

Zubereitung: Butter, Honig, Steviosid und Eier schaumig rühren. Alle restlichen Zutaten bis auf die Birnen zu einem glatten Teig verarbeiten. 2/3 des Teiges in eine mit Backpapier ausgelegte Springform geben. Die geschälten und halbierten Birnen darauf verteilen und mit dem restlichen Teig abdecken. Den Kuchen eine Stunde bei 180 °C backen.

Waltrauds Philadelphia-Torte

(für Springform ø 28 cm)

Zutaten für den Boden:
300 g gemahlener Dinkel (oder 200 g Dinkel und 100 g gemahlene Nüsse), 2 Eier, 125 g Butter, 125 g Honig, abgeriebene Zitronenschale oder Naturvanille, 2 TL Weinsteinbackpulver, etwas Milch

Zutaten für den Belag:
1 TL Agar Agar, 1 Tasse Wasser, Saft einer Zitrone, 150 g Honig, 200 g Philadelphia, 2 Becher Sahne

Zubereitung: Dinkel mit Wasser anrühren, sodass ein steifer Brei entsteht und der Dinkel quellen kann. Eier trennen und Eiweiß steif schlagen. Butter und Honig schaumig rühren, anschließend Eigelb und Zitronenschale oder Naturvanille zugeben. Dinkelbrei, Backpulver und die Nüsse dazugeben. Mit etwas Milch zu einem geschmeidigen Teig verarbeiten. Zum Schluss das Eiweiß unterheben und den Boden bei 200 °C 20 Minuten backen.

Zubereitung des Belags: Agar Agar in einer Tasse Wasser auflösen und mit dem Zitronensaft zusammen zwei Minuten kochen, von der Kochstelle nehmen und Honig hineinrühren. Philadelphia einrühren und die geschlagene Sahne unterheben. Den abgekühlten Boden wieder in die Form geben und die Frischkäsemischung darauf verteilen. Einige Stunden kalt stellen.

Feiner Hefezopf

Zutaten für den Teig:
500 g gemahlener Dinkel, 1 Würfel Hefe, 220 ml warme Milch, 2 EL Honig, 1 gehäufte Msp. Stevia, 80 g Butter, 1 Ei, 1 gute Prise Salz, etwas Sahne

Zutaten für die Füllung:
200 g Rosinen (über Nacht in Rum einlegen), 1 gestrichener TL Zimt, 1 EL Agavendicksaft

Zubereitung: Hefe in der warmen Milch auflösen und mit den restlichen Teigzutaten zu einem glatten Teig verarbeiten. An einem warmen Ort gehen lassen, bis sich sein Volumen verdoppelt. Rosinen mit Zimt und Agavendicksaft vermischen. Den Teig auf einem bemehlten Brett zu einem Rechteck ausrollen und mit der Zimt-Rosinenmischung belegen. Von der langen Seite her aufrollen und auf ein mit Backpapier ausgelegtes Backblech legen. Nochmals gehen lassen und im vorgeheizten Backofen bei 180 °C ca. 45 Minuten backen. Während der Backzeit gelegentlich mit Sahne bepinseln. Diesen Zopf kann man auch mit einer Nussmischung (siehe Rezept „Christines Nusskranz", rechts) füllen.

Christines Nusskranz

Zutaten für den Teig:
300 g gemahlener Dinkel, 2 gestrichene TL Weinsteinbackpulver, 2 EL Honig, 2 Msp. Stevia, ½ Vanilleschote, 1 Ei, 2 EL Milch, 125 g kalte Butter

Zutaten für die Füllung:
400 g gemahlene Haselnüsse, 2 EL Honig, 1 Msp. Stevia, 1 Fläschchen Bittermandelaroma, 2 Eiweiß, 2 Eigelb, 4 EL Wasser

Zubereitung: Mehl und Backpulver mischen und in eine große Schüssel geben. Honig, Stevia, Vanillemark, Ei und Milch hineingeben und unterarbeiten. Kalte Butter in Stücken über dem Teig verteilen und schnell verkneten. Sollte der Teig kleben, noch eine Weile in den Kühlschrank stellen, dann lässt er sich leichter verarbeiten.
Für die Füllung Haselnüsse mit Honig, Stevia, Bittermandelaroma, dem Eiweiß, einem Eigelb und Wasser verrühren. Den Teig zu einem Rechteck ausrollen und die Nussmasse darauf verteilen. Die Teigplatte von der langen Seite her aufrollen und als Kranz auf ein mit Backpapier ausgelegtes Blech legen. Das zweite Ei mit etwas Wasser verrühren und den Kranz damit bepinseln, die Oberseite des Kranzes kreuzförmig einritzen. Im vorgeheizten Backofen auf 175 °C etwa 45–50 Minuten backen.

Meine Vollkorn-Amerikaner
(für ca. 20 Stück)

Zutaten:
3 EL Butter, 3 Eier (getrennt), 3 EL Honig, 2 TL Carobpulver, ½ TL Zimt, 1 Msp. Naturvanille, 1 Msp. Kardamom oder Ingwer, ⅔ Päckchen Weinsteinbackpulver, 300 g Dinkel, fein gemahlen, 1 EL Vanillerum (s. Rezept), ½ Tasse Milch, 150 g gemahlene Haselnüsse

Zubereitung: Butter, Eigelb, Honig, Carob und Gewürze schaumig rühren. Backpulver und das fein gemahlene Dinkelmehl mischen und unterrühren. Vanillerum und Milch dazugeben und einen Teig rühren. Haselnüsse über den Teig geben und mit steif geschlagenem Eiweiß vorsichtig unterheben.
Ein Backblech mit Backpapier auslegen und mit einem Löffel ca. 20 Teighäufchen auf das Blech setzen. Den Backofen auf 160 °C vorheizen und die Amerikaner 25–30 Minuten backen.

Mein Vanillerum:
Fünf Vanillestangen (längs aufschneiden, jedoch nicht auskratzen) in kleine Stücke schneiden. Einen ¾ Liter weißen Rum und Vanillestücke in eine bauchige Flasche füllen und einige Wochen ziehen lassen. Dann ist der Vanillerum zum Backen gebrauchsfertig.

Schmandkuchen

(für 1 normales Backblech)

Zutaten:
4 Eier, 200 g Akazienhonig, ½ gestrichener TL Steviosid, ½ Stange Vanillemark, 150 g Sonnenblumenöl, 300 g gemahlener Dinkel, 1 Päckchen Backpulver, 150 g kohlensäurehaltiges Mineralwasser, 2 Becher Sahne, 2 EL Akazienhonig, 1 Becher Schmand, Zimt

Zubereitung: Eier, Honig, Steviosid und Vanillemark mindestens 5 Minuten cremig rühren. Öl hinzugeben, weiterrühren und dann Mehl und Backpulver vermischt einrühren. Zum Schluss dann das Mineralwasser vorsichtig auf niedriger Stufe unterheben, es macht den Kuchen sehr locker. Ein Backblech mit Backpapier auslegen und den Teig darauf verteilen. Bei 175 °C etwa 30–40 Minuten backen. Wenn der Kuchen abgekühlt ist, Sahne steif schlagen, den Honig unterrühren und mit dem Schmand vorsichtig verrühren. Die CMassemasse auf dem Kuchen verstreichen und vor dem Verzehr mit Zimt bestäuben.

Super locker wird und wunderbar frisch schmeckt ein Kuchen, wenn dem Teig 15 g Zitronensaft und ein Fläschchen Zitronenaroma hinzugefügt wird. In eine Kastenform füllen und bei 175 °C 50 Minuten backen. (Sahne und Schmand natürlich weglassen.)

Butterplätzchen

(für ca. 50 Stück)

Zutaten:
350 g gemahlener und etwas ausgesiebter Dinkel, 200 g Butter, 3 EL Akazienhonig, 2 Eigelb, 2 Prisen Salz, etwas Naturvanille, 2 Eigelb und ein Schuss Sahne zum Bestreichen der Plätzchen

Zubereitung: Sämtliche Zutaten miteinander verkneten, auf einem bemehlten Backbrett ausrollen und mit Formen ausstechen. Mit der Eigelb-Sahnemischung bepinseln. Die Plätzchen auf ein mit Backpapier ausgelegtes Backblech setzen und bei 175 °C etwa 8–10 Minuten backen.

Haferflockenplätzchen

(für ca. 50 Stück)

Zutaten:
250 g Haferflocken, 125 g Butter, 100 g Honig, 1 Msp. Stevia, 1 Eigelb, 50 g gemahlene Mandeln o. Haselnüsse, 1 TL Backpulver, etwas geriebene Zitronenschale, ein Schuss Rum, 1 Prise Salz, 1 Eiweiß, Backoblaten

Zubereitung: Alle Zutaten bis auf Eiweiß und Backoblaten in einer großen Schüssel mit dem Knethaken verarbeiten. Das Eiweiß steif schlagen und unterheben. Mit einem Teelöffel kleine Häufchen auf die Oblaten setzen. Diese flach drücken und bei 160 °C ca. 20–25 Minuten im vorgeheizten Backofen backen.

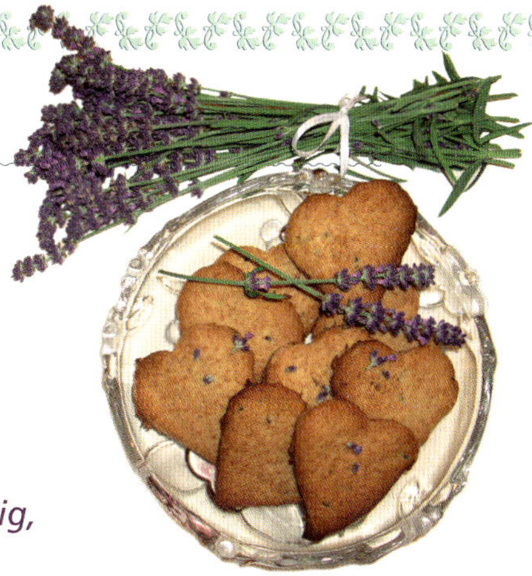

Lavendelkekse
(für 30 Stück)

Zutaten:
120 g weiche Butter,
3 EL Akazienhonig,
1 Msp. Stevia,
180 g gemahlener Dinkel,
2 EL frische Lavendelblüten

Zubereitung: Butter, Honig und Stevia schaumig rühren. Mehl und Lavendelblüten unterheben und daraus einen weichen Teig herstellen. In der Schüssel für 15 Minuten im Kühlschrank ruhen lassen. Den Backofen auf 200 °C vorheizen. Den ausgerollten Teig mit Förmchen ausstechen und auf ein mit Backpapier ausgelegtes Blech setzen. Die Kekse werden zehn Minuten gebacken. Nachdem sie fünf Minuten abgekühlt sind, behutsam auf ein Gitter setzen und auskühlen lassen.

Nussecken
(für ca. 24 Stück)

Zutaten für den Teig:
200 g Dinkel, 1 TL Backpulver, 100 g Akazienhonig, ¼ Stange Vanillemark, 2 kleine Eier, 90 g Butter, 2 EL Aprikosenmarmelade
Zutaten für die Nussmasse:
100 g Butter, 100 g Honig, etwas Vanillemark, 3 EL Wasser, 150 g gemahlene Haselnüsse , 150 g gehackte Haselnüsse, ½ Tafel Honigschokolade

Zubereitung: Zutaten für den Teig (außer der Marmelade) zu einem Knetteig verarbeiten, auf einem gefetteten Backblech ausrollen und mit Aprikosenmarmelade bestreichen. Butter, Honig, Vanille und Wasser aufkochen, Haselnüsse unterrühren und auf dem Teig verteilen. Das Ganze bei 175 °C 20–30 Minuten backen. Das abgekühlte Gebäck in Vierecke (8 x 8 cm) und dann diagonal in Dreiecke schneiden, mit geschmolzener Honigschokolade bestreichen.

Intelligenzplätzchen nach der heiligen Hildegard
(für ca. 60–70 Stück)

Zutaten:
400 g gemahlener Dinkel, 250 g Butter, 100 g Akazienhonig, 1 gehäufte Msp. Stevia, 200 g gemahlene Mandeln, 2 Eier, 20 g Zimt, 20 g Muskat, 10 g gemahlene Nelken (statt Zimt, Muskat und Nelken die gleiche Menge Lebkuchengewürz verwenden), 1 Prise Salz

Zubereitung: Alle Zutaten mit dem Knethaken rasch zu einem Teig verarbeiten und einige Zeit kalt stellen. Dann 2–3 mm dick ausrollen und mit Formen ausstechen. Die Plätzchen auf ein mit Backpapier ausgelegtes Blech legen und im vorgeheizten Backofen bei 160 °C goldgelb backen.

Pikante Kräuterknusperle
(für ca. 80–100 Stück)

Zutaten:
100 g gemahlener Dinkel, 100 g gemahlener Weizen, 100 g gemahlener Roggen, 150 g Butter, 1 TL Kräutersalz, 2 Msp. Backpulver, ca. 4 EL fein gehackte Kräuter, 1 Ei zum Bestreichen, 30 g geriebener Käse zum Bestreuen, 1 EL Quinoa zum Bestreuen

Zubereitung: Aus den Zutaten einen Mürbeteig bereiten, in einer Schüssel zugedeckt über Nacht in den Kühlschrank stellen. Am nächsten Morgen den Teig in drei Portionen ausrollen. Mit verquirltem, mit Kräutersalz gewürztem Ei bestreichen und mit geriebenem Käse und Quinoa bestreuen. Den Teig in Rauten schneiden, auf ein mit Backpapier ausgelegtes Blech setzen und bei 190 °C goldgelb backen.

Müsli

Knuspermüsli

Zutaten:
20 EL Sonnenblumenöl, 1 Glas flüssiger Honig, 200 g Kokosraspel, 200 g Sesam, 200 g Sonnenblumenkerne, 200 g Getreideflocken, 200 g grob gehackte Haselnüsse, 100 g Rosinen, 2 gehäufte TL Zimt

Zubereitung: Sonnenblumenöl mit Honig in einem Topf so lange erhitzen, bis es Blasen wirft. Alle übrigen Zutaten (außer Rosinen) in einer großen Schüssel mischen und die Öl-Honigmischung sorgfältig unterrühren. Die Masse nun auf zwei Backbleche verteilen und im Backofen bei 160 °C ca. eine Stunde rösten. Gelegentlich umrühren. Nach dem Erkalten die Rosinen untermischen und in große Gläser zur Aufbewahrung füllen. Mit Naturjoghurt oder einfach nur mit Milch schmeckt das Müsli hervorragend.

Müsli – Mein Frischkornbrei
(für 1 Portion)

Zutaten:
2 EL geschroteter Dinkel, 1 Handvoll Haselnüsse, 1 Handvoll Gojibeeren (Reformhaus) oder Rosinen, 1 TL Honig, ½ Apfel, ½ Banane, 5–6 TL braune Wildhirse, etwas Kefir oder Naturjoghurt

Zubereitung: Am Vorabend den Dinkel in etwas Wasser einweichen und bis zum nächsten Morgen quellen lassen. Alle Zutaten, bis auf den Kefir, untermischen. Dann nach persönlicher Vorliebe mehr oder weniger Kefir dazugießen. Das Müsli sollte jedoch eine breiige Konsistenz haben.

Aufstriche

Westerwälder Eierkäs

Zutaten:
8 Eier, 1 l Milch, 1 gestrichener TL Salz, 1 TL Mehl

Zubereitung: Eier in einer Rührschüssel mit dem Handrührgerät schaumig rühren. Nach und nach die Milch zugießen und mit Salz abschmecken. Vor dem Garen das Mehl gründlich einrühren. Nun wird die Masse in einen Topf gegossen und im Wasserbad ca. eine Stunde stocken lassen, bis die Masse fest ist. Nun in eine Eierkäsform umfüllen; das ist ein Steingutsieb, aus dem eine Art Molke abtropfen kann. Wenn dieser Vorgang beendet ist, ist der Eierkäs fertig und kann auf einen Teller gestürzt werden. Der Eierkäs schmeckt am besten auf frischem Brot.

Meine vegetarische „Leberwurst"

Zutaten:
1 TL Cubeben (oder Pfefferkörner), 7 Pimentkörner, je 2 TL Thymian und Majoran, je 1 TL Basilikum, Muskat und Koriander, ½ TL Kurkuma, ¼ Lorbeerblatt, 100 g Zwiebeln, 2 Knoblauchzehen, ½ Tasse Olivenöl, 600 ml Wasser, 2 Gemüsebrühwürfel, 100 g gemahlener Grünkern, 50 g gemahlener Dinkel, 100 g gemahlene Haselnüsse oder Mandeln

Zubereitung: Die Gewürze in der Kaffeemühle mahlen. Zwiebeln und Knoblauch in Olivenöl dünsten. Mit Wasser auffüllen, Gemüsebrühwürfel und gemahlene Gewürze hinzufügen. Alles aufkochen lassen, den Herd ausschalten und Grünkern und Dinkel mit dem Schneebesen hineinrühren; einige Zeit weiterrühren. Zum Schluss die gemahlenen Nüsse unterrühren, Topf vom Herd nehmen und erkalten lassen (bei offenem Topf). Vor dem Abfüllen in Schraubgläser nochmals mit dem Schneebesen rühren. Im Kühlschrank hält sich der Aufstrich einige Tage. Man kann von der Masse auch Frikadellen backen.

Meerrettichquark

Zutaten:
250 g Quark (20 % Fett), ein Schuss Sahne, 2 EL frisch geriebener Meerrettich, ½ geriebener Apfel, 1 TL Zitronensaft, etwas Kräutersalz, ½ TL Schwarzkümmel

Zubereitung: Quark in einer Glasschüssel mit etwas Sahne glattrühren. Meerrettich und Apfel unterheben. Mit den restlichen Zutaten nach Geschmack würzen. Mit frisch gebackenem Dinkelbrot servieren.

Möhrenaufstrich

Zutaten:
150 g Butter, 1 große, fein gewürfelte Zwiebel, 1 Glas Tomatenmark (Reformhaus), 3 große Möhren, etwas gehackter Thymian, Dill und Pilzkraut, etwas Kräutersalz und Pfeffer

Zubereitung: Die Zutaten sollten alle Zimmertemperatur haben. Butter schaumig rühren. Dies gelingt am besten im Messbecher und mit einem Pürierstab. Die fein gewürfelte Zwiebel andünsten und mit Tomatenmark verrühren. Die Möhren sehr fein reiben und nacheinander mit den gehackten Kräutern dazugeben. Mit dem Pürierstab so lange arbeiten, bis eine feine streichfähige Masse entstanden ist. Mit Kräutersalz und Pfeffer abschmecken. In ein Schraubglas gefüllt hält sich dieser Aufstrich einige Tage im Kühlschrank.

Bärlauchaufstrich

Zutaten:
250 g gute Butter, 100 g Quark, 2 EL Bärlauchpaste (siehe Seite 51), 2 EL gehackte Vogelmiere, 2 EL gehackte Koblauchrauke, etwas Kräutersalz, etwas abgeriebene Zitronenschale

Zubereitung: Mit einer Gabel alles fein zerdrücken, alles vermischen und mit Zwiebelringen garnieren.

Olivencreme

Zutaten:
200 g schwarze Oliven, 50 g Kapern, 50 g stark geräucherter Tofu, 1–2 Knoblauchzehen, 1 EL Pinienkerne, Cayennepfeffer, Salz, frisch gemahlener schwarzer Pfeffer, 6 EL Olivenöl, 1 TL Zitronensaft, 200 g Frischkäse

Zubereitung: Alle Zutaten (außer Frischkäse) mit dem Zauberstab pürieren, danach den Frischkäse unterrühren.

Nussnougatcreme

Zutaten:
40 g Butter, 6 TL Carob (Reformhaus), 2 EL Akazienhonig, 1 gestrichene Msp. Stevia, 4 EL gekochter Kaffee, 1 Msp. Naturvanille, ¼ TL Zimt, 200 g fein gemahlene Mandeln, 2 EL Wasser

Zubereitung: Alle Zutaten bis auf Mandeln und Wasser miteinander verrühren. Dann erst die Mandeln und das Wasser untermischen. Die Creme in ein Schraubglas füllen. Im Kühlschrank aufbewahrt hält sie sich bis zu zehn Tage. Sie schmeckt auf frischem Brot am besten, man kann sie aber auch zum Füllen von Gebäck verwenden.

Nachwort

Jahrelang hat unsere Mutter ihr Wissen und auf ihrer Lebensweise basierende Erkenntnisse gesammelt, sie hat Rezepte neu erdacht und ausprobiert. Sie hat ihre Erlebnisse, Vergangenes und Gegenwärtiges, alles in ihrer eigenen Art aufgeschrieben und in einer alten großen Lebkuchentruhe aus unseren Kindertagen aufbewahrt.

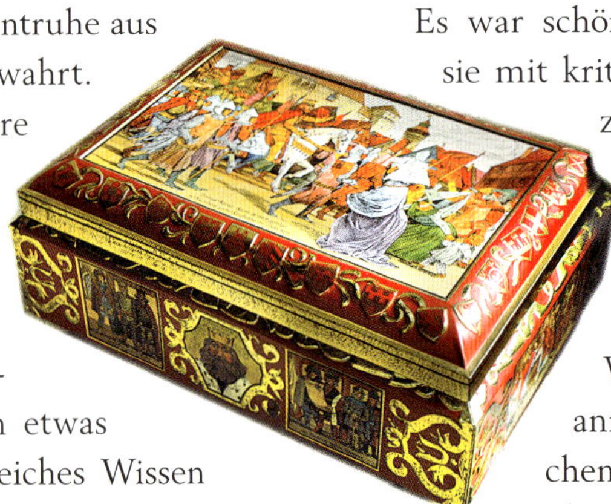

So entstand im Laufe der Jahre eine wahre Schatzkiste, die nur darauf wartete, geöffnet zu werden. „Mama, du musst ein Buch schreiben. Du musst deinen Kindern, Enkeln und Urenkeln etwas hinterlassen. Dein umfangreiches Wissen darf nicht verloren gehen." So haben wir sie immer wieder angesprochen. „In meinem Kopf hat so ein Buch schon lange Gestalt angenommen", antwortete sie dann immer. „Mir fehlt einfach noch ein bisschen Mut."

Nun hat sie ihr Buch geschrieben. Und wie wir finden, hat sie ihre Sache richtig gut gemacht. Ein großes Dankeschön gilt an dieser Stelle Herrn Klaus-Dieter Häring und Herrn Josef Jung, die unsere Mutter dazu ermutigten, sich ans Schreiben zu wagen, und sie bei diesem Projekt tatkräftig unterstützt haben. Unser Vater, würde er noch leben, wäre mächtig stolz auf sie. Beide waren Kriegskinder, und die Möglichkeit, ihr Leben nach ihren Vorstellungen, Träumen und Begabungen zu gestalten, blieb ihnen verwehrt. Umso schöner, dass nun, wenn auch spät, einer der größten Träume unserer Mutter in Erfüllung gegangen ist. Mama hat das Buch ihrem verstorbenen Mann, unserem Vater, gewidmet, dessen guter Geist sie im Leben stets begleitet. Bei der Arbeit in ihrem Garten hält sie noch immer Zwiesprache mit ihm oder überlegt sich, wie er wohl das eine oder andere Problem gelöst hätte.

Es war schön, Mama zuzuschauen, wenn sie mit kritischer Miene über ihren Aufzeichnungen saß und einzelne Wörter abwog, manches verwarf und ersetzte. Manchmal lief es wie am Schnürchen, und dann wieder wollten die Worte nicht so recht Gestalt annehmen. In vielen Gesprächen während dieser Zeit kam auch immer wieder ihre humorvolle, phantasievolle Ader zum Vorschein; wir haben viel gelacht und einiges erfahren, was wir noch nicht von ihr wussten. Es war eine besonders prägende, außergewöhnliche Zeit, die uns immer im Gedächtnis bleiben wird und uns viel bedeutet.

Nun liegt es an uns, ihren Schatz zu bewahren und weiterzugeben, und natürlich auch den einen oder anderen Tipp in unser Leben zu integrieren. Gelingt uns das, hat unsere Mutter uns wirklich etwas Besonderes hinterlassen. Wie schön ist es aber auch nun, dieses Wissen in einem Buch festgehalten und für andere zugänglich gemacht zu haben. Wir hoffen, dass es die Leser des Buches ebenso wie uns bereichert, sie sich daran freuen und auch das eine oder andere umsetzen.

Christine und Margret

Zum Schluss

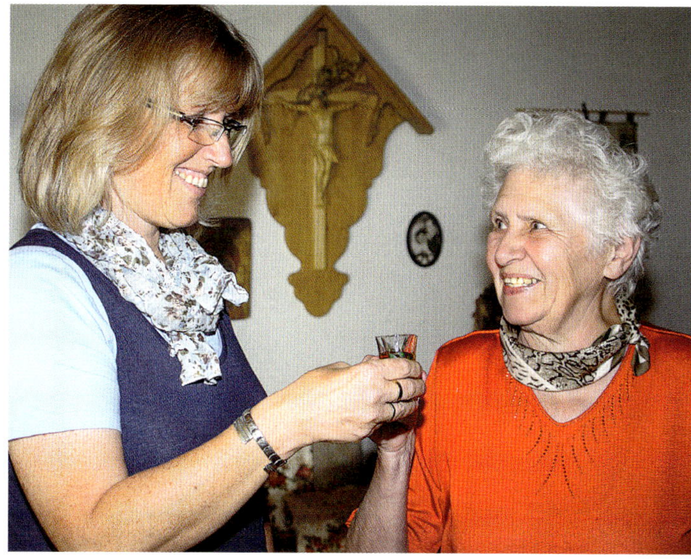

Meine Tochter Margret war eine derjenigen, die mich „überredet" haben, dieses Buch zu schreiben. Den Beginn meiner Arbeit haben wir begossen – mit Tannenspitzenlikör!

Ich hoffe und wünsche, dass sich möglichst viele Interessenten für mein Buch finden und dass wir nach dem Erscheinen des Buches auch wieder einen Grund zum Anstoßen haben.

Allen, die mich bei dieser Arbeit unterstützt haben, sei hiermit sehr herzlich gedankt.

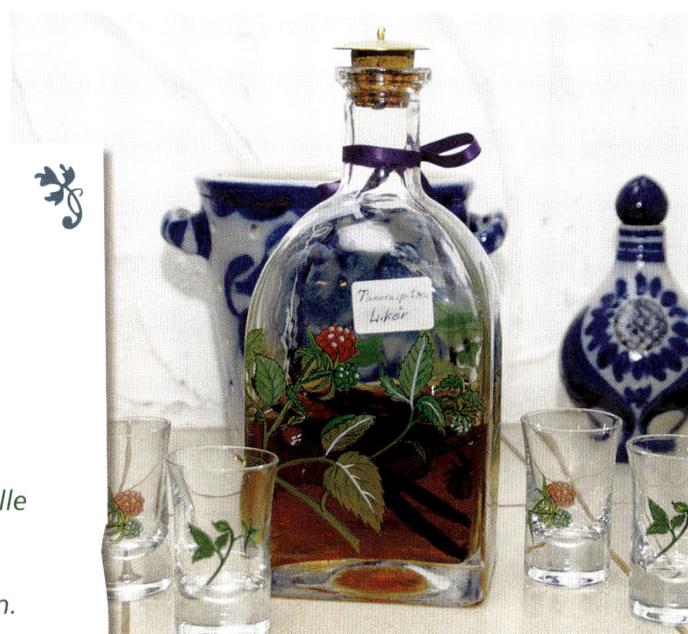

Tannenspitzenlikör mache ich so:
Im Frühjahr frische grüne Tannenspitzen sammeln
1 Vanillestange
1 Zimtstange
2 Nelken
einige Ingwerscheiben
1 Handvoll braunen Kandis

Im Frühjahr eine große weithalsige, helle Flasche zur Hälfte mit frischen grünen Tannenspitzen füllen und mit Gin auffüllen. Die anderen Zutaten dazugeben. Bei Zimmerwärme, nicht in der Sonne, sechs bis acht Wochen reifen lassen. Dann abfiltern und in schöne Flaschen füllen.

Sachwortregister

Abführmittel 102
Achillea millefolium 142
Ackerschachtelhalm 42
Aegopodium podagraria 83
Agrimonia eupatoria 128
Akelei, gewöhnliche 43
Akne 75, 157
Alant, echter 44
Alchemilla alpina 79
Alchemilla conjuncta 79
Alchemilla xanthochlora 79
Alkaloide 55
Allium cepa 170
Allium ursinum 51
Aloe vera 45
Aloe, echte 45
Alpenfrauenmantel 79
Althaea officinalis 69
Armoracia rusticana 122
Anacyclus pyrethrum 56
Andorn, gewöhnlicher 46
Angelica archangelica 72
Angelica sylvestris 72
Angstzustände 92, 166
Antibiotika 102
Apfelbrot 182
Apfelkuchen auf dem Blech 184
Appetitlosigkeit 51, 52, 72, 78, 96, 142, 152
Aquilegia vulgaris 43
Arctium lappa 105
Arnica chamissonis 47
Arnica montana 47
Arnika, amerikanische 47
Arnika, Berg-47
Artemisia abrotanum 68
Artemisia absinthium 165
Artemisia dracunculus 77
Artemisia vulgaris 53
Arterienverkalkung 142
Asplenium scolopendrium 93
Asthma 80, 93, 153
Atemnot 92
Atemwegserkrankungen 102

Bachblüten 71, 128, 152, 159
Baldrian, echter 49
Bärlauch 51
Bärlauchaufstrich 191
Basilikum 52
Beifuß, gewöhnlicher 53
Beine, geschwollene 111
Beinwell, gewöhnlicher 55
Bergarnika 47
Bertram 56
Betonica officinalis 57
Betonie 57
Betula 58
Betula pendula syn. Betula verrucosa 58
Bindegewebsschwäche 42
Birke 58
Birnenkuchen, gedeckter 186
Blähungen 72, 78, 100
Blasenerkrankungen 42, 52, 69, 86, 120, 146, 150, 153, 161
Blechkartoffeln 178
Blütensalat, bunter 173
Bluterguss 48, 60
Bluthochdruck 35, 45, 51, 133, 140, 170
blutstillende Eigenschaften 94
Blutung, s. Frauenleiden
Blutwurz 60
Borago officinalis 61
Borreliose 103
Borretsch 61
Braunelle 62
Braunwurz, knotige 63
Brennnessel, große 63
Bronchienleiden 85, 136, 146, 167
Brötchen, meine 182
Buchsbaum 65
Buchweizen 26
Butterplätzchen 188
Butterwaffeln mit Honig-Nuss-Quark, Annettes 180
Buxus sempervirens 65

***C**alendula officinalis 138*
Capsella bursa-pastoris 94
Carob-Creme 180
Centaurium erythraea 152
Chenopodium bonus-henricus 88
Cichorium intybus 159
Circaea lutetiana 93
Cistus incanus 168
Coriandrum sativum 108
Cornus mas 109
Crataegus laevigata 164
Crataegus monogyna 164
Cumarin 147
Currysauce 179
Cydonia oblonga 136

Darmerkrankungen 51, 68f., 80, 110, 122, 126, 128 ff., 136, 142, 146, 153, 157, 168
Daucus carota 126
Depressionen 45, 99, 130, 163, 165
Diabetes 19, 93
Dickblume 66
Dictamnus albus 66
Dinkel 22 ff.
Dinkelbrot, mein 182
Dinkel-Erdbeerdessert 181
Dinkelfrikadellen 175
Dinkelklößchensuppe, Monikas 174
Dinkelpfanne, bunte 176
Dinkelsalat, mein 172
Dinkelsuppe, meine 174
Dipsacus fullonum 103
Diptam 66
Drüsenschwellung 68, 138, 148
Duftkräutersäckchen 38
Durchblutungsstörungen 51, 64, 84
Durchfall 60, 80

***E**berraute 68*
Echinacea purpurea 145
Echinacin 145
Eibisch, echter 69
Eierkäs, Westerwälder 190
Eisenkraut, echtes 71
Ekzeme 75, 80, 148, 150, 157
Engelwurz 72
Entzündungen 100, 153
Epilepsie 110, 167
Epilobium angustifolium 162
Epilobium parviflorum 161
Equisetum arvense 42
Erdrauch, gewöhnlicher 75
Erdstrahlen 110
Erkältung 95, 119, 129, 131, 153, 158
Erschöpfung 129
Esche, gewöhnliche 76
Essiac 105
Estragon 77
Eupatorium cannabinum 158

Fenchel 78
Feng-Shui 36f.
Fieber 62, 71, 104, 106, 119, 127
Filipendula ulmaria 119
Filipendula vulgaris 119
Flammkuchen, mein 177
Foeniculum vulgare 78
Frauenleiden 57, 60, 67, 79, 85, 93, 94, 150, 155
Frauenmantel 79
Fraxinus excelsior 76
freie Radikale 98
Fumaria officinalis 75

***G**alium aparine 111*
Galium verum 110
Gallenbeschwerden 75, 152
Gänsefingerkraut 80
Gauklerblume, gefleckte 82
Geburtstagskuchen, Opas 185
Gedächtnisschwäche 140
Geißfuß 83
Gelenkschmerzen 124, 128
Gemüse einsäuern 21
Gemüse in der Vollwertküche 31 ff.
Gemüsesuppe 175
Geranium robertianum 148
Getreide 22 ff.
Gicht 19, 64 f., 83
Giersch 83
Ginkgo 84
Ginkgo biloba 84
Glechoma hederacea 87
Goldmelisse 85
Goldrute, echte 86
Grippe 131, 153, 158
Gründonnerstagssauce, meine 180
Grünkern 28
Gundelrebe 87
Gundelrebendessert 181
Gundermann 87
Guter Heinrich 88
Gynostemma pentaphyllum 98

Haarprobleme 30, 105
Hafer 28
Haferflockenplätzchen 188
Haferklöße 176
Halsentzündung 62, 69, 128, 131, 136, 137, 141, 168
Hämorrhoiden 60, 106, 142, 147
Hängebirke 58
Harnwegserkrankungen 61, 78, 102, 137, 155, 167, 170
Hauterkrankungen 30, 80, 100, 114, 119, 123, 128, 148, 157, 168
Heckenrose 90
Hefezopf, feiner 187
Heilbäume 34
Heilkräuter 39
Heilziest 57

Sachwortregister

Heiserkeit 69, 153, 155
helle Sauce, Grundrezept 179
Heringssalat vegetarisch 173
Herpes 62, 75, 123
Herzgespann, echtes 92
Herz-Kreislauf-Krankheiten 35, 67, 80, 92, 121, 133, 164, 165, 166
Hexenkraut 93
Hexenschuss 55, 128
Hildegardis-Heilkunde 43, 189
Himbeer-Softeis 181
Hirschzunge 93
Hirse 30
Hirseauflauf, pikanter 178
Hirtentäschel, gewöhnliches 94
Hitzewallungen 92, 163
Holunder 95
Honigkuchen, Großmutters 185
Hopfen 96
Huflattich 97
Humulus lupulus 96
hundertjähriger Kalender 39
Husten 44, 69, 93, 97, 120, 128, 131, 146 f., 153, 167, 170
Hypericum perforatum 99
Hyssopus officinalis 167

Immunschwäche 102, 111
Indianerknödel 181
Insektenabwehr 66, 148
Intelligenzplätzchen 189
Inula helenium 44

Jiaogulan 98
Johanniskraut 99
Juglans regia 157

Kamille, echte 100
Kapuzinerkresse 102
Karde, wilde 103
Kartoffelsalat 172
Kartoffelsuppe, Margrets feine 174
Käse-Lauchsuppe 175
Käsesauce 179
Katzenminze 104
Kirschkuchen 186
Klatschmohn 124
Klette, große 105
Klettenlabkraut 111
Knochenbrüche 55
Knuspermüsli 190
Königskerze 106
Kopfschmerzen 100, 112, 119, 127, 160
Koriander 108
Kornelkirsche 109
Krampfadern 121, 142
Krämpfe 78, 80, 96, 100, 104, 166
Kräuterknusperle, pikante 189
Kräutersauce 179

Labkraut, echtes 110
Labkraut, Kletten- 111
Lamium album 150
Lavandula angustifolia 112
Lavendel, echter 112
Lavendelkekse 189
Lebererkrankungen 46, 75, 121, 152
Leberwurst, meine vegetarische 190
Leonurus cardiaca 92
Levisticum officinale 114
Liebstöckel 114
Linsencevapcici 177
Löwenzahn 116
Lungenerkrankung 116
Lungenkraut, echtes 115
Lycopus europaeus 166
Lymphgefäßleiden 63, 111, 147, 156

Mädesüß, echtes 119
Mädesüß, knolliges 119
Magenerkrankungen 51 f., 60, 68f., 72, 80, 82, 96, 100, 110, 119, 120, 128 ff., 136, 142, 152, 158 f., 165
Malaria 158, 166
Malva sylvestris 120
Malve, wilde 120
Mariendistel 121
Marmorkuchen 185
Marrubium vulgare 46
Märzveilchen 154
Matricaria chamomilla 100
Meerrettich 122
Meerrettichquark 191
Meerrettichsauce 179
Melilotus officinalis 147
Melissa officinale 123
Melisse 123
Menstruationsstörung, s. Frauenleiden
Mentha piperita 134
Menthol 66
Migräne 45, 80, 100, 127, 132, 162
Milchsäuregärung 20
Mimulus guttatus 82

Mistel 35
Mohn, Feldmohn 124
Möhre, wilde 126
Möhrenaufstrich 191
Möhrensalat mit Schwarzkümmel 172
Monarda didyma 85
Moxakraut 53
Muskelkater 124
Müsli, mein Frischkornbrei 190
Mutterkraut 127

Nasenbluten 94, 148
Nepeta cataria 104
Nervenschmerzen 106
Nervenschwäche 96, 129
Nervosität 96, 99, 104, 106, 112, 123, 129, 130, 147, 162 f.
Neurodermitis 46, 165
Nierenleiden 52, 69, 86, 120, 156, 158
Nussecken 189
Nusskäsesauce 179
Nusskranz, Christines 187
Nussnougatcreme 191

Obstboden, belegt 186
Ocimum 52
Ödeme 48, 111, 133
Odermennig 128
Ohrenschmerzen 63, 131
Olivencreme 191
Oregano 129
Origanum vulgare 129

***P**apaver rhoeas* 124
Parodontose 60, 80
Partysonne 182
Passiflora caerulea 130
Passionsblume 130
Pelargonie 131
Pelargonium echinatum Syn. Pelargonium reniforme 131
Pestwurz, gewöhnliche 132
Petasites hybridus 132
Petersilie 133
Petroselinum crispum 133
Pfefferminze 134
Phasin 32
Philadelphia-Torte, Waltrauds 186
Plantago lanceolata 146
Potentilla anserina 80
Potentilla erecta 60
Prellungen 48
Prunella vulgaris 62
Pulegon 66
Pulmonaria officinalis 115
Pycnanthemum muticum 66

Quitte 136

Rahmpilzsauce 179
Rainfarn 137
Reisekrankheit 52
Rheuma 19, 35, 42, 65, 83, 105, 112
Ringelblume 138
Roggen 26
Rosa canina 90
Rosmarin 140
Rosmarinus officinalis 140
Ruta graveolens 163
Rutin 26

Salate in der Vollwertküche 31 ff.
Salbei 141
Salix caprea 160
Salizin 160
Salvia officinalis 141
Sambucus nigra 95
Sandbirke 58
Saponaria officinalis 143
Saucen 179
Sauerbohnen, gestampfte 178
Sauerteig 183
Schafgarbe 142
Schafskäse, eingelegter 176
Schilddrüsenerkrankungen 166
Schlafstörungen 50, 57, 95, 96, 130, 133, 150, 162
Schmandkuchen 188
Schnupfen 46, 131, 153
Schuppenflechte 75
Schwächezustände 51
Scrophularia nodosa 63
Sehschwäche 140
Seifenkraut, echtes 143
Senfsauce 179
Sesamkartoffeln 178
Silbermäntelchen 79
Silybum marianum 121
Sodbrennen 119, 152, 163
Sojabohne 32
Solidago virgaurea 86
Sonnenbrand 45, 106
Sonnenhut 145
Sorbus aucuparia 155
Spitzwegerich 146

Sachwortregister

Stachys officinalis 57
Steinklee 147
Stellaria media 156
Stevia rebaudiana 169
Stirnhöhlenentzündung 60, 68
Stoffwechselstörungen 93
Storchschnabel 148
Symphytum officinale 55

***T**anacetum parthenium 127*
Tanacetum vulgare 137
Taraxacum offinicale 116
Taubnessel, weiße 150
Tausendgüldenkraut 152
Thrombose 147
Thymian 153
Thymus vulgaris 153
Tinnitus 84
Tomatensauce 179
Tropaeolum majus 102
Tuberkulose 63
Tussilago farfara 97

Übelkeit 71
Uferwolfstrapp 166
Unruhe, s. Nervosität
Unterleibsentzündung 142
Urtica dioica 63

***V**aleriana officinalis 49*
Veilchen, März- 154
Venenentzündung 26, 121, 138
Verbascum thapsiforme 106
Verbena officinalis 71
Verbrennungen 100
Verdauungsprobleme 25, 56, 78, 85, 96, 109, 150, 153, 163, 165
Verletzungen 48, 100
Verschleimung 78, 106, 120, 143, 153, 156
Verstauchung 48, 55
Viola odorata 154
Vogelbeere 155
Vogelmiere, gewöhnliche 156
Völlegefühl 72
Vollkorn-Amerikaner, meine 187
Vollkorn-Apfelkuchen, Annettes 184
Vollkornbrot, Margrets 183
Vollkornreis 25

Waldengelwurz 72
Waldweidenröschen 162
Walnussbaum 157
Wasserdost 158
Wechseljahrsbeschwerden 167
Wegwarte 159
Weide 160
Weidenröschen, kleinblütiges 161
Weidenröschen, Wald- 162
Weinraute 163
Weißbirke 58
Weißdorn, eingriffeliger 164
Weißdorn, zweigriffeliger 164
Weizen 25
Wermut 165
Wolfstrapp, Ufer- 166
Wunden 46, 63, 94, 138, 146, 154

Ysop 167

Zahnfleischbluten 42, 141
Zahnschmerzen 80, 141
Zerrung 55
Zistrose 168
Zuckerpflanze 169
Zwiebel 170
Zwiebelkuchen 177

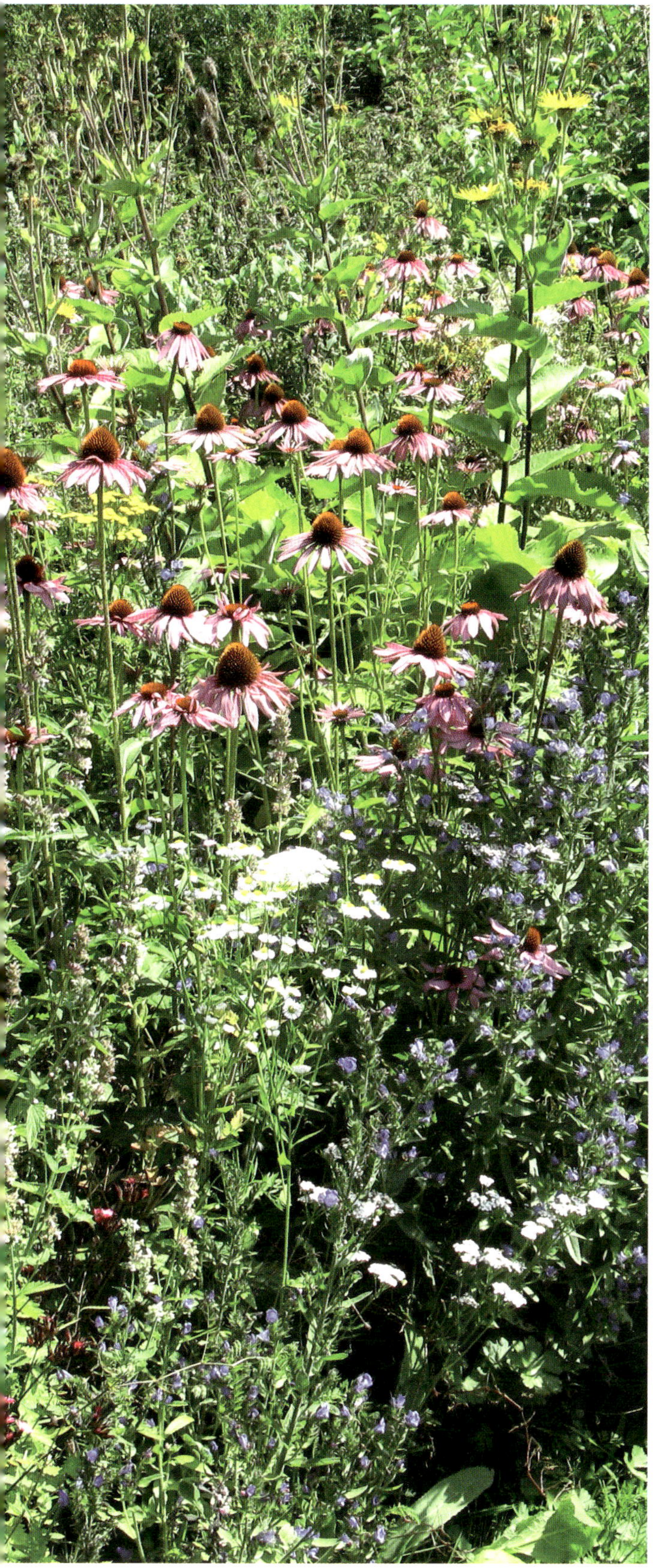

Meine Einkaufsquellen:

Da ich immer wieder von Besuchern gefragt werde, wo man die vielen Kräuter und Pflanzen bekommen kann und weil ich nicht möchte, dass man die natürlichen Vorkommen in der Natur zu sehr ausbeutet, gebe ich Ihnen nachfolgend drei Adressen, wo man fast alle wichtigen Heilpflanzen und Kräuter beziehen kann. Ich bekomme dafür kein Geld von diesen Firmen und habe auch keine anderen Vorteile dadurch. Ich kann nur sagen, dass ich mit diesen Firmen gute Erfahrungen gemacht habe.

Blauetikett Bornträger GmbH
Doris Väth
In den Aspen
D-67591 Offstein
Telefon +49 (0) 6243/905326
Telefax +49 (0) 6243/905328
E-Mail: info@blauetikett.de
Internet: www.blauetikett.de

Hof Berg-Garten GbR
Birgit Lau, Robert Schönfeld
Lindenweg 17
Großherrischwand
D-79737 Herrischried
Telefon +49 (0) 7764/239
Telefax +49 (0) 7764/215
E-Mail: info@hof-berggarten.de
Internet: www.hof-berggarten.de

Rühlemann's Kräuter & Duftpflanzen
Auf dem Berg 2
D-27367 Horstedt
Telefon +49 (0) 4288/928558
Telefax +49 (0) 4288/928559
E-Mail: info@kraeuter-und-duftpflanzen.de
Internet: www.kraeuter-und-duftpflanzen.de

MIX
Papier aus verantwortungsvollen Quellen
FSC® C011124

Verlagsgruppe Random House FSC® N001967
Das für dieses Buch verwendete FSC®-zertifizierte Papier *Profisilk* liefert Sappi, Alfeld.

ISBN 978-3-572-08062-5

Umschlaggestaltung: Atelier Versen, Bad Aibling
Umschlagfotos: Josef Jung, Limburg

Projektleitung: Herta Winkler, München

Koordination und Beratung: Klaus-Dieter Häring, Elbtal
Konzeption und Gesamtproducing:
JUNG MEDIENPARTNER GmbH, Limburg/Lahn

Druck und Bindung: Mohn Media, Gütersloh

Printed in Germany

124050108X817 2635 4453

Bildnachweis:
Creative commons license: Seiten 6 o.r., 130, HombreDHojolata; Seiten 7 u.r., 152, Hans Hillewaert; Seite 23, 157, Friedrich Böhringer; Seite 25, Anonymus; Seite 26 o., 69, André Karwath; Seite 26 u., Mariluna; Seite 27, Alupus; Seite 46, 81, 109, H. Zell; Seite 53, Christian Fischer; Seite 60, Tigerente; Seite 73, Ji Elle; Seite 79, Aconcagua; Seite 94, 105, Dalgial; Seite 97 o.l., AnemoneProjectors; Seite 101, Karelj; Seite 104, KENPEI; Seite 108, Rlevse; Seite 115, Kpjas; Seiten 118, 153, Magnus Manske; Seite 119, Rüdiger Kratz; Seite 122, Jamain; Seite 123, Nabokov; Seite 124, Ralf Berger; Seite 132, Hannes Grobe; Seite 136, Dietrich Krieger; Seiten 142, 148, Oliver Pichard; Seite 149, Alpsdake; Seite 155, Simon A. Eugster; Seite 159, Livorno Lucarelli; Seite 162, Kallerna; Seite 163, Johansson;

Seiten 8 u.l., 8 u.r., Liesel Malm, Weroth;
Seite 11 u., Doris Kässner, Runkel;
Seiten 16 o., 17 o., 18, 19, 21, 22, 24, 31, 39, 39 und 184 von Karl Newedel;
Seite 28 u., Schweizerbrot.ch;
Seite 29, pholidito, fotolia.com;
Seite 33, Gänseblümchen, pixelio.de;
Seite 34, Foto Willow;
Seite 59, J. Roth;
Seite 78, Kräuterspatz, wordpress.com;
Seite 92, mywildflowers.com;
Seite 82, Fizzynotions, wordpress.com;
Seite 102, 141, Gabi Kiesewetter, Schupbach;
Seite 125, Uwepuwe, wordpress.com;
Seite 127, therowansgarden.com;
Seite 154, Eldrum, wordpress.com;

Alle anderen Fotos sind von Klaus-Dieter Häring, Elbtal und Josef Jung, Limburg.

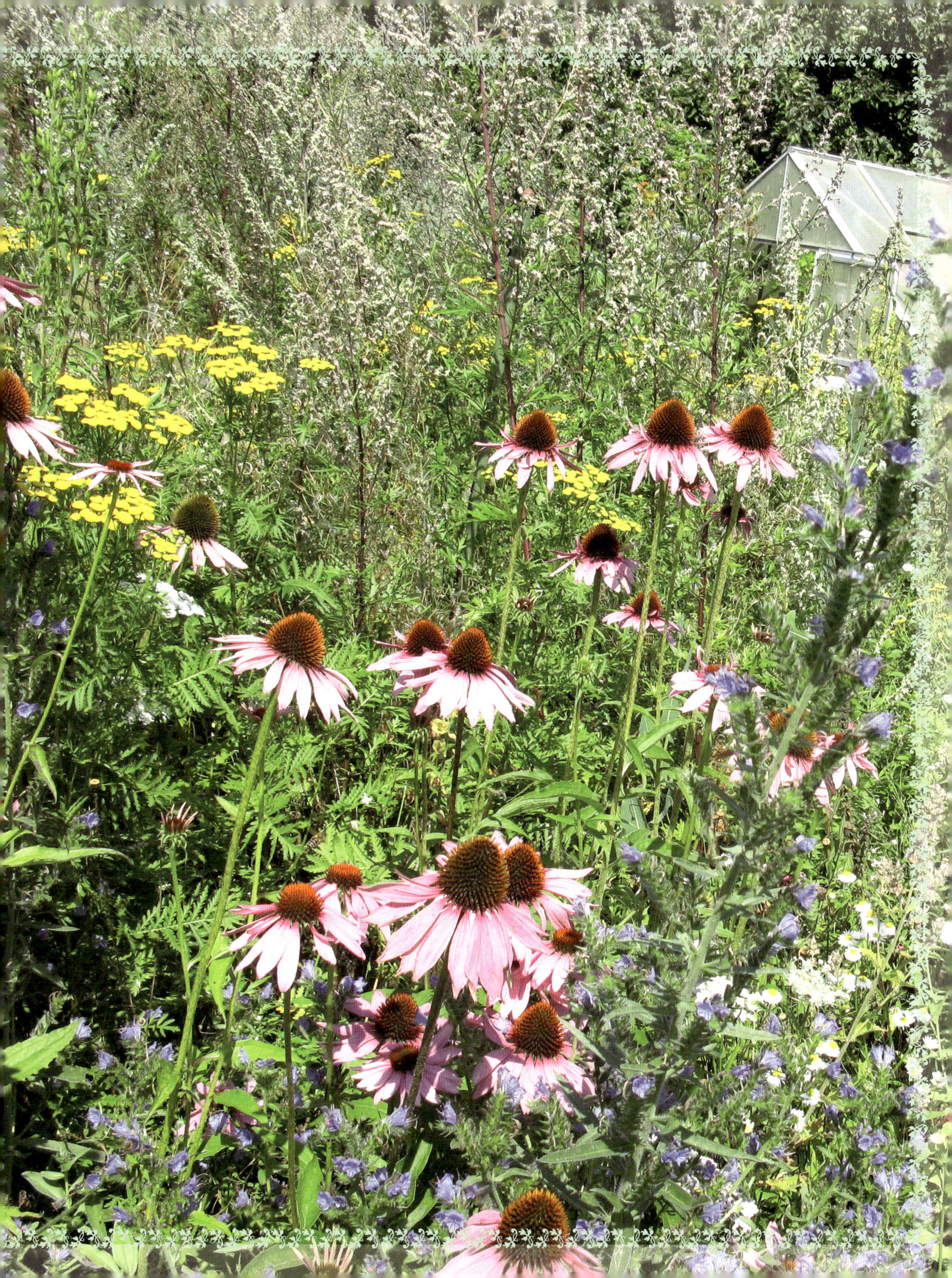